全国中医药行业高等教育“十三五”创新教材

《淋巴结结核中西医诊疗学》编委会

U0652019

顾　问　夏公旭　徐大成　徐晓明
主　审　钮晓红
主　编　刘万里　黄子慧
副主编　张　侠　王　旭　曾　谊　朱　群
编　委（按姓氏笔画排序）

丁继果（南京市中西医结合医院）　王芷乔（南京市中西医结合医院）
王雪梅（南京市中西医结合医院）　王裕玲（南京市中西医结合医院）
朱益军（上海市公共卫生医疗中心）　刘　欣（南京市中西医结合医院）
许费昀（南京市中西医结合医院）　孙翠萍（南京市中西医结合医院）
李亚洲（南京市中西医结合医院）　李辉斌（南京市中西医结合医院）
杨　璞（南京市中西医结合医院）　杨小庆（南京市中西医结合医院）
杨春睿（南京市中西医结合医院）　吴　雪（南京市中西医结合医院）
吴　澎（南京市中西医结合医院）　余　洋（南京中医药大学）
张　丹（南京市中西医结合医院）　张　莉（南京市中西医结合医院）
张向荣（南京市第二医院）　张国英（南京市中西医结合医院）
陈磊垚（南京市中西医结合医院）　林霏申（江苏省传染病医院）
金全永（南京市中西医结合医院）　孟凡荣（南京市中西医结合医院）
赵　璟（南京市中西医结合医院）　胡春梅（南京市第二医院）
施旭东（江苏省传染病医院）　洪练青（南京市中西医结合医院）
高金辉（南京市中西医结合医院）　郭　晶（江苏省传染病医院）
唐晨虎（南京市中西医结合医院）　傅良杰（南京市中西医结合医院）
靳汝辉（南京中医药大学）　颜延凤（南京市中西医结合医院）
薛伊晴（南京市中西医结合医院）　薛倩一（南京市中西医结合医院）

秘　书　杨　璞　余　洋

全国中医药行业高等教育“十三五”创新教材

淋巴结结核中西医诊疗学

（供中医专业、中西医结合专业、中医外科专业、西医耳鼻喉–头颈外科专业、影像专业、病理专业、检验专业、超声专业等使用）

主　编　刘万里　黄子慧

中国中医药出版社
·北　京·

图书在版编目（CIP）数据

淋巴结结核中西医诊疗学/刘万里，黄子慧主编．—北京：中国中医药出版社，2018.12
全国中医药行业高等教育“十三五”创新教材
ISBN 978-7-5132-5412-0

Ⅰ.①淋…　Ⅱ.①刘…　②黄…　Ⅲ.①淋巴结结核-中西医结合疗法-高等学校-教材
Ⅳ.①R522

中国版本图书馆CIP数据核字（2018）第290356号

中国中医药出版社出版
北京市朝阳区北三环东路28号易亨大厦16层
邮政编码　100013
传真　010-64405750
河北省武强县画业有限责任公司印刷
各地新华书店经销

开本787×1092　1/16　印张15.75　彩插0.75　字数380千字
2018年12月第1版　2018年12月第1次印刷
书号　ISBN 978-7-5132-5412-0

定价　78.00元
网址　www.cptcm.com

社长热线　010-64405720
购书热线　010-89535836
维权打假　010-64405753

微信服务号　zgzyycbs
微商城网址　https://kdt.im/LIdUGr
官方微博　http://e.weibo.com/cptcm
天猫旗舰店网址　https://zgzyycbs.tmall.com

前言

结核病曾被称为“白色瘟疫”，令人闻之色变。中国作为全球30个结核病高负担国家之一，在党和政府的高度重视和关心下，我国积极防治结核病并取得显著成效，疫情呈逐年下降趋势。但是，由于结核病易于传播，防治工作难度较大，结核病的防治依然任重道远。世界卫生组织发布的《2017年全球结核病报告》显示，结核病仍是全球头号传染病杀手。

与肺结核相比，很多人对肺外结核则比较陌生。淋巴结结核作为肺外结核病的一个重要分支，中医称之为瘰疬，如果不能及时有效地治疗，会给患者的健康造成很大伤害，也给其家庭造成不小的经济负担和精神负担。而且目前耐多药结核病防控形势严峻，一些结核病菌对多种抗菌药物产生耐药性，如果一些医生诊疗经验不足，甚至可能造成误诊，这些都使治疗变得愈加困难。

近年来，由于科学技术的迅速发展，新的诊疗技术不断涌现，中西医之间的优势不断互补，大大促进了淋巴结结核诊疗学的发展。与此同时，也对中医外科和西医头颈外科的医生提出了更高的要求，其不仅需要现代化的辅助诊断检测技术，还需要全面掌握与之相关的中西医结合的基础知识和临床技能，只有这样才能及时、准确地诊断疾病，给予患者科学合理的治疗，但是目前国内尚无这样的专著和教材可以学习。鉴于此，我们组织了南京市中西医结合医院国家中医重点专科外科（瘰疬科）、南京市第二医院国家临床重点专科感染病科等三甲医院的相关科室的专家学者编写了这部《淋巴结结核中西医诊疗学》。

本书共分为六章，包括淋巴结结核的概述、诊断、鉴别诊断、治疗、护理以及病案分析等内容。本书在内容编排上侧重于基础知识与临床实践相结合，对淋巴结结核疾病的诊断、检查方法和治疗做了详细的介绍，希望能为相关专业的临床工作者和研究生提供借鉴。

本书编写过程中，编委会成员参阅了大量相关专业文献书籍，在此对各位的辛勤劳作表示感谢。本书有幸得到国家双一流建设高校南京中医药大学研究生院的大力支持，成为该校外科研究生的选修教材，在此一并表示感谢。

由于参编同志的临床经验及编书风格有所差异，错误与欠缺之处在所难免，希望诸位同道提出宝贵意见和建议，以便进一步完善。

南京市中西医结合医院院长 刘万里

2018年6月27日于南京

序

淋巴结结核是由结核分枝杆菌经淋巴循环、血液循环或邻近病灶侵入淋巴结，引起淋巴结的慢性炎症，也称结核性淋巴结炎。淋巴结结核是肺外结核中最为常见的临床类型，也是淋巴结疾病的重要病因。中医因其肿核连贯如串珠状，故称之为瘰疬，最早在2000多年前的《黄帝内经》中就有记载，《灵枢·寒热》曰："寒热瘰疬，在于颈腋者。"

本病早期因症状不典型，易误诊误治，很多患者在病情进展至中后期才得以确诊。而该病后期窦道形成，迁延难愈，临床治疗难度增大，严重影响患者的身心健康，因此越来越引起众多医务工作者的关注。近年人们对该疾病认识不断深入，研究领域也不断拓展。但是，由于我国不同地区的经济文化发展水平不一，不同地区、不同级别医院的诊疗技术存在一定差异，因此，亟须完善该疾病的诊疗规范。

作者团队多为本学科的业务骨干，长期致力于淋巴结结核诊治的研究，积累了丰富的临床实践经验，治愈了大批患者，取得了显著的疗效。以此为基础，作者们梳理了自先秦、战国时期以来对淋巴结结核（瘰疬病）的文献记载，并归纳融合国内外医学规范及循证医学证据，编撰《淋巴结结核中西医诊疗学》一书。本书涵盖了淋巴结结核的流行病学、解剖、病理和生理，以及病因病机、临床表现、辅助检查、中西医结合治疗、护理调摄等众多内容，并结合典型病案的分析，图文并茂，全方位地阐述了淋巴结结核这一疾病。书中不仅展示了中医学对该疾病内外结合、辨证分期分型论治的特点及优势，也将不断发展的分子生物学、免疫学、磁共振等现代医学手段纳入该病的诊治，并针对淋巴结结核诊断和治疗的难点，详细介绍了常见淋巴结疾病的诊断与鉴别诊断要点，重点阐述化疗治疗、免疫治疗、中医治疗、手术治疗等手段，充分体现了多学科一体化的诊疗思路。

本书理论与实践相结合，基础与临床相结合，传统医学与现代医学相结合，内容丰富、翔实可靠，具有很强的可读性和临床实用性，对规范诊疗和临床科研具有积极的推动作用。对于专业医务工作者、医学研究生具有较高的临床指导和学术研究参考价值，同时有助于患者对该疾病的认识，并对其日常生活调护具有良好的指导意义。此为一本不可多得的中西医结合专著，值得同道们借鉴与参考。

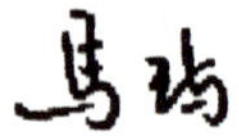

2018 年 6 月

目 录

第一章 概 述

第一节 西医概述

一、结核病

（一）结核病的历史

结核病是一种古老的疾病，至今已有几千年的历史。考古学家发现在新石器时代人类的骨化石和4500年前古埃及的木乃伊上，均有脊柱结核的存在。我国在湖南长沙马王堆汉墓发掘出的女尸上也发现其左肺上部、肺门等处有结核病的钙化灶。

关于结核病历史的早期，西方的一些科学家们在解剖中发现这类患者的肺内有一个或多个坚实的团块，摸上去像土豆或花生这类植物的根上块茎，就将这种病称之为tuberculous，即结节的意思，翻译为结核。令人恐惧的是，这种疾病会发生在人体任何一个部位，如淋巴结、皮肤或脊柱等。早期对结核类疾病没有明确的命名，许多看似无关联的疾病，实际上可能就是不同形式的结核病。例如，痨病是肺结核；scrofula 翻译为瘰疬，西医称之为颈淋巴结结核；寻常狼疮是皮肤结核；波特病是脊柱结核等。

18世纪以来，随着工业革命的兴起，欧洲大量的农村人口涌入城市，在不良的工作和生活环境下，结核病的发病人数大大增加，而当时又没有有效的治疗方法，医生面对患者的病情束手无策，结核病快速蔓延，造成大批患者死亡。

19世纪以来，结核病在欧洲和北美州大肆流行，散布到社会的各个阶层，尤其是贫苦人群，结核病夺去了许多人的生命。当时很多文学作品中都有肺结核的身影，如小仲马《茶花女》中的玛格丽特面色苍白、身体消瘦、一阵阵撕心裂肺的咳嗽，在剧院门口突然咳血……由于结核病患者大多面色苍白，只在午后面部才出现特有的潮红，为了和当时另一种人类的杀手“黑色瘟疫”，即黑死病相区分，人们把结核病称为“白色瘟疫”。

结核病患者特有的形象不仅频繁地出现在小说戏剧中，其实不少名人、艺术家们也身患结核病，其中也有部分人因结核病死亡，如19世纪享誉英国文坛的三姐妹，姐姐夏洛蒂以自传体小说《简·爱》而著名，妹妹艾米丽撰写的小说《呼啸山庄》脍炙人口，小妹妹安尼的代表作是小说《艾格尼斯·格雷》。遗憾的是，杰出的文坛三姐妹都因结核病而英年早逝。另外还有诗人拜伦、约翰·济慈，作曲家肖邦、作家契诃夫、戏剧家席勒等很多名人都患有结核病。结核病的发生不仅与经济状况、卫生设施和营养条件等客观的外界因素有关，而且还与其主观的内在因素密不可分，如生活没有规律、精神压抑、心情忧郁等。

结核病在中国同样流行，《红楼梦》里弱不禁风的林黛玉、《三国演义》里吐血而死的周瑜、鲁迅笔下吃人血馒头治病的华小栓……而鲁迅、林徽因等人最终也死于结核病。在我国，结核病称俗称为“痨病”，肺结核称为“肺痨”。“十痨九死”“谈痨色变”是用来形容肺结核患者悲惨结局的俗语。

（二）第一个里程碑——结核菌的发现

19 世纪中期，著名科学家巴斯德建立了病原微生物学理论，随后欧洲医学界开始认识到结核病的传染性。为了查清楚结核病的真正原因，科学家们投入到寻找感染元凶的研究中。维尔曼（Villemin）发现结核病临床标本可以感染家兔等哺乳动物。随着麻风菌等病原菌的发现及其传染途径和凝固血清培养基的出现，共同促进了病原细菌学的发展。

德国科学家罗伯特·科赫（Robert Koch），他发明了多种细菌培养基和显微镜摄影技术，确定了判断病原体的科赫原则。更重要的贡献是他发明了一种新的染色方法——抗酸染色法，这种染色方法可使隐身的结核分枝杆菌（mycobacterium tuberculosis，MTB）在显微镜下暴露原形。1882 年 3 月 24 日，在柏林生理学会会议上，科赫发表了历史性的发言，将结核病的元凶——结核分枝杆菌公之于世。结核病之谜的破获是结核病历史上最重要的第一个里程碑，即将开创结核病细菌学、免疫学和现代临床治疗学的先河。科学界为科赫的发现而振奋，人们仿佛看到了战胜结核病的曙光，但实际上人类与结核病的斗争犹如在黑暗中行路，困难重重。

（三）与结核病的斗争

早期没有有效的药物治疗结核病，对患者的治疗以休疗养为主，患者采取完全休息、加强营养、呼吸新鲜空气、保证照射充足阳光等治疗方法，以提高机体免疫力，从而抵抗结核病。随着科学技术的发展，医生尝试采取肺萎陷疗法、人工气胸疗法来治疗结核病。直到 1921 年卡介苗的问世，1944 年链霉素的发明，增强了人类战胜结核病的信心，使其不再是不治之症。此后，异烟肼、利福平、乙胺丁醇等药物的相继合成，使得全球肺结核患者的数量大大减少。1946 年确立了结核病联合化疗方案，至 20 世纪 90 年代短程化疗已经在临床得到了普遍的推广，结核病的流行趋势得到了有效控制。

自 20 世纪 90 年代以来，由于全球流动人口的增加、结核病防治工作受到忽视、艾滋病患者和感染者增多，艾滋病患者感染肺结核的概率是正常人的 30 多倍，且多种抗药性结核菌株产生也增加了肺结核防治的难度。结核病向人类发起了新一轮的挑战。1993 年 4 月，世界卫生组织（world health organization，WHO）宣布全球处于结核病紧急状态，并号召各国政府和非政府组织行动起来，与其进行斗争。1995 年 WHO 为了进一步推动全球结核病预防控制的宣传活动，唤起公众与结核病做斗争的意识，与国际防痨与肺病联合会（the international union against tuberculosis and lung disease，IUATLD）及其他国际组织一起倡议，将每年 3 月 24 日作为“世界防治结核病日”。

（四）结核病的流行现状

近年来，全球结核病防治形势依然非常严峻。虽然我国在结核防治方面取得了一定的成绩，但目前肺结核的患病率仍居高不下。2018 年世界卫生组织全球结核病报告显示：2017 年全球新发结核病患者约为 1000 万，结核病发病率为 133/10 万，其中小于 15 岁的儿童患者和艾滋病感染者分别占新发患者的 10% 和 9%；30 个结核病高负担国家的新发患者数占全球新发患者总数的 87.2%；印度（27.4%）、中国（8.9%）、印度尼西亚（8.4%）和菲律宾（5.8%）四国的新发患者约占全球新发患者总数的 50%。中国估算结核病新发患者数为 88.9 万，估算结核病发病率为 63/10 万，在 30 个结核病高负担国家中估算结核病发病率排名第 28 位。

全球估算利福平耐药结核病患者数约为 56 万，在全球 30 个结核病高负担国家中，利福平耐药结核病患者数最多的为印度（13.5 万，占全球利福平耐药结核病患者总数的 24%）。根据估算结核病发病数计算的中国利福平耐药结核病患者数约为 7.3 万（占全球利福平耐药结核病患者总数的 13%）；根据已发现的肺结核患者数计算的中国利福平耐药肺结核患者数约为 5.8 万；根据已发现的病原学阳性肺结核患者数计算的中国利福平耐药肺结核患者数约为 2.1 万。

结核病仍是全球死因前 10 位的疾病之一，全球估算结核病死亡人数约为 157 万，死亡率为 17/10 万，结核病死因顺位由第 9 位变为第 10 位。在全球 30 个结核病高负担国家中，结核病死亡人数最高的为印度（41 万），最低的为纳米比亚（0.8 万）；结核病死亡率最高的为莫桑比克（73/10 万），最低的为巴西（2.4/10 万）；中国的结核病死亡人数为 3.7 万，结核病死亡率为 2.6/10 万，结核病死亡率排在 30 个高负担国家中的第 29 位。

二、淋巴结结核

（一）流行现状

早在 2000 多年前的《黄帝内经》中就有记载，《灵枢·寒热》曰：“寒热瘰疬，在于颈腋者。”因在颈部皮肉间可扪及大小不等的核块，其小者为瘰，大者为疬，因其互相串连，连贯如串珠状，故称之为瘰疬。

医学之父希波克拉底同样曾对“scrofula”做过描述。scrofula 一词来源于拉丁文，意为腺肿（scrofula swelling），翻译为中文即瘰疬，就是颈部脖子肿大甚至破溃流脓。从中世纪到 18 世纪，这种疾病在英国和法国被称为“国王的罪恶”，因无药可救，国王实行“皇家触摸礼”来治疗瘰疬。尽管只有很少一部分人会康复，但是由于对疾病的不可预知性，这些“皇家触摸礼”被看作是医治患者的能力，便于将奇迹的医治与皇家血统的神话联系起来，以使统治权合法化。莎士比亚撰写的《麦克白》中有麦克德夫和马尔康的一段对话："有一大群不幸的人害着怪病，浑身肿烂，惨不忍睹，一切外科手术无法医治，他们把它叫作瘰疬，这种疾病使最高明的医生束手无策，可是上天给了英国国王神奇的力量，他只要嘴里念着祈祷，用一枚金章亲手挂在他们的颈上，患者们便会霍然痊愈。据说国王这种治病的天能，是世世相传永袭罔替的。"

随着科赫发现结核菌，揭开了结核病神秘的面纱，瘰疬只是结核病在淋巴结的特殊表现，其不受年龄、性别、种族、职业、地区的影响，人体许多器官、系统，除了指甲盖、牙齿、头发外均可患此病。结核病按感染部位分为肺结核和肺外结核。淋巴结结核是肺外结核中最为常见的结核病类型，发病率约占所有结核病发病率的10%，占肺外结核发病率的30%~40%，可发生于任何年龄段，但以小于40岁的中青年为主，女性患者发病率男性，单侧发病较为常见。

淋巴系统遍布人体的各个部位和器官，只要有淋巴结的地方就有可能患淋巴结结核。因为颈部是淋巴结比较集中的地方，所以淋巴结结核中以颈部淋巴结结核最为多见，发病率占淋巴系统结核病的80%~90%。其实深部淋巴结同样也会发病，然而由于深部淋巴结结核在外部表现不明显，早期不易被发现。

（二）定义

淋巴结结核（tuberculous lymphadenitis）是由结核分枝杆菌经淋巴循环、血液循环或邻近病灶侵入淋巴结，引发淋巴结的慢性炎症，故也称为结核性淋巴结炎。

淋巴结结核病情轻者仅有淋巴结肿大而无全身症状；重者可伴体质虚弱、营养不良或贫血，或有低热、盗汗、疲倦等症状，可同时有肺、肾、肠、骨等器官的结核病变或病史。该病以浅表淋巴结肿大最为多见，全身各处淋巴结皆可发生，但仍然好发于颈部、腋下、腹股沟等，发现单个或多个成串的淋巴结，常沿淋巴结和淋巴管蔓延，呈串珠样改变，逐渐长大，不痛不痒，能滑动，无明显压痛，如遇身体抵抗力低则结节逐渐增大，皮肤渐变紫色，最终破溃流水样脓液并排出黄浊样干酪样脓液，且破溃后外口不易愈合，中医称之为"瘰疬""老鼠疮"。

（三）病因

1882年Robert Koch发现结核分枝杆菌是结核病的病原菌。结核分枝杆菌本身无颜色，着色法与一般细菌不同，革兰氏染色不易着色，可在石碳酸的辅助下被碱性复红着色，一旦着色后就不易脱色，能抵抗盐酸和酒精等脱色液脱色。具有这种特性的细菌统称为抗酸菌，这种染色法称为抗酸染色法。经此法染色的标本在生物显微镜下可分出抗酸菌和非抗酸菌，但不能作为分枝杆菌菌种的鉴定标准。

在微生物的分类中，分枝杆菌属于厚壁门、裂殖菌纲、放线菌目、分枝杆菌科、分枝杆菌属。分枝杆菌属包括结核分枝杆菌复合群、非结核分枝杆菌和麻风分枝杆菌。结核分枝杆菌复合群分为：结核分枝杆菌、牛分枝杆菌、非洲分枝杆菌、田鼠分枝杆菌。结核分枝杆菌简称为结核杆菌，是对人类致病的最主要分枝杆菌，约占90%。此外牛分枝杆菌除了引起牛结核外，也可引起人类结核病。

淋巴结结核是由结核分枝杆菌引起淋巴结慢性炎症的过程。结核分枝杆菌入侵人体后，便开始了病原菌感染与人体免疫的相互作用，因双方力量的不同，病变的表现和转归也不同。病原菌的致病性主要取决于其毒力、入侵数量和入侵途径，而人体的抗菌免疫，则取决于人体对结核菌特异性免疫应答的程度，包括个体迟发型（Ⅳ型）变态反应和免疫功能状态。在人体免疫力低下时，入侵的结核菌不被机体防御系统消灭而不断繁殖，引发结核病；反之，在人体免疫力较强时，或不发生结核病，或患病后体内结核菌被自身免疫系统控制、杀灭并清除，从而好转恢复。有效的抗结核药物联合治疗，对结核病的转归具有决定性的意义。

（四）淋巴结的解剖分布及常用分区

淋巴结遍布全身，多聚集成群，以深筋膜为界，将淋巴结分为浅、深两部分，收纳相应部位的淋巴结回流，通常以所在部位及临近血管命名。淋巴结的区域部位和数目与疾病有一定的相关性。

1. 颈部淋巴结

颈部淋巴结数目众多，目前按国际通用的七分区法对病变淋巴结进行以下分区（见图1－1）。

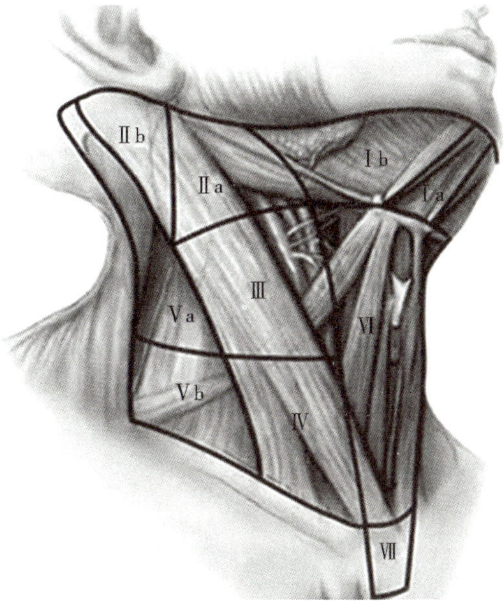

图1－1　颈部淋巴结分区

（1）Ⅰ区　颌下及颏下淋巴结。由二腹肌前腹及后腹围绕，上界为下颌骨，下界为舌骨。二腹肌前腹为界，又可细化分为a区（颏下）和b区（颌下）。

（2）Ⅱ区　颈内静脉上组淋巴结。上界为颅底，下界为舌骨，前界为胸骨舌骨肌侧缘，后界为胸锁乳突肌后缘。

（3）Ⅲ区　颈内静脉中组淋巴结。上界为舌骨，下界为环状软骨下缘，前后界与Ⅱ区同。

（4）Ⅳ区　颈内静脉下组淋巴结。上界为环状软骨，下界为锁骨，前后界与Ⅱ区同。

（5）Ⅴ区　包括颈后三角区淋巴结，含副神经淋巴结及颈横淋巴结。前界为胸锁乳突肌后缘，后界为斜方肌前缘，下界为锁骨。为了描述的方便，以舌骨水平和环状软骨下缘水平可分出上、中、下三区，或以环状软骨下缘水平分出Ⅴa、Ⅴb两区。

（6）Ⅵ区　颈前中央区淋巴结（或称前区），包括喉前淋巴结、气管前淋巴结和气管旁淋巴结。该区两侧界为颈动脉鞘内侧缘，上界为舌骨，下界为胸骨上窝。

（7）Ⅶ区　位于胸骨上切迹下方的上纵隔淋巴结。

2. 腋窝淋巴结

正常情况下腋窝淋巴结位于腋血管及其分支或属支周围的疏松结缔组织中，一般为20～30枚，可分为五群，分布如下（见图1－2）。

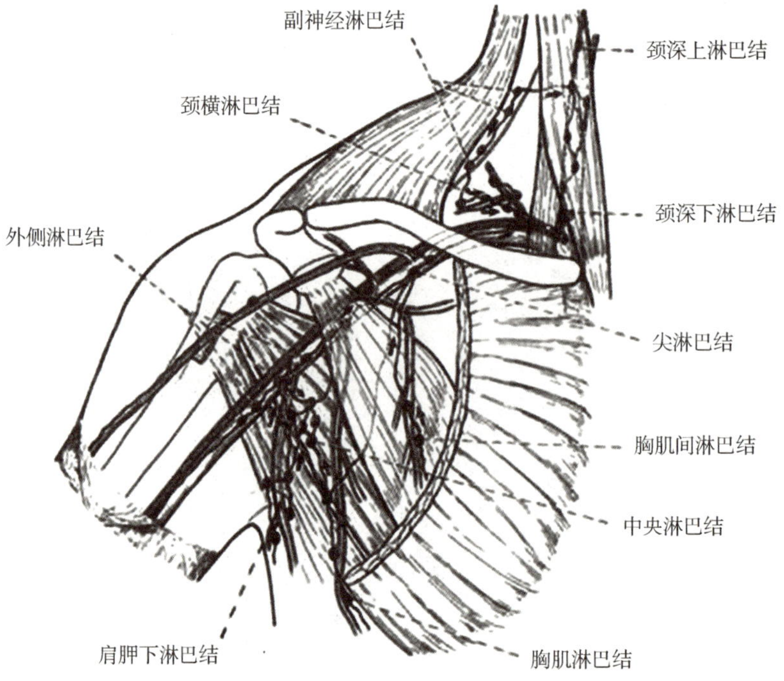

图1－2　腋窝淋巴结分区

（1）外侧淋巴结　沿腋静脉排列，收纳上肢深淋巴管和浅淋巴管。

（2）胸肌淋巴结　沿胸外侧血管排列，收纳胸、脐以上前外侧壁浅淋巴管和乳房外侧的淋巴管，包括胸肌间淋巴结。

（3）肩胛下淋巴结　在腋窝后壁沿肩甲下血管排列，收纳项、背部淋巴管。

（4）中央淋巴结　位于腋窝中央脂肪组织内，收纳上述三群淋巴结的输出管。

（5）腋尖淋巴结　沿腋静脉近段排列，收纳中央淋巴结的输出管，伴头静脉走行的淋巴管和乳房上部淋巴管。

3. 腹股沟区淋巴结

腹股沟区淋巴结可分为腹股沟深淋巴结和腹股沟浅淋巴结（见彩插图 1－3）。

（1）腹股沟深淋巴结　位于股静脉根部，收纳腹股沟浅淋巴结和腘淋巴结的输出管及大腿的深淋巴管回流，其输出管注入髂外淋巴结。

（2）腹股沟浅淋巴结　可分为上、下群，其中上群排列于腹股沟韧带下方并与其平行，收纳会阴部、外生殖器、臀部和腹壁下部的浅淋巴结；下群沿大隐静脉末端纵行排列，收集小腿前内侧及大腿的浅淋巴管，其输出管注入腹股沟深淋巴结。

4. 胸内淋巴结

胸内淋巴结可分为肺门淋巴结和纵隔淋巴结。目前学术界比较认可的分类是将胸内淋巴结分成 14 组，具体如下图所示（见彩插图 1－4）。

第 1 组：最上纵隔淋巴结；第 2 组：上气管旁组淋巴结；第 3 组：血管前气管后组；第 4 组：下气管旁组淋巴结；第 5 组：主动脉弓下淋巴结；第 6 组：主动脉弓旁淋巴结（升主动脉、膈神经）；第 7 组：隆突下淋巴结；第 8 组：食管旁淋巴结；第 9 组：肺韧带淋巴结；第 10 组：肺门淋巴结；第 11 组：叶间淋巴结；第 12 组：叶淋巴结；第 13 组：段淋巴结；第 14 组：亚段淋巴结。

5. 腹部淋巴结

腹部淋巴结分布广泛，可分为腹壁浅淋巴结和腹腔淋巴结两部分。

（1）腹壁浅淋巴结　脐平面以上腹壁的淋巴管一般注入腋淋巴结；脐平面以下前壁的淋巴管一般注入腹股沟浅淋巴结；腹后壁的淋巴管注入腰淋巴结。

（2）腹腔淋巴结　位于各脏器周围，主要有三大群淋巴结：腹腔淋巴结、肠系膜上淋巴结、肠系膜下淋巴结。

（五）分类及分型

淋巴结结核初期肿大的淋巴结较硬、无痛、可推动。病变继续发展为淋巴结周围炎，使淋巴结与皮肤和周围组织发生粘连，各个淋巴结也可相互粘连，融合成团形成不易推动的结节性肿块。中期淋巴结体积逐渐变大，用手推下去不动，感觉有点痛。身体会出现低热、盗汗、厌食、疲劳。晚期淋巴结发生干酪样坏死，液化形成寒性脓肿。脓肿破溃后流出豆渣样或稀米汤样脓液，最后形成经久不愈的窦道或慢性溃疡，溃疡边缘皮肤暗红，肉芽组织苍白、水肿。患者抗病能力增强，经过恰当治疗后淋巴结的结核病变可停止发展而钙化。上述不同阶段的表现可同时出现于同一患者的各个淋巴结。目前对淋巴结结核的分类及分型因发病部位、临床表现、超声及影像学改变、病理学特征不同而有不同的分法，下面我们分别阐述。

1. 按发病部位分类

结核病一般按部位及脏器命名。淋巴结结核根据发病部位不同进行分类，主要有以下几种：

（1）颈部淋巴结结核　颈部淋巴结结核是最常见的一种淋巴结结核，多见于青少年，女性发病率高于男性。发病部位以单侧多见，受累的多个淋巴结可粘连成串或相互融合呈簇状。

（2）腋窝淋巴结结核　腋窝淋巴结结核在临床较为常见。患者往往以腋窝部有肿物、疼痛就诊，也有在胸部X线检查时发现腋窝部有肿大淋巴结和钙化灶。多数是由肺结核或纵隔淋巴结结核经淋巴管传播而来。

（3）胸内淋巴结结核　胸内淋巴结结核一般起病缓慢，少数患者可急性发病，主要症状为结核病中毒表现及纵隔肿大的淋巴结压迫症状。其受累的淋巴结多为最上纵隔淋巴结、气管旁淋巴结、气管及支气管淋巴结、隆突下淋巴结等。过去本病多见于儿童，是原发性肺结核的一种表现形式。近年来随着抗结核药物的滥用和艾滋病的流行，成人中继发结核性纵隔淋巴结炎也不少见，以中老年人和免疫损害者居多，但也可见于青年人。

（4）腹腔淋巴结结核　腹腔淋巴结结核是指位于腹膜、网膜、肠系膜和腹腔的淋巴结结核，是腹部结核的常见表现，可单独出现，也常与肠道、腹膜、脾、胰腺等器官结核同时存在。近年来腹腔淋巴结结核的发病率有所上升，但其病变部位较深，多位于肠系膜和腹膜后淋巴结，常以并发症为首发表现，给诊断带来困难。大多数患者被误诊为淋巴瘤或其他肿瘤，约25%的患者需腹腔镜或剖腹探查确诊，国外报告漏诊率甚至为50%，因此临床上应予以足够的重视。

（5）腹股沟淋巴结结核　腹股沟淋巴结结核较少见，腹股沟部淋巴结肿大，多来自下肢或外阴部的外伤，结核菌经伤口侵入而发病。另外偶尔也可血行播散。开始为仅伴轻度疼痛的肿胀，如不积极处理则可自溃。

2. 临床分型

淋巴结结核根据病程进展及临床表现等，将其分为四型。

（1）结节型　起病缓慢，首发多为局部淋巴结无痛性肿大，初如蚕豆大小，质地较硬，散在而活动，可有轻度压痛，与周围组织无粘连。随着病情进展，淋巴结结核体积增大，活动度逐渐减少，粘连成串。此状态可维持数月无明显变化，此时其内尚无坏死。

（2）浸润型　肿大淋巴结包膜被破坏，互相融合成团块，合并明显的淋巴结周围炎，与周围组织、皮肤有粘连，移动受限，自觉疼痛或有压痛，可触及高度肿大的淋巴结。

（3）脓肿型　肿大淋巴结中心软化，逐渐扩大或突然增大，有波动感而形成淋巴结内干酪样坏死液化，但淋巴结包膜尚未坏死，与周围无粘连，形成冷脓肿。若继发感染，则局部出现红、肿、热、痛等急性炎症表现。

（4）溃疡型　脓肿中的干酪样物质穿破至周围软组织，流出稀薄的干酪样脓液，或切开引流后创口经久不愈，形成窦道或溃疡。

3. 超声分型

目前对淋巴结结核的超声分型方法不尽相同，综合不同的分型方法，参考病理情况，大致分以下四种类型：炎症增殖型、干酪坏死型、寒性脓肿型、钙化愈合型。

4. 病理分型

根据其主要的病理学改变，病理学上将淋巴结结核分为以下四型，然而临床上发现淋巴结结核多为不同病理情况混合存在，但可能以某一型发病为主。

（1）干酪型结核　以干酪样为主的淋巴结结核，镜下见淋巴结几乎全部呈凝固性坏死性改变，仅在被膜下还有狭窄带状的淋巴组织残留，在坏死边缘可有少数类上皮细胞和郎罕巨细胞的出现。

（2）增殖型结核　以增殖性为主的淋巴结结核，镜下见类上皮细胞为其主要的构成成分，有的完全由类上皮细胞构成，形成增殖性结核结节，常伴有或多或少的郎罕巨细胞。结节中央区域可发现少量或微量的凝固性坏死。

（3）混合型结核　在凝固性坏死病灶周围常出现一定厚度的结核性肉芽组织，其中可夹杂着结核结节。类上皮细胞增生性反应较干酪样型更为明显。

（4）无反应性结核　见于结核病早期，镜下仅见上皮样细胞较少的小肉芽肿，无多核巨细胞反应或坏死。病理检验中无反应性结核少见。

（六）发病机制

发病机制因解剖部位不同而有差异，具体分述如下。

1. 颈部淋巴结结核的发病机制

（1）淋巴结感染多来自头颈部器官，为结核原发组合的一部分，口咽喉等部位结核病原发灶内的结核分枝杆菌，沿淋巴管到达颈淋巴结，多引起颈上淋巴结结核，一般在颈部淋巴结被累及时，原始病变可能已愈合而不留任何痕迹。结核分枝杆菌来自纵隔可以向上蔓延累及颈部淋巴结，胸骨上窝、锁骨上、颈深部的下群淋巴结，患者往往同时有胸腔内结核病变，进而累及纵隔、气管淋巴结。

（2）感染通过血行传至颈部，形成局限于淋巴结内的慢性粟粒性改变，是全身结核的一种局部表现，常为双侧淋巴结肿大，很少发生干酪样坏死，虽累及范围较广，但少有粘连成团、坏死、瘘管的发生。

（3）既往被感染的小淋巴结结核病变，当遭受新的非结核性感染或免疫功能失衡时引起的结核活动。

2. 腋窝淋巴结结核的发病机制

（1）肺周边部位的结核病灶波及胸膜，侵入胸膜下淋巴管，再到达胸肌淋巴管，沿腋前淋巴结引起腋窝淋巴结结核。

（2）直接扩散。结核病灶侵及胸膜和胸肌，沿胸壁肋间淋巴结到腋窝淋巴结，引起腋窝淋巴结结核。

（3）结核分枝杆菌到达胸膜下淋巴管的同时，也可注入肺门淋巴等进入全身淋巴液而到达腋窝，或是全身粟粒性结核的一部分。

（4）有些婴儿接种卡介苗后，产生的一种强反应。

3. 胸内淋巴结结核的发病机制

胸内淋巴结结核包括肺门淋巴结结核和纵隔淋巴结结核。

（1）肺内原发病灶的结核分枝杆菌沿着肺内或支气管血管束周围的引流淋巴管到达相应的肺门或纵隔淋巴结而致病，可引起多组淋巴结炎性肿大或干酪样坏死。其中幼儿淋巴结对结核菌感染具有强烈的反应，形成典型的“原发综合征”（肺部原发病灶、淋巴管结核、胸内淋巴结结核），但如果原发灶范围较大可将结核性淋巴管炎和肺门、纵隔的病灶掩盖，或肺内原发病灶和淋巴管结核较轻，可因治疗或自身免疫力的提高而吸收消散，仅遗留胸内淋巴结结核，所以原发综合征在临床比较少见。

（2）结核分枝杆菌感染后，在肺内不形成明显的原发病灶而经引流淋巴管直接感染肺门或纵隔淋巴结而致病。

4. 腹腔淋巴结结核的发病机制

（1）含有结核分枝杆菌的痰液和食物被吞食后，进入肠道，在十二指肠、空肠、回肠、回盲部的肠道黏膜所吸收，再经黏膜下淋巴组织引流至肠系膜、肠系膜根部、小网膜等形成局部病灶，通过淋巴管运行，侵及腹腔淋巴结引起结核样病变。此种感染途径最为常见。

（2）继发于全身粟粒性结核，结核分枝杆菌经血行播散种植引起肠系膜、小网膜、胰腺周围及腹主动脉周围的淋巴结肿大。常合并肝脾肿大。

（3）邻近器官结核通过淋巴道而致相应引流部位的淋巴结受累感染，该类型比较少见。

5. 腹股沟淋巴结结核的发病机制

（1）来自下肢或外阴部的外伤，结核分枝杆菌经过伤口侵入机体，侵及腹股沟淋巴组织而发病。

（2）腹腔脏器处结核性病灶经血管、淋巴管播散至腹股沟淋巴结，引起腹股沟淋巴结结核。

（3）生殖系统处结核性病灶，男性病灶多见于附睾、睾丸，女性病灶多见于子宫、子宫附件等，经周围淋巴管及血管播散至腹股沟淋巴结而致病。

（4）血行扩散，常见结核感染一般在肺部，肺部结核病原体经血液向外扩散的过程中，经腹主动脉至髂外动脉、股动脉过程中，侵及腹股沟淋巴结，引起腹股沟淋巴结结核。

（胡春梅　张侠　杨春睿　金全永）

第二节　中医论述

一、文献记载

瘰疬又称为马刀侠瘿，其中有疮作核，如杏核，大小不一，结核生于腋下，形状如蛤蜊者，名马刀；生于颈旁者称为侠瘿，二者常相联系。中医学论治瘰疬的历史源远流长，从先秦时期到中华人民共和国成立，历代医家分别从病名、病因、发病机制、辨证分析、治疗、预后等方面对本病做出了丰富的解读。历代医学文献作为中华民族医者数千年智慧的结晶，无不记录着对瘰疬认知的深化与精进。

（一）先秦、战国时期

人们对瘰疬的认识起源于先秦、战国时期，这一时期中医理论的集大成者非《黄帝内经》莫属。其中瘰疬之名始见于《灵枢·寒热》，黄帝问于岐伯曰："寒热瘰疬，在于颈腋者，皆何气使生？"岐伯曰："此皆鼠瘘，寒热之毒气也，留于脉而不去者也。"其中提及瘰疬及鼠瘘，并指出寒热阻滞经络可致本病。张志聪曰："如寒热之毒气，下藏于脏，上通于颈腋之间，留于脉而不去，则为瘰疬者，此肾脏先天之水毒也。天开于子，天一生水，其毒在外，故名曰鼠。夫颈腋之脉，少阳之脉也，少阳乃初阳之气，生于先天之水中，少阳又与肾脏经气相通，故本经曰少阳属肾。"

《灵枢·经脉》曰："胆足少阳之脉，起于目锐眦……腋下肿，马刀侠瘿，汗出振寒。"其首次提出了"马刀侠瘿"是瘰疬的别名，并指出瘰疬的发病部位与足少阳胆经关系密切。

《灵枢·痈疽》曰："发于腋下赤坚者，名曰米疽……其痈坚而不溃者，为马刀侠瘿，急治之。"其指出瘰疬肿块坚而不溃的临床症状及患者的体征。

《黄帝内经太素》曰："风成为寒热，寒热之变亦不胜数，乃至甚者为痈病也。今行脉中壅遏，遂为瘰疬鼠瘘也。堤，痈障。"其指出瘰疬可由外感寒热阻滞经络所致。

（二）两汉时期

两汉时期关于瘰疬的记载并不多，东汉·张仲景《金匮要略·血痹虚劳病脉证并治第六》曰："人年五六十，其病脉大者，痹侠背行，若肠鸣马刀侠瘿者，皆为劳得之。"其再次指出马刀侠瘿是瘰疬的别名，也是指颈部及腋部的淋巴结核，"皆为劳得之"是对本病的病因之一。

（三）魏晋时期

魏晋时期于瘰疬的记载依然偏少，晋末·刘涓子《刘涓子鬼遗方》将瘰疬称为瘰疬疮，曰："治痱、瘰疬疮，白蔹膏方。"其首次提出治疗瘰疬的中药膏剂为"白蔹膏"，补充了本病的外治方药。

（四）隋唐时期

隋唐时期借鉴了前人对瘰疬的认识，并从病因病理、疾病表现等方面进行了深入的了解。隋·巢元方《诸病源候论·瘰疬瘘候》总结了前人的经验，曰："此由风邪毒气客于肌肉，随虚处而停，结为瘰疬。"其中瘰疬瘘是指瘰疬肿核溃破后流脓者。《诸病源候论》曰："小儿身生热疮，必生瘰疬。其状如结核，在皮肉间三两个相连累也。是风热搏于气血，焮结所生也。"其提出小儿身患瘰疬的特点。

唐·孙思邈在其《千金方》中有九漏之说，第八漏即为瘰疬。他解释说："凡项边腋下先作瘰疬者，欲作漏也。""凡漏有似石痈累累然作疬子，有核在两颈及腋下，不痛不热……诸漏结核未破者……”根据孙思邈所述的病象，说明本漏有不发热也不痛的特点，且出现了结核一词。

唐·王焘《外台秘要》曰：“肝肾虚热则生疬。”其首次提出了肝肾虚损这一病因病机在瘰疬发病机制中的重要作用，这一观点为后世医家广泛继承，也为瘰疬的治疗提供了新的思路。

（五）南北宋时期

南北宋时期关于瘰疬的记载更为细致全面。宋·窦汉卿《疮疡经验全书》曰：“此症手少阳三焦主之。大抵此经多气少血，因惊忧思虑故生。”其阐明了瘰疬的病因大多由情志不调所致。“此疾初生于耳下及项间，并颐颔下，至缺盆，在锁子骨陷中，隐隐于皮肤之内。初生如豆，渐长如李核之状，或一粒，或三五粒，按之则动而微痛，不发热，惟午后微热或夜间口干，饮食少思，四肢倦怠，则坚而不溃，溃而不合，皆因血气不足也，往往变为劳瘵。”其中的论述明确了瘰疬的发病部位。

宋·陈师文《太平惠民和剂局方》记载“琥珀膏”“五香连翘汤”对于瘰疬不同分期、不同症状进行相应的治疗，曰：“琥珀膏治颈项瘰疬，及发腋下，初如梅子，肿结硬强，渐若连珠，不消不溃，或穿穴脓溃，肌汁不绝，经久难瘥，渐成瘘疾，并治之……五香连翘汤治一切恶核，瘰疬痈疽，恶肿等病。”

宋·陈无择《三因极一病证方论·痈疽叙论》曰：“瘰疬漏根于肾，得之新沐发。”其指出瘰疬的发病与肾密切相关，并提出“痈疽瘰疬，不问虚实寒热，皆由气郁而成”的观点。

宋·陈自明《妇人大全良方》曰：“若怒极则伤肝，而有眼晕、胁痛、呕血、瘰疬、痈疡之病，加之经血渗漏于其间，遂成窍穴，淋沥无有已也。”其指出妇女在月经期间若动怒则易伤肝，易生瘰疬。

（六）金元时期

金元时期医家们认识到除颈部、锁骨、腋窝之外，胸壁、皮肤也可出现病灶。更有医家对于疾病的发展、转归提出了独到的见解。

金·刘完素《河间六书·瘰疬》曰：“夫瘰疬者，结核是也，或在耳后，或在耳前，或在耳下连及颐颔，或在颈下连缺盆，皆谓之瘰疬，或在胸及胸之侧，或在两胁，皆谓之马刀。手、足少阳主之。此二经多气少血，故多坚而少软，脓白而稀如泔水状，治者求水清可也。”其描述了瘰疬的发病部位及临床发病特点，“胸及胸之侧”亦符合现代医学对胸壁结核的认识。

元·朱丹溪《丹溪心法》曰：“结核或在项、在颈、在臂、在身，如肿毒者，多是湿痰流注，作核不散。”其指出湿痰之邪可致瘰疬，其中“在臂、在身，如肿毒者”的描述符合当代对皮肤结核的认识。《丹溪手镜·瘰疬》曰：“因食味之厚，郁气之积，曰毒，曰风热。实者易治，虚者可虑。夫初发于少阳，不守禁戒，延及阳明。”其指出饮食失调、气郁可导致瘰疬，其部位在于少阳、阳明之络，还提出了治疗瘰疬的方剂——千金散和玉烛散。

元·齐德之《外科精义·论瘰疬治法》曰："其本皆由恚怒气逆，忧思过甚……其候多生于颈腋之间，结聚成核，初如豆粒，后若梅李，累累相连，大小无定，初觉憎寒壮热，咽项强痛，肿结不消……若肿结深硬，荏苒月日，不能内消者，久必成脓。""结核瘰疬，初觉有之，即用内消之法""经久不除，外治不明者，并宜托里"均详细描述了瘰疬的病因、临床表现、治疗原则。

（七）明朝时期

小儿瘰疬的概念在明朝时期被再次提及，并详细地描述了小儿瘰疬的发病进程，说明此时医者开始以不同的患病人群为观察对象，更为细致地探讨疾病的特点。在疾病的病因上，认识到瘰疬与痨病的相关性，这为后世明确两者为共同致病因素做了铺垫。此外，此期医者还丰富了瘰疬的治疗方法，如泽漆外用有治疗瘰疬的作用。

明·李梴《医学入门·痈疽总论》曰："生颈前项侧，结核如大豆，如银杏，曰瘰疬。"

明·王肯堂《外科证治准绳》曰："又有马刀疮，亦生于项腋之间，有类瘰疬，但初起其状类马刀，色赤如火烧烙，极痛，此疮甚猛，宜急治之。"

明·薛己《外科枢要·论瘰四》曰："夫瘰之病，属三焦、肝胆二经怒火，风热血燥，或肝肾二经精血亏损，虚火内动，或恚怒气逆多生于耳前后、项腋间结聚成核。"《薛氏医案·瘰疬》曰："其候多生于耳前后项腋间，结聚成核，初觉憎寒发热，咽项强痛。"书中指出瘰疬的病因，强调内伤是发病的关健。瘰疬久病伤络及肾，肝肾阴虚，肝血燥则筋挛，劳欲过度，肾失封藏，精亏血少，阴虚火旺，灼津为痰。寒痰、痰火、湿痰而成痰浊，与瘀血凝滞致使脉络阻闭不通，痰、气血郁久化热，热胜肉腐成脓，破溃成疮，脓水淋漓，耗伤气血，气血两虚，痰火、毒邪合致加重血瘀肉腐，疮面不敛，转为虚损。

明·徐春甫《幼幼汇集》曰："小儿瘰疬，是脏腑久伏积热，而颈项筋宛之中及项下有核如梅李初生，渐次而多，谓之瘰。瘰疬者，结核是也。或在耳后，或在耳前，或在耳下，连及颐项，或在颈下连缺盆，皆谓瘰。或胸前及胸侧，或在两胁，是为马刀疮，手足少阳经主之。"书中详述小儿瘰疬的发病特点。

明·陈实功《外科正宗·瘰疬论第十九》则将外感毒邪、忧思郁怒、伤于饮食一并提出，曰："夫瘰疬者，有风毒、热毒、气毒之异，又有瘰疬、筋疬、痰疬之殊。""痰疬者，饮食冷热不调，饥饱喜怒不常，多致脾气不能传运，遂成痰结。""（瘰疬）初起如梅如李，生及遍身，久则微红，后必溃破，易于收敛。""痰疬者，豁其痰、行其气，芩连二陈汤之类是也。""筋疬者，清其肝、解其郁，柴胡清肝汤之类是也。""志不得发，思不得遂，积想在心，过伤精力，此劳中所得者，往往有之，最为难治。有此先养心血，次开郁结，益肾安神，疏肝快膈，如归脾汤、益气养荣汤，俱加香附、青皮、山栀、贝母、木香之类是也。""凡观此症，别其风毒者散其风、除其湿，如防风解毒汤之类是也。""热毒者，清其脾、泻其热，连翘消毒饮之类是也。气毒者，调其血、和其气，藿香正气散之类是也。”书中指出瘰疬的发生与热、毒、痰有关。肝郁化火蕴毒，气郁湿滞而为痰，热毒与痰核互结于颈部肝胆经脉所循之处，而成为瘰疬。

明·虞抟《医学正传》曰：“又有马刀疮，亦生于项腋之间，有类瘰疬，但初起其状类马刀，赤色如火烧烙极痛，此疮甚猛，宜急治之……马刀侠瘿病名，又名疬串。”其提出疬串是瘰疬的别名。

明·邝璠《便民图纂方》曰：“男妇瘰疬：猫儿眼睛草一二捆，井水二桶，五月五日午时，锅内熬至一桶，去滓澄清，再熬至一碗，瓶收。每以椒、葱、槐枝煎汤洗疮净，乃搽此膏，数次愈。”其指出外用中药猫儿眼睛草（即泽漆）可治疗瘰疬。

明·赵宜真《外科集验方》曰：“夫瘰疬疮者，有风毒、热毒、气毒之异，瘰疬结核寒热之殊，其证皆由忿怒气逆，忧思过甚，风热邪气，内搏于肝。盖怒伤肝，肝主筋，故令筋缩结蓄而肿也。其候多生于颈项胸腋之间，结聚成核，初如豆粒，后若梅李，累累相连，大小无定。初觉憎寒壮热，咽项强痛，肿结不消者，便当服散肿溃坚汤，或五香连翘漏芦汤之类散之。或用牡蛎大黄汤疏利三两行，疮上可用十香膏之类贴之，及诸淋洗敷贴等药治之，庶得消散。若不散，可用内消丸之类消之，或隔蒜灸之，仍断欲息气，薄滋味调理之。不然，恐日久变生寒热咳嗽，而成劳瘵之疾，不可治矣。又有马刀疮，亦生于项腋之间，有类瘰疬，但初起其状如马刀，赤色如火，烧烙极痛，此疮甚猛，宜急治之，不然成危殆也，临证辨之。”该书提出了多种治疗瘰疬的方剂。

明·江瓘《名医类案》曰：“一妇人，瘰疬久不愈。或以木旺之症，用散肿溃坚汤代之，肿硬益甚。薛以为肝经气血亏损，当滋化源，用六味地黄丸、补中益气汤，至春而愈。此症若肝经风火暴药，元气无亏，宜用前汤。若风木旺而自病，宜用泻青丸，虚者用地黄丸。若水不能生木，亦用此丸。若金来克木，宜补脾土，生肾水。大凡风木之病，壮脾土则木自不能克矣。若用伐肝，则脾胃先伤而木反克土矣。”该书通过名医病案的方式详述了瘰疬的治疗。

（八）清朝时期

关于瘰疬的研究在清朝进入了一个鼎盛时期，从病因、机理、辨证、治法到病案论述，无不详尽。

清·高秉钧《疡科心得集》曰：“至于痰核、瘿瘤、瘰、马刀之疾，俱由湿胜生痰，痰胜生火，火胜生风，风极而患作矣，皆成于内蕴七情，外感六欲，宜清痰降火之剂，宜热败毒之药，既盛必用外消，始觉行以艾灸，切勿妄行勾割。”其再次提出了瘰疬的病机，以及切勿妄行勾割。

清·李子毅《痰疬法门》根据病情轻重及治疗难易，分为痰子和瘰疬两种，曰：“轻微易治者痰子也，迟重难愈者瘰者，有风痰、热痰、气痰，由外感不同；瘰、筋、痰因内伤之各异。其表面形状，大致相类，故总名曰痰子。而瘰者，尤痰子中之重症，治之久而难愈也。”其指出了不同种类瘰疬简单实用的治疗及预后方法。

清·李用粹《旧德堂医案》曰：“况乎久患瘰疬，则肝胆之气尝亢于外，而阴血不荣于内。偶因梦中惊骇触动肝火，火旺而风生，风生而摇动，此自然之理也。且四肢为胃土之末，口目乃胃脉所过，木气摇土，所以㖞斜瘛疭。夫舌属心脾，齿属阳明，阳明气盛则口噤，心脾气盛则舌挺，一挺一噤故令嚼舌，宜用平肝之品佐以驱风清火。遂用二陈汤加山栀枳壳钩藤羌活防风，一剂而诸苦若失。”其提出了久患瘰疬多为阴虚火旺之证，可用上述方剂治疗。

清·叶天士《临证指南医案》曰：“瘰疬马刀，都是肝胆为病，病久延及脾胃，腹满便涩，舌黄微渴，非温补可服，泄木火以疏之，和脾胃以调之，冀其胀势稍减。”其指出瘰疬的发病与肝胆、脾胃密切相关。

清·程国彭《医学心悟·卷四》曰：“瘰疬者，肝病也。肝主筋，肝经血燥有火，则筋急而生瘰，瘰多生于耳前后者，肝之部位也。”其说明了瘰疬的发病与肝相关。

清·张德裕《本草正义》曰：“金银花，善于化毒，故治痈疽、肿毒、疮癣、杨梅、风湿诸毒，诚为要药。毒未成者能散，毒已成者能溃，但其性缓，用须倍加，或用酒煮服，或捣汁搀酒频饮，或研烂拌酒厚敷。若治瘰疬上部气分诸毒，用一两许时常煎服极效。”其指出金银花可用于治疗瘰疬，不同阶段的疾病用法和用量可不同。

清·陈士铎《洞天奥旨》曰：“瘰疬之病甚多，名状不一。大约得病有九：一因怒而得；一因郁而得；一因食鼠食之物而得；一因食蝼蛄、蝎、蝎所伤之物而得；一因食蜂蜜之物而得；一因食蜈蚣所游之物而得；一因大喜，饱飧果品而得；一因纵欲伤肾，饱飧血物而得；一因惊恐失枕，气不顺而得……然病虽有九，而治法止有三也。其一，治在肝胆；其二，治在脾胃；其三，治在心肾……倘不明三治之法，而妄用刀针，愈亏其根本，安得济事乎？必至与死为邻，不重可惜哉！”“夏枯草六两，水二盅，煎七分，食远温服。虚甚者，则煎汁熬膏服，并涂患处，兼以十全大补汤加香附、贝母、远志尤善。此物生血，乃治瘰疬之圣药也。其草易得，其功甚多。”“瘰疬成劳者，与痔漏成劳者其理全同，但有上下分耳。”其提出夏枯草是治疗瘰疬优选药物之一。

清·陈士铎《洞天奥旨》曰：“ 盖瘰疬之症，多起于痰，而痰块之生，多起于郁，未有不郁而能生痰，未有无痰而能成瘰者也。”

清·吴谦等《医宗金鉴·外科心法要诀·瘰疬》曰：“小瘰大疬三阳经，项前颈后侧旁生。痰湿气筋名虽异，总由恚忿郁热成。更审缠绵诸证治，成劳日久不收功。”“瘰疬形名各异，受病虽不外痰、湿、风、热、气、毒结聚而成，然未有不兼恚怒、忿郁、幽滞、谋虑不遂而成者。”其提到了瘰疬的发生与七情不畅关系密切。“此症小者为瘰，大者为疬，当分经络，如生于项前，属阳明经，名为痰瘰；项后属太阳经，名为湿瘰；项之左右两侧，属少阳经，形软，遇怒即肿，名为气疬；坚硬筋缩者，名为筋疬；若连绵如贯珠者，即为瘰疬；或形长如蛤蜊，色赤而坚，痛如火烙，肿势甚猛，名为马刀；瘰疬又有子母疬，大小不一。有重台疬，疬上堆累三五枚，盘叠成攒；有绕项而生者，名蛇盘疬；如黄豆结荚者，又名锁项疬；生左耳根，名蜂窝疬；生右耳根，名惠袋疬；形小多痒者，名风疬；颔红肿痛者，名燕窝疬；延及胸腋者，名瓜藤疬；生于遍身，漫肿而软，囊内含硬核者，名流注疬。独生一个，在囟门者，名单窠疬；一包生十数个者，名莲子疬；坚硬如砖者，名门闩疬；形如荔枝者，名石疬；如鼠形者，名鼠疬，又名鼠疮。以上诸疬，推之移动为无根，属阳……推之不移动者为有根且深，属阴，皆不治之证也。”该书将前人所论一并汇总，提出多种瘰疬病名，以及舒肝溃坚汤、香贝养荣汤等内治方剂，10余种外治方法。

清·朱世杰《外科十法》曰：“颈上痰瘰串也，肝火郁结而成。”其指出肝火郁结可致瘰疬。

清·顾世澄《疡医大全·卷十八》曰：“瘰疬……缠绕项下，先肿作脓，穿破难干，故名漏项。”其提出漏项是瘰疬的别名。

清·冯兆张《冯氏锦囊秘灵·卷十九》曰：“瘰疬者手足少阳蕴热积滞所致也。二经多气少血，所以结核坚而不溃，延蔓串通。若阳明经则气血多而溃矣。俗名烂疬。”其指出烂疬是瘰疬的别名。

清·郑梅涧《重楼玉钥·喉风三十六症名目》曰：“瘰疬风生似核形，又如疖毒一般称，莫疑此症由冤债，妙药能除夙孽平。”其指出瘰疬风是瘰疬的别名，与疖毒类似。

清·祁坤《外科大成·卷二》曰：“瘰疬结核于颈前项侧之间，小者为瘰，大者为疬，连续如贯珠者为瘰疬。”此书对瘰疬的形状、部位、性质及成因进行了不同的命名。如将本病命名为蜂窠疬，生于左耳根部，形似蜂窠的瘰疬；惠袋疬，生于右耳根部其形如袋的瘰疬；气疬，生于颈项两侧属少阳经者；血疬，核痛红肿者；筋疬，颈旁生核，结核依筋而相连结，质较硬，大小不等，且常伴寒热，每遇过劳或恼怒时加重。多因忧愁等七情郁结，或暴怒伤肝所致；燕窝疬，发于颏下三角处红肿形似燕窝的瘰疬；瓜藤疬，瘰疬结块之如藤上结瓜状，瘰疬缠绵久延不愈，蔓及胸胁、腋窝等部位，肿大的淋巴大小不等，若藤上之瓜实，其根颗相连者；门闩疬，瘰疬之坚硬如砖者；石疬，颈项部淋巴结肿大之坚硬如石者，症见颈项部瘰疬，形若荔枝而坚硬如石，按之有微痛；木疬，瘰疬坚硬推之不动，如柱木者；锁项疬，瘰疬之夹项而生，如黄豆结蒌者。

清·尤怡《金匮要略心典》曰：“李氏曰：瘿生乳腋下曰马刀，又夹生颈之两旁者为侠瘿。侠者，挟也。马刀，蛤蜊之属，疮形似之，故名马刀。瘿，一作缨，发于结缨之处。二疮一在颈，一在腋下，常相联络，故俗名疬串。”

清·周扬俊《金匮玉函经二注》曰：“瘿者，即瘰疬也，以其形长如蛤，为马刀。或在耳前后，连及颐颔头下，或下连缺盆，以及胸胁，皆谓之马刀。”以上叙述是“马刀侠瘿”“马刀”为瘰疬别名的注解。

清·黄坤载《素灵微蕴》曰：“诊寒热瘰疬，赤脉上下至瞳子，见一脉，一岁死，见一脉半，一岁半死，见二脉，二岁死，见二脉半，二岁半死，见三脉，三岁死。四时气曰观其色，察其目，知其散复者，视其目色，以知病之存亡也。”

清·黄元御《玉楸药解》记载：“昆布咸寒清利，治气臌水胀，瘿瘤瘰疬。”“白芷辛温香燥，行经发表，散风泻湿，治头痛鼻渊、乳痈背疽、瘰疬痔瘘、疮痍疥癣、风痹瘙痒、干皰疵瘢之证。”“元参味甘，微苦，入手太阴肺、足少阴肾经。清肺金，生肾水，涤心胸之烦热，凉头目之郁蒸，瘰疬、斑疹、鼻疮、喉痹皆医。”“蓖麻子性善收引，敷足则下胎衣，涂顶则收子肠，贴鼻口㖞斜，熏咽喉肿痹。熬膏贴肤，拔毒追脓，纸捻入鼻，开癃通闭。又性善走泻，能利大小二肠，下饮澼水癥，兼消肿硬，平瘰疬恶疮。”“土茯苓燥土泻湿，壮骨强筋，止泄敛肠，极有殊效。善治痈疽瘰疬，杨梅恶疮。”“漏芦咸寒，利水泻湿，清肝退热，治失溺遗精。淋血便红，眼痛目赤，背疽乳痈，痔瘘瘰疬，白秃金疮，历节带下，泄利。”“白及黏涩，收敛肺气，止吐衄失血，治痈疽瘰疬、痔瘘疥癣、奸皰之病，跌打汤火金疮之类俱善。”“石灰温暖燥烈，收湿驱寒，治痈疽疥癣，瘰疬癥瘕，痔瘘瘿疣，白癜黑痣。”“僵蚕驱逐风邪，治中风不语、头痛胸痹、口噤牙痛、隐疹风瘙、瘰疬疔毒、馯斑粉刺、痏痔金疮、崩中便血，治男子阴痒、小儿惊风诸证。”该书指出多种中药可用于瘰疬的治疗。

清·黄元御《四圣心源》曰：“瘰疬者，足少阳之病也。足少阳以甲木而化气于相火，其经自头走足，行身之旁，目之外眦，上循耳后，从颈侧而入缺盆，下胸腋而行胁肋，降于肾脏，以温癸水。相火降蛰，故癸水不至下寒，而甲木不至上热。而甲木之降，由于辛金之敛，辛金之敛，缘于戊土之右转也。戊土不降，少阳逆行，经气壅遏，相火上炎，瘀热传结，则瘰疬生焉。”该书强调瘰疬与足少阳胆经的关系。

清·梁希曾所撰《疬科全书》阐述了瘰疬的辨证治疗及饮食调摄等内容，曰：“疬之成症，古人原分有十二经络，或二十四节，或三十六症等治，此皆医家各命名义，实不必拘泥其名。要之千种疬症，总不外乎热痰寒痰、实症虚症而已，其部位原无定体，随其气之所阻，血之所凝而成。能辨其寒痰热痰、实症虚症，则无讹矣。”“疬之成症，总不外热痰寒痰两者，患热痰者居其六，患寒痰者居其二，其余如花柳风火并挟他症而生者，亦有二焉。”“疬之成症，原与痨瘵相表里者也，同一阴火也。痰也，其痰其火，行之脏腑，初则咳嗽吐血，随成痨瘵，行之经络，则为瘰疬。”“自襁褓而至成童，旋起旋消，或凝结久而不化，或时大时小，此多由先天虚损所致，或在其母腹内，因饮食不谨而来。”并将瘰疬分为气疬、血疬、阴火疬、无名疬、老鼠疬、童子疬、催命疬、绝命疬、风火疬、真元虚损疬、伤肝疬、头风疬、伤肺疬、顽核疬、花柳疬，具体描述如下。

①气疬：初起仅二三核，形同槟榔，任指揉之，环转如丸，愈起愈多，此名气疬。

②血疬：初期仅二三核，形同覆杯，任指揉之，不摇不动，此名血疬。日久失治，虽未见增加粒数，亦必渐次加大，再为失治，必日加增矣。

③阴火疬：凡颈际夹起，大如卵形，坚硬异常，或一旁，或两边，或带小核数粒，此乃寒痰凝结而成，名曰阴火疬。

④无名疬：亦有骤然红肿，非色欲所致。即餐膳不谨，此无定名，随证皆可致也。

⑤老鼠疬：凡层叠无穷者，名曰瘰疬，俗名老鼠疬。

⑥童子疬：自襁褓而至成童，旋起旋消，或凝结久而不化，或时大时小，此多由先天虚损所致，或在其母腹内，因饮食不谨而来，此名童子疬，又名乳疬。

⑦催命疬：无论因何而起，误被医师用丹吊核，或因误被西医用刀剖核，以致缠绵不休，时而收口，时而破口，环颈皆是，此名催命疬。

⑧绝命疬：挟吐血而来者，或因患疬而致吐血者，俱名绝命疬，最为难治。既兼吐血则经络脏腑，内外俱伤，焉得不死。

⑨风火疬：初期或在两耳之下，或环颈皆是，或单在左耳之下，或单在右耳之下，

无论核之多少，色带红光，即有欲破之势，或作痛，或不作痛，或寒热交作，此多因外感而来，名曰风火疬。

⑩真元虚损疬：凡环颈破烂，臭秽不堪，久不收口，愈发愈众，此乃根本虚极，气血两亏之症，名真元虚损疬。

⑪伤肝疬：其在妇人，或因姑媳不和，或因夫妇不睦，或因子女不遂，或寡而无偶，忧郁内伤，初则或经水不调，久而或致闭而不通，阴火上炎，皆能生疬，凝结不消，此名伤肝疬。

⑫头风疬：凡挟头风而来，名头风疬。多因肝气郁结而成，此症男子少患，女子居多。

⑬伤肺疬：凡因咳嗽日久而来者，名伤肺疬。其症有二，一由外感，一由内伤。

⑭顽核疬：无论在颈之左，在颈之右，初起只单一核，圆若弹丸，不痒不痛，虽经八年十年，仍不肿不痛，亦无加增，此名顽核疬。

（九）近现代

中华人民共和国成立以来，随着中医药及现代医学科学技术的复苏与发展，中医外科学进入了一个新的历史发展时期。针对瘰疬发病机制及治疗方法的论述，不断推陈出新。

齐齐哈尔市中医院石东明采用了“石氏瘰疬截根术”，以截根手术为主并配以内服、垫敷和局部手术的综合疗法。

南通市中医院（原南通市联合中医院）朱良春继承发扬了陈照、焦月波治疗瘰疬的经验，并对外公布了拔核药、收口药的组成及配制方法。

南京市中西医结合医院（原南京市钟山医院）徐学春所撰《瘰疬证治》作为中华人民共和国成立后第一本瘰疬专著，对瘰疬的源流、病因病理、诊断及鉴别、辨证、治疗、食疗、预防等方面进行了系统总结和梳理，还对本病的外用方药拔瘰丹的炼制及应用进行了介绍。他认为瘰疬为内外因共同作用的结果，邪之所凑，其气必虚。虽责之于六淫、七情之变，但无不与脏腑、经络、气血、津液功能障碍相关。他提出瘰疬之病，根在脏腑，鼠疬之本，皆在于脏。肝气郁结、肺失治节、脾虚失运、肝肾阴虚皆可致病。在治疗方面，他认为应在瘰疬的不同时期、不同分型选择不同的治疗方法。在具体治疗时，可选择内治、外治相结合，手术、换药相结合的方法。在此基础上，他提出了本病的治疗原则，即内治十法（疏肝理气、化痰软坚、清热解毒、活血化瘀、滋阴降火、养阴清肺、托里排脓、调理脾胃、调补气血、辨病抗痨）及外治五法（敷贴消散、拔核拔管、提脓祛腐、止血平胬、生肌收口），至今仍被广泛应用于指导本病的临床治疗。他还认为控制瘰疬的病因尤为重要，应向大众普及增强体质与防治相结合的思想。在数十年的薪火相传中，后一辈人继承和发扬了徐学春的诊治经验，所研制的院内制剂，如瘰疬宁、内消瘰疬片、复方五凤草液等均用于本病的治疗，且治疗效果显著。

二、病因病机

（一）内因

1. 脏腑失调

（1）肝气郁结　忧思恚怒，肝气郁结，气机失于疏泄，郁而化火，煎熬津液，灼为痰火，结于颈项脉络，遂成瘰疬。如宋·陈无择《三因极一病证方论·痈疽叙论》曰："痈疽瘰疬，不问虚实寒热，皆由气郁而成。"元·齐德之《外科精义·论瘰疬治法》曰："其本皆由恚怒气逆，忧思过甚，风热邪气内搏于肝。"明·赵宜真《外科集验方》曰："夫瘰疬疮者，有风毒、热毒、气毒之异，瘰疬结核寒热之殊，其证皆由忿怒气逆，忧思过甚，风热邪气，内搏于肝经。盖怒伤肝，肝主筋，故令筋缩结蓄而肿也。其候多生于颈项胸腋之间，结聚成核，初如豆粒，后若梅李，累累相连，大小无定。"清·程国彭《医学心悟·卷四》曰："瘰疬者，肝病也。肝主筋，肝经血燥有火，则筋急而生瘰。"

（2）脾失健运　思虑忧愁太过，则伤脾土，或是肝气郁结，横逆犯脾，或脾虚失运，不能运化水湿，则湿聚成痰，凝聚于颈项而成。如明·陈实功《外科正宗·瘰疬论第十九》曰："痰疬者，饮食冷热不调，饥饱喜怒不常，多致脾气不能传运，遂成痰结。"其指出情志、饮食等损伤脾土而发病。如晚清名医余听鸿《外科医案汇编》曰"脾虚失运，肝胆气滞，浊痰注入肌肉，成核成疬。"其提出脾虚失运，则肝胆气滞，三焦气化不利，故痰结于少阳、阳明之络，凝聚于颈项而成。如清·陈士铎《辨证录·卷之十三》曰："盖瘰疬之症，多起于痰，而痰块之生，多起于郁，未有不郁而能生痰，未有无痰而能成瘰疬者也。"其指出肝气郁结，横逆犯脾，也会致使脾失健运。

（3）肺失治节　若肺气不足，治节无权，水湿津液失于宣化，则聚而成饮化痰，窜注皮里膜外，倘夙疾痨瘵，肺阴久耗，可内生虚火灼津炼液，凡此皆可结聚为瘰疬。明·李梴《医学入门·外集·卷五》曰："瘰疬，痨症之标也。"清末梁希曾《疬科全书》曰："疬之成症，原与痨瘵相表里也，同一阴火也，痰也。其痰其火，行之肺脏，初期咳嗽吐血，随成痨瘵，行之经络，则为瘰疬。"

（4）肝肾不足　肾为先天之本，脾为后天之本，先天不足，禀赋薄弱，生后未及时补养，精血素亏，肝肾不足，每致颈项结核累累，甚而骨软痿弱，齿发难长，精神疲乏，或此时接触痨瘵极易形成瘰疬。另一方面，若肝肾虚或肝阳亢，灼及肾阴，或肾水亏耗，虚火上炎，灼烁肝阴，势必水亏火旺，炼液为痰成疬。如唐·王焘《外台秘要》曰："肝肾虚热则生疬。"清·许克昌与毕法合撰《外科证治全书》曰："肝肾虚损，气结痰凝而成。"清·梁希曾《疬科全书》曰："自襁褓而至成童，旋起旋消，或凝结久而不化，或时大时小，此多由先天虚损所致，或在其母腹内，因饮食不谨而来。"其提出肝肾亏虚，则精血不足失于濡养，阴虚火旺，容易炼液为痰成疬，每致颈项结核累累，局部肿胀疼痛明显，边界不清，活动不佳，皮色变红，皮温偏高，可见破溃及脓液溢出，伴低热、盗汗、心烦失眠等。此类患者瘰疬治愈之后，可因体虚而复发。

2. 经络阻滞

经是经络系统的主干；络是经脉别出的分支；经络内联五脏六腑，外联皮肉筋骨，无处不在。《灵枢·经脉》曰："经脉十二者，伏行分肉之间，深而不见；其常见者，足太阴过于外踝之上，无所隐故也。诸脉之浮而常见者，皆络脉也。"经络是人体运行全身气血、联络脏腑、沟通上下内外的通道。故无论内因外因，均可引起局部经络阻滞，气血凝滞的病变。瘰疬多发于足厥阴肝经、足少阳胆经、手少阳三焦经、足少阴肾经循行部位，诸经若有外邪之隙，便可引发，传变瘰疬之机。金·张从正《儒门事亲》曰："瘰疬结核马刀侠瘿'为少阳经多气少血'病也。"宋·窦汉卿《疮疡经验全书》曰："此症手少阳三焦主之。大抵此经多气少血，因惊忧思虑故生。""初起生于耳下及项间并顺颌下至缺盆，在锁子骨陷隐隐皮肤之内"明确了瘰疬的发病部位，而"从耳下及项间，顺颌下至缺盆"又恰恰是手少阳三焦经的经脉循行线路，此经多气少血，才会备受情志影响。明·薛己《外科枢要·论瘰四》曰："夫瘰之病，属三焦、肝胆二经怒火，风热血燥，或肝肾二经精血亏损，虚火内动，或恚怒气逆多生于耳前后、项腋间结聚成核。"可见，瘰疬肿核多沿足厥阴肝经、足少阳胆经、手少阳三焦经、足少阴肾经循行部位分布。

3. 痰浊内生

津液是机体一切正常水液的总称，包括各脏腑形体官窍的内在液体及其正常的分泌物。在脏腑功能失调的情况下，则形成痰浊，一定条件下又能作用于某些脏器导致新的病理变化。若肺气不足，治节无权，失于宣化，或脾气不足，运化失司，津液凝聚皆可成饮化痰，窜注皮里膜外，浊痰注入肌肉，倘夙疾痨瘵，肺阴久耗，可内生虚火灼津炼液，凡此皆可结聚为瘰疬。如元·朱丹溪《丹溪心法》曰："结核或在项、在颈、在臂、在身，如肿毒者，多是湿痰流注，作核不散。"清·梁希曾《疬科全书》曰："疬之成症，总不外热痰寒痰两者，患热痰者居其六，患寒痰者居其二，其余如花柳风火并挟他症而生者，亦有二焉。"辨证属寒痰者见结核如豆，疼痛不显，推之可移，或疮面溢出少许清稀脓液，夹有败絮状物质，日久不愈，伴咳嗽咳痰、痰涎清稀、脘痞腹胀、肢冷畏寒等。辨证属热痰者见局部肿胀疼痛明显，皮色变红，皮温偏高，伴心烦、口渴喜饮、大便秘结等。

4. 情志内伤

情志是指人体内在的精神活动，包括喜、怒、忧、思、悲、恐、惊，又称为七情。一般情况下多属于在生理活动范围内，并不足以致病。如果是长期的情志刺激或突然而剧烈的精神创伤，超过了人体正常调节的范围，则易产生疾病。清·陈士铎《洞天奥旨》曰："瘰疬之症，多起于痰，而痰块之生，多起于郁，未有不郁而生痰者，未有无痰而成瘰疬者。"其提到瘰疬发生由郁而成。清·吴谦《医宗金鉴·外科心法要诀·瘰疬》曰："小瘰大疬三阳经，项前颈后侧旁生。痰湿气筋名虽异，总由恚愤郁热成。更审缠绵诸证治，成劳日久不收功。"清·梁希曾《疬科全书》曰："疬之成症，多由肝气郁结，或暴怒而成。故其发多在两耳之下，颈之左右，凡患疬症者，最宜戒恼怒，并戒燥火生痰之味，藏养肝气，勿使其动，动则其疬虽功在垂成之际，必致反剧，骤然肿胀异常，不得怨望医师之药力无功。”忧思恚怒，肝气郁结，气机失于疏泄，郁而化火，煎熬津液，灼为痰火，结于颈项脉络，遂成瘰疬。症见结核如豆，疼痛不显，边界清楚，推之可移，质地中等，皮色如常，皮温不高，可伴见善太息、胸胁胀闷不适等；如气郁化火，则见局部肿胀疼痛明显，边界不清，活动不佳，皮色变红，皮温偏高，伴心烦、口苦咽干、头痛、小便黄赤、大便秘结等。

5. 劳伤机体

劳伤是指过度劳力、劳神、房事过度等因素，导致脏腑气血受损，阴阳失和，使正气亏损而发生疾病。明·陈实功《外科正宗·瘰疬论第十九》曰：“志不得发，思不得遂，积想在心，过伤精力，此劳中所得者，往往有之，最为难治。”过度劳神，则耗伤心肾精血，肾阴不足，虚火上炎，灼津为痰，痰火凝结而发病。症见颈部结核成团，质硬不移，或破溃流脓清稀，日久不愈，周围皮色暗红，伴低热、盗汗、咳嗽带血丝等。过度劳力，则耗伤肺脾之气，宣发、运化失司，痰浊内生。症见结核如豆，疼痛不显、推之可移，或疮面溢出少许清稀脓液，夹有败絮状物质，日久不愈，伴咳嗽咳痰、痰涎清稀、脘痞腹胀纳差、面色少华等。

（二）外因

1. 感受六淫

天地有六淫之气，分别为风、寒、暑、湿、燥、火，在人体免疫力下降时，这些成为致病因素。外感寒、湿、燥、火，四时杀厉之气，乘虚从皮毛或口鼻侵入机体，沿经络扩散与宿邪相搏。窜注颈上、腋下，可结成顽核；倘郁滞不散，久则内溃成疬。明·陈实功《外科正宗·瘰疬论第十九》曰：“夫瘰疬者，有风毒、热毒、气毒之异，又有瘰疬、筋疬、痰疬之殊。风毒者，外受风寒，缚于经络，其患先寒后热，结核浮肿。热毒者，天时亢热，暑中三阳，或内食膏粱厚味，酿结成患，色红微热，结核坚肿。气毒者，四时杀厉之气感冒而成，其患耳项胸腋骤成肿块，令人寒热头眩，项强作痛。瘰疬者，累累如贯珠，连接三五枚。”如为燥火灼津，痰火郁结于颈部，则见局部肿胀疼痛明显，边界不清，活动不佳，热胜则肉腐，皮色变红，皮温偏高，肿块按之应指，可见破溃及脓液溢出，伴口燥咽干、发热等；如为寒湿凝聚，则症见肿块质中偏硬，边界清楚，活动不佳，皮色不变或皮色晦暗，伴肢冷畏寒、口淡不渴等。

2. 痨瘵侵淫

痨虫乘袭，毒气从肌肤而入，发于体表，或从骨、肺感染后传至颈部、腋下、腹股沟等处，毒气暴烈，使人体不胜防御，发为本病。清·李子毅《痰疬法门》指出本病由误食虫蚁、鼠残不洁之物，宿水陈茶内有汗液所致。说明饮食不洁，染毒生痰易患此病。瘰疬亦可痨瘵传染而得。清·梁希曾《疬科全书》曰：“疬之成症，原与痨瘵相表里。”症见猝然起病，肿块短期内迅速增大，疼痛明显，皮紧光亮，可有溃破、渗出黄绿色脓液，伴口渴、发热、心烦、便秘等。

（高金辉　王芷乔　杨春睿）

第二章　诊　断

第一节　临床表现

一、浅表淋巴结结核

浅表淋巴结结核发病部位以颈部最多，占80%~90%，其次为腋窝、腹股沟，单侧多见。部分患者可同时于两个部位发病（多见于同侧颈部、腋窝）。根据病程的发展，可分为初期、中期、晚期三个时期，但实际上有些患者可能同时兼有两个或三个阶段的病变。

（一）初期

初期单侧或双侧发病，可扪及一枚或数枚肿大淋巴结，质地中等偏硬，推之活动，皮色、皮温正常，无明显疼痛。一般无全身症状（见彩插图2-1）。

（二）中期

病变继续发展为淋巴结周围炎，使淋巴结与皮肤和周围组织发生粘连，各个淋巴结也可相互粘连，融合成团形成不易推动的肿块，边界不清，有疼痛感，皮色稍红，肿块中央有轻微波动感。部分患者会出现午后潮热，夜寐盗汗等全身症状（见彩插图2-2）。

（三）晚期

淋巴结发生干酪样坏死，液化形成寒性脓肿。脓肿破溃后流出豆渣样或稀米汤样脓液，或夹有败絮样坏死组织。最后形成经久不愈的窦道或慢性溃疡，溃疡边缘皮肤暗红，肉芽组织苍白、水肿；窦道可以有多个支道，伸向不同方向。病程迁延，经久不愈或愈后易复发。此时患者出现乏力、头晕、食欲不振、精神萎靡等症状（见彩插图2-3、彩插图2-4）。

因淋巴结结核初期症状不典型，不易与其他淋巴结疾病相鉴别，所以一般淋巴结结核多在病程中晚期确诊。

二、胸内淋巴结结核

胸内淋巴结结核包括肺门、纵隔淋巴结结核，一般起病缓慢，少数患者可急性起病，主要症状为全身中毒症状及肺门、纵隔淋巴结的压迫症状。

慢性起病者可有午后低热、乏力、盗汗、精神萎靡等常见的结核病中毒症状，急性起病则表现为寒战、高热（体温可高达40℃以上），伴有头痛、周身酸痛等症状，往往被误诊为流感、败血症、淋巴瘤等。

根据纵隔内各淋巴结组群的不同及受累后病变的严重程度可产生不同的压迫症状。

（一）气管旁、气管及支气管淋巴结肿大

气管旁、气管及支气管淋巴结肿大可压迫气管和主支气管引起呼吸困难，尤其是幼儿症状更为明显，表现为吸气性呼吸困难、紫绀，重者出现三凹征，气管及支气管长期受压、局部黏膜充血及水肿、气管壁缺血软化及坏死，或淋巴结脓肿直接穿破气管壁而形成气管、支气管淋巴瘘；若瘘口较小表现为刺激性咳嗽，可咳出干酪样坏死物，瘘口较大，大量干酪样物质溃入气管可引起窒息；另外，主支气管受压可以引起全肺不张，肺叶、肺段支气管受压可引起肺叶不张或节段性肺不张。

（二）食管旁淋巴结肿大

压迫食管可引起吞咽困难，食管吞钡检查为外压性狭窄，长期压迫可发生食管穿孔，干酪样物质经食管排出后，压迫症状可随之缓解。

（三）肿大的淋巴结或脓肿

压迫喉返神经可引起同侧声带麻痹，出现声音嘶哑；压迫膈神经出现顽固性呃逆；压迫交感神经则出现霍纳（Horner）综合征。

（四）肿大的淋巴结或脓肿

压迫上腔静脉可出现上腔静脉阻塞综合征，压迫主动脉可以形成假性动脉瘤。

（五）其他

有时纵隔淋巴结结核可向上蔓延引起胸骨上窝脓肿，脓肿穿破纵隔胸膜可形成脓胸，穿破胸骨或剑突下皮肤形成慢性窦道，经久不愈。

三、腹腔淋巴结结核

腹腔淋巴结结核是指位于腹膜、网膜、肠系膜和腹腔的淋巴结结核，可单独出现，也常与肠道、腹膜、脾脏、胰腺等器官结核同时存在。多数患者病程长、进展慢，也可急性起病，未必发现结核病史。患者临床表现差异较大，可以全身表现为主，缺乏腹部体征，常有不同程度的发热、盗汗等表现；也可以腹部体征表现突出，如阵法性腹痛或腹部压痛，部分可触及腹部肿块。消化道并发症有肠梗阻、肠瘘、消化道出血，伴有结核性腹膜炎。值得注意的是，由于腹内淋巴结易融合粘连，临床上常因扪及腹部肿块或彩超，CT检查发现占位病变而误诊为肿瘤。特别是胰周围、脾门、肝门、十二指肠韧带、胆囊等周围的淋巴结结核，干酪样液化融合，淋巴结周围炎破溃或粘连可导致局限

性腹膜炎、胆总管受压，进而出现黄疸，以及肝门、肝静脉血栓、区域性门脉高压等复杂的临床表现。肠系膜淋巴结结核和腹膜后淋巴结结核临床表现如下。

（一）肠系膜淋巴结结核

本病在小儿较多见。急性肠系膜淋巴结结核时，患者持续性低热、疲倦不适。脐部或右下腹常有持续性隐痛，有时阵发性加剧，也可表现为急腹痛，类似绞痛，伴恶心、呕吐、腹泻或便秘。查体脐周或左上腹、右下腹可触及肿大的淋巴结，有压痛，常疑为急性阑尾炎而施行手术。慢性肠系膜淋巴结结核时，可出现慢性中毒症状和营养不良，表现为长期不规则低热、食欲减退、消瘦、贫血、乏力、腹泻。有时可触及团块状肿大的淋巴结，比较固定，不易推动。肿大的淋巴结可压迫门静脉使回流受阻，产生腹水及腹壁静脉曲张；压迫下腔静脉致下肢水肿；压迫幽门致幽门梗阻；压迫肠道致不完全性肠梗阻。成人可缺乏明显的临床症状，而表现为脐周触及肿块，剖腹探查时才发现淋巴结结核。

（二）腹膜后淋巴结结核

本病多以高热及寒战为主要症状，伴腹痛腹胀、腰背部疼痛、恶心、呕吐等，体温为 39～40℃，呈弛张热或稽留热，检查腹部压痛、反跳痛，但肌紧张不明显。重者可有肠麻痹征象、腰背部叩痛、白细胞计数升高。

（杨春睿）

第二节　实验室诊断

对于控制结核病的流行趋势，实验室诊断是所有措施中最为关键的一步。结核病实验室检查包括细菌学检查，以及近年来在分子生物学和免疫学等领域建立起来的检测新技术。细菌学检查是确诊和治疗结核病的主要依据，检测新技术为可疑结核病患者的早期诊断与合理治疗带来新的希望。

结核分枝杆菌是结核病的病原菌，细菌学检查是确诊结核病的特异性方法，是结核病诊断、发现传染源，判定抗结核治疗效果，监测结核病疫情的重要手段。淋巴结结核患者的标本主要是淋巴结、淋巴结穿刺取得的内容物或脓液，检查的常用方法有抗酸杆菌涂片检查、分枝杆菌培养、分枝杆菌菌种鉴定、药物敏感性试验等。我国《“十三五”全国结核病防治规划》将分子生物学诊断阳性也作为病原学阳性，用于结核病的诊断，使分子生物学方法在结核病诊断领域的应用得到了推广。以结核抗体、γ－干扰素释放试验为代表的免疫学技术是辅助结核病诊断的重要参考指标。

一、一般检验

（一）血常规

血常规是最基本的血液检验。血液由液体和有形细胞两大部分组成，血常规检验的是血液的细胞部分。血液有三种不同功能的细胞：红细胞（俗称红血球）、白细胞（俗称白血球）、血小板。通过观察细胞数量的变化及形态分布，判断疾病，是医生诊断病情的常用辅助检查手段之一。少数病程较长者会出现轻度至中度贫血。白细胞总数多正常，少数患者该值偏低，若出现淋巴结结核病灶急性扩散或继发其他感染时，白细胞计数可增高。白细胞分类中，淋巴细胞常增高，单核细胞增高少见。

（二）红细胞沉降率

红细胞沉降率（erythrocyte sedimentation tate，ESR）是指红细胞在一定条件下沉降的速度，它受多种因素影响。健康成人的 ESR 波动于一个较狭窄范围内，在许多病理情况下可明显增快。将抗凝的血静置于垂直竖立的玻璃管中，由于红细胞的比重较大，受重力作用而自然下沉，正常情况下下沉十分缓慢，常以红细胞在第一小时末下沉的距离来表示红细胞沉降的速度，称为 ESR。ESR 可作为判断淋巴结核活动性病变的指标，但无特异性。淋巴结结核活动期，ESR 常显著升高，病变趋于静止时逐渐正常。

（三）临床化学检验

部分淋巴结结核患者会出现血中某些酶的活性增高，如腺苷脱氨酶、乳酸脱氢酶，但特异性较低。

（四）细胞因子测定

与淋巴结结核发生密切相关的细胞因子主要有干扰素、白细胞介素和肿瘤坏死因子等。其中干扰素－γ（interferon－γ，IFN－γ）又是最重要的一种免疫调控分子，主要由活化的 Th1 细胞分泌。结核分枝杆菌感染人体后，刺激免疫细胞产生保护性细胞因子，其中最主要的是 IFN－γ。通过检测 IFN－γ 浓度可对诊断结核分枝杆菌感染及结核病提供参考。

在淋巴结结核的进展过程中，特别是在活动期，外周血中 IFN－γ 常出现不同程度的增高。

（五）淋巴细胞亚群测定

淋巴细胞在结核免疫应答过程中起核心作用，它是不均一的细胞群体，包括许多具有不同免疫功能的亚群。其中 T 淋巴细胞亚群数及比例在一定程度上可以判断患者的细胞免疫水平。目前实验室测定 T 细胞亚群主要是测定细胞膜上的分化抗原群：CD_3^+、CD_4^+ 和 CD_8^+ 及 CD_4^+/CD_8^+ 比值。多数淋巴结核患者外周血 CD_8^+T 细胞增高，而 CD_3^+T 细胞、CD_4^+T 细胞及 CD_4^+/CD_8^+ 比值降低，说明淋巴结结核患者免疫力低下，使结核分枝杆菌易于繁殖而发病。

二、细菌学检查

细菌学检查是发现传染源的主要途径和手段，是确定结核病诊断和治疗方案的重要依据，也是考核疗效，评价治疗效果的可靠标准，是国家结核病控制规划（national tuberculosis control program，NTP）的重要组成部分，在结核病防治工作中起着非常重要的作用。结核病的细菌学检查主要有涂片镜检、分离培养、药敏试验等。

（一）抗酸杆菌涂片染色镜检

抗酸杆菌染色的常用标本为淋巴结组织和淋巴结穿刺抽取内容物或脓液，按玻片的制备方法可分为直接涂片法、漂浮集菌涂片法、离心沉淀集菌涂片法；按染色方法可分为萋尔－尼尔逊氏染色（Ziehl－Neelsen，Z－N，简称萋－尼氏染色）、金胺“O”荧光染色法等。

1. 涂片制备

以95%乙醇擦拭（或浸泡）脱脂后干燥清洁、无油污、无划痕的新载玻片制备涂片，在玻片背面一端的1/3处注明实验室序号及标本序号。如使用的载玻片一端无磨砂面，必须使用玻璃刻刀注明编号；如使用的载玻片一端有磨砂面，可使用2B铅笔在磨砂面上直接书写。

（1）直接涂片法

1）淋巴结组织：用剪刀将淋巴结剪成小块，加入5mL磷酸缓冲盐溶液（phosphate buffer saline，PBS缓冲液），用研钵研磨或用组织匀浆器匀浆至获得均质混悬液，取0.1mL混悬液于载玻片正面右侧2/3中央处均匀地涂抹10×20 mm椭圆形薄膜。涂膜朝上静置，自然干燥（一般需要约30分钟）后准备进行抗酸染色。

2）脓液或淋巴结穿刺抽取物：用接种环或折断的竹签茬端挑取0.1mL标本，于载玻片正面右侧2/3中央处，均匀地涂抹10×20 mm椭圆形薄膜。涂膜朝上静置，自然干燥（一般需要约30分钟）后准备进行抗酸染色。

为了保证检验人员的安全，直接涂抹标本时，应在生物安全柜中进行操作，并严禁同时对载玻片进行加热。

（2）漂浮集菌涂片　将已制成匀浆的淋巴结、脓液或淋巴结穿刺抽取物5～10mL盛于容积为100mL的玻璃容器中（口径约为2 cm），加入20～30mL 0.1% NaOH溶液，经沸水浴30分钟或高压蒸气（1.0 kg/cm^2、121℃、15～20分钟）液化和灭活处理，取出放冷后，加高标号汽油0.3mL，盖紧瓶盖（无瓶盖时瓶口加盖玻璃纸或封口膜以防止污染和液体外溢），于振荡器上振荡10分钟，加蒸馏水至瓶口，把已编号的载玻片盖于瓶口上，使液体油膜层与玻璃片紧密接触，放置30分钟，取下载玻片，自然干燥，火焰固定，染色镜检。

（3）离心沉淀集菌涂片　将已制成匀浆的淋巴结、脓液或淋巴结穿刺抽取物5～10mL盛于容积为50mL的离心管中，加等量的2% NaOH溶液，强力旋涡振荡20秒，室温静置15～20分钟，加50mL蒸馏水，盖紧盖子，以3000g离心15分钟，倒掉上清液，取沉淀物涂片，自然干燥，火焰固定，染色镜检。

2. 染色

（1）萋尔－尼尔逊氏染色（Ziehl－Neelsen，Z－N，简称萋－尼氏染色）

1）分枝杆菌的基本形态：当用患者标本直接进行涂片镜检时，能观察不同种的结核分枝杆菌形态，多数为杆状、稍弯曲；菌体宽度为0.3～0.6μm；菌体长度不一，在0.5～8μm之间，多数为1.5～3.5μm，少数菌体较长者可呈螺旋状；在染色良好的结核分枝杆菌菌体内，能发现着色较深的异染颗粒；含结核分枝杆菌较多的新鲜标本经萋－尼氏染色后，100倍油镜观察，既能发现单个存在的细菌，也能看到聚集成簇或分枝状排列的细菌；多数非结核分枝杆菌的形态较结核分枝杆菌短且粗，呈棒状、短棒状甚至颗粒状。

2）萋－尼氏染色镜检结果分级报告标准

①抗酸杆菌阴性（－）：连续观察300个不同视野，未发现抗酸杆菌。

②报告抗酸杆菌菌数：1～8条抗酸杆菌/300视野。

③抗酸杆菌阳性（1＋）：3～9条抗酸杆菌/100视野。

④抗酸杆菌阳性（2＋）：1～9条抗酸杆菌/10视野。

⑤抗酸杆菌阳性（3＋）：1～9条抗酸杆菌/每视野。

⑥抗酸杆菌阳性（4＋）：≥10条抗酸杆菌/每视野。

（2）金胺O荧光染色　首先以20倍物镜、10倍目镜进行镜检，发现疑为抗酸杆菌的荧光杆状物质，使用40倍物镜确认。在暗背景下抗酸杆菌呈黄绿色或橙色荧光，其镜检结果分级报告标准如下。

①荧光染色抗酸杆菌阴性（－）：0条抗酸杆菌/50视野。

②报荧光染色抗酸杆菌数：1～9条抗酸杆菌/50视野。

③荧光染色抗酸杆菌阳性（1＋）：10～99条抗酸杆菌/50视野

④荧光染色抗酸杆菌阳性（2＋）：1～9条抗酸杆菌/1视野

⑤荧光染色抗酸杆菌阳性（3＋）：10～99条抗酸杆菌/1视野

⑥荧光染色抗酸杆菌阳性（4＋）：≥100条抗酸杆菌/1视野

荧光染色镜检应在染色后24小时内进行；如需放置较长时间后镜检，应将涂片放置于4℃冰箱保存并尽快镜检。

3. 方法学评价

（1）抗酸杆菌阳性说明样本中存在抗酸杆菌，但不能确定是结核分枝杆菌还是其他非结核分枝杆菌，亦不能区分死菌或活菌，需进行分枝杆菌培养和菌种鉴定。

（2）涂片抗酸染色操作简便，可快速出结果。

（3）染色法敏感性低，样本中5000～10000条菌/mL方能检出，漂浮集菌法和离心沉淀法可提高阳性率。

4. 应用于抗酸杆菌涂片染色镜检的新技术

传统的抗酸杆菌涂片染色镜检技术完全依赖于手工操作，阳性率低。大样本量检验时工作人员的负担较重。近年来不断有新的设备和技术在此领域得到应用和推广，其中有以提高阳性率为目的，有以自动染色为目的，有以自动阅片为目的，也有的产品是自

动涂片 + 自动染色或是自动染色 + 自动阅片。而在人工镜检方面，也有以发光二极管（light emitting diode，LED）显微镜取代传统的光学显微镜用于荧光染色的镜检，以提高工作效率。

自动细胞离心涂片抗酸染色镜检（液基夹层杯法）是将经处理液处理过的痰液或其他标本的混悬液倒入具有符合光学要求基片的夹层杯中，经过专业离心机离心将混悬液中细菌牢固附着于基片，并在夹层杯中直接进行染色后取出基片在载波片上封片，置于显微镜下观察。该方法的特点是：①阳性检出率高，使用标本量多，集菌效果提高10~20倍，彻底消化痰液中黏蛋白、细胞，使抗酸杆菌完全裸露后聚集细菌，利用高分子膜全面吸附细菌，达到浓集效果。②生物安全性好特殊消化液完全灭活抗酸杆菌，使用密闭夹层杯，在离心过程中分支杆菌与外界完全隔离，操作过程中无气溶胶外泄；翻转阅片，防止镜头污染，避免假阳性。

双膜法制片机采用双层膜析技术，上层拦截标本杂质通透结核分枝杆菌，下层膜拦截结核分枝杆菌并将其吸附在膜上，然后机器利用负压吸附技术自动压片，有效地提高痰涂片阳性检出率，同时减轻人工制片的感染风险。

全自动染色机采用滴染方式，完全模仿人工染色过程；独立的染液管道分别连接不同的染液和清水，通过独立的液压装置将一定量的染色试剂在染色舱内通过染色头滴落在玻片样本上，并全部覆盖样本，在设定时间内进行染色（抗酸染色萋-尼氏法时，管道上的加热装置能将石碳酸复红溶液迅速升温至预设温度），随后用水冲去残留染液，再用风吹去玻片上的液体，待下一步染色；染色结束后玻片托盘退出染色舱并自动晾片。

（二）分枝杆菌的分离培养

分枝杆菌培养是按分枝杆菌的生长规律，根据其对营养和代谢所需的条件，人工营造出有利于分枝杆菌生长而抑制其他细菌生长的环境，达到分离的目的。

1. 固体培养法

改良罗氏（Lŏwenstein-Jensen，L-J）培养基是长期广泛使用的传统分枝杆菌固体培养基，该培养基含有促进结核分枝杆菌生长的丙三醇，当用丙酮酸钠代替丙三醇时，会促进牛分枝杆菌和非洲分枝杆菌的生长。样本前处理方法及培养结果报告方式如下。

（1）*前处理方法*　分枝杆菌L-J培养可用于淋巴结结核的确诊，常用标本为淋巴结组织、淋巴结穿刺抽取内容物或脓液，通常需要进行标本前处理。标本在检查前应在4℃冰箱中保存，并应尽快进行检查。

标本的前处理有两个目的：①去除分枝杆菌以外的杂菌（去污染）。②液化标本。在前处理过程中，也应尽可能地减少对分枝杆菌的损害，要严格掌握NAOH溶液的浓度和时间。

L-J培养常用标本前处理方法有碱处理法和碱处理离心沉淀法。有条件的单位可采用碱处理离心沉淀法，以提高阳性率。

（2）培养结果报告方式

①分枝杆菌培养阴性：斜面无菌落生长

②分枝杆菌培养阳性（1+）：菌落生长占斜面面积的1/4。

③分枝杆菌培养阳性（2+）：菌落生长占斜面面积的1/2。

④分枝杆菌培养阳性（3+）：菌落生长占斜面面积的3/4。

⑤分枝杆菌培养阳性（4+）：菌落生长布满整个斜面。

分枝杆菌培养阴性应以培养阴性报告，不得以“-”表示。菌落生长不足斜面面积的1/4者，报实际菌落数。

2. 快速培养法

大多数分枝杆菌，特别是迟缓生长的分枝杆菌菌群，如人型结核分枝杆菌、牛型结核分枝杆菌等，生长十分缓慢，在L-J培养基上需要经4~8周才能获得培养结果，再经4周才能获得药敏结果，不能满足临床化疗的需要，因此许多学者多年来一直致力于快速培养的研究，快速方法的策略有：①加速细菌生长繁殖速度：主要是对培养基成分进行改良，加入各种有利于分枝杆菌生长的成分，但结核分枝杆菌生长缓慢主要是由于基因所决定，因此该类方法的效果皆不明显；②提高细菌生长检测的敏感性：测定 CO_2 的生成、测定 O_2 的消耗等。

目前快速培养仪主要有美国BD公司生产的BACTEC-TB960、阿克苏公司生产的BacT ALERT 3D及DIFCO公司生产的ESP培养系统：①BACTEC-TB960利用对 O_2 敏感的荧光钌复合物作为荧光探头，检测培养基中 O_2 的含量；当细菌生长良好时，培养基中 O_2 含量下降，即可激发荧光。②BacT ALERT 3D是利用颜色感应器来监测分枝杆菌生长过程中释放的 CO_2，随着 CO_2 浓度的升高，培养基中 H^+ 浓度也直接升高，从而使感应器的颜色由墨绿色变为金黄色。③ESP是利用压力感应器检测密封培养瓶中气体压力的变化来反映细菌的生长情况；较多对照性研究结果均提示其较传统培养方法快速，但价格昂贵。

目前临床实验室使用的产品主要是BACTEC-TB960分枝杆菌快速培养系统。

3. 方法学评价

分枝杆菌（迅速生长分枝杆菌除外）的对数期细胞倍增时间为20~24小时，而标本中的其他细菌每40~60分钟即可分裂，在这两类细菌之间生长不成比例，常导致后者代谢废物的蓄积，使培养基对分枝杆菌生长不利。分枝杆菌分离培养的成功与否取决于选择性抑制非分枝杆菌的杂菌生长，分枝杆菌细胞壁的高脂质成分使其比其他杂菌具有较强的抗强酸、抗强碱的作用。分枝杆菌培养的标本首先用碱和酸处理杀死杂菌，消除污染，并液化存在的黏液，标本定时处理，同时用力振荡，通过高速离心使分枝杆菌集中，离心力应尽可能高。因分枝杆菌细胞壁的类脂成分具有易浮效应而使它们的比重接近一致，因此在黏稠的痰液标本中分枝杆菌选择性的沉降较困难。如果去污剂浓度过高或处理时间太长，大量的分枝杆菌不是被杀死就是严重受损致使其生长缓慢或甚至不生长。降低去污剂的浓度可改善分枝杆菌培养的阳性率，但污染率将增加。以2%~4% NaOH或5%的草酸类的强去污染剂处理标本必须注意计时（时间不要超过20分钟），以防止过度化学损伤。虽然培养基对轻度 pH 值改变能起到缓冲作用，但中和不当的标本在分枝杆菌生长之前能破坏培养基。2%～4% 的 NALC－NaOH 溶液是目前常用的分枝杆菌培养的前处理液，由于 NALC 是一种溶黏液剂，它通过分裂二硫键液化黏液，但无抗菌作用。2% 的 NaOH 溶液有轻度去污作用，黏液液化后通过离心使分枝杆菌沉淀。处理顽固性的细菌污染，NaOH 溶液的浓度必须增为 3%～4%。

分枝杆菌固体培养法是鉴定死菌活菌的可靠方法，被誉为“黄金标准”，但其缺点是：①时间长，需要 8 周才能出结果。②敏感性低，涂片阳性标本只有约 80% 可培养阳性。③特异性差，各种分枝杆菌均可生长，需结合药物敏感性试验和分枝杆菌菌种鉴定，才可确定是否为结核菌。

分枝杆菌快速培养法阳性检出时间较 L－J 法明显缩短，从常规培养的 8 周缩短到 3～14天，且具有操作简便、自动化强、灵敏性高等优点，在结核病的细菌学诊断中起到了重要作用，促进了结核病细菌学诊断的发展，但其主要问题是仪器与试剂的价格昂贵，难以广泛得到应用。

（三）结核分枝杆菌的药敏试验

在防治结核病工作中，结核分枝杆菌耐药尤其是耐多药结核分枝杆菌（multi drug resistant Mycobacterium tuberculosis，MDR－TB）的问题已经成为有效控制结核病的障碍，耐药是我国结核病控制需要重点关注的问题，要了解患者是否耐药，必须通过药敏试验来实现。

目前分枝杆菌药敏试验最常采用的是传统方法，即绝对浓度法和比例法，在含一定药物浓度的固体培养基上接种一定量的分枝杆菌，当分枝杆菌能在该培养基上生长时被界定为耐药菌株，反之则定为敏感菌株。

为了满足临床需求，国内外科研工作者着重对快速药敏和鉴定方法进行了研究，目前在临床上使用较多的是 BACTEC MGIT960 仪测定法、显微镜观察药敏法（microscopic observation drug susceptibility，MODS）和耐药基因检测法。

1. 比例法

比例法是在两个含有相同药物浓度的培养基上分别接种不同浓度的菌悬液（10^{-2} mg/mL 和 10^{-4}mg/mL），观察分枝杆菌在培养基上的生长情况，与同步接种的不含药对照组比较，通过计算耐药菌比例来解释结果。

$$\text{耐药百分比} = \frac{\text{含药培养基上生长的菌落数}}{\text{对照组培养基上生长的菌落数}} \times 100\%$$

若耐药百分比大于 1%，则认为受试菌对该抗结核药耐药。

2. 绝对浓度间接法

绝对浓度间接法是在将一定数量的分枝杆菌接种到含高低两种不同药物浓度的固体培养基上，观察分枝杆菌在培养基上的生长情况，通过与不含药物的对照组进行比较来解释结果。接种浓度为 10^{-2}mg/mL 的菌液 0.1mL，即 10^{-3}mg。

按下列方式报告对照培养基及含药培养基上菌落的生长情况（见表 2－1）。

表 2-1 菌落生长情况记录表

菌落生长情况	报告方式
斜面无菌落生长	-
少于 20 个菌落	实际菌落数
菌落生长面积占斜面面积的 1/4	1+
菌落生长面积占斜面面积的 1/2	2+
菌落生长面积占斜面面积的 3/4	3+
全斜面生长，菌落融合	4+

分枝杆菌在对照培养基上生长良好的前提下，含药培养基上生长的菌落多于 20 个时可判定为耐药。

3. BACTEC-TB960 法

BACTEC960 系统是集分枝杆菌快速生长培养、检测及药敏技术为一体的全自动分枝杆菌培养仪。该仪器容量为 960 孔、平均分布于三个相对独立的培养箱，每个培养箱可垂直放置 320 个内置荧光显示剂的分枝杆菌生长指示培养管（MGIT）。通过连续检测接种标本的培养管所显示的荧光强度的变化，从而判断是否有分枝杆菌生长。

若接种的分枝杆菌生长指示培养管中有分枝杆菌生长，管中的营养成分和 O_2 将不断被消耗，管内荧光显示剂将随着管内 O_2 浓度的变化而发生反应。一旦培养管内 O_2 被利用，荧光指示剂将在特定光源的激活下释放荧光。BACTEC-MGIT960 荧光强度记忆探测器将每隔 60 分钟连续测定培管内荧光强度，从而判断管内分枝杆菌的生长情况。

临床上患者分枝杆菌待检标本（血液标本除外）在必要的情况下需要经过标准的接种前处理，如标本消化及污染菌去除。将 0.5mL 标本接种于事先准备好的培养管内进行培养。

当培养管被仪器判断为分枝杆菌阳性时，培养仪将报警，前上方的阳性指示器将呈红色，同时该标本所在位置将在液晶显示屏的阳性位置上显示。阳性 MGIT 培养管可取出后直接涂片进行抗酸染色，可立即分离分枝杆菌菌种，制备菌悬液；第二次接种于预先配制好的含有药物敏感试验所需标准浓度药物的 MGIT 培养管（含 OADC）及空白对照 MGIT（含 OADC）培养管，然后置于 BACTEC-MGIT960 培养仪中同时培养，根据分枝杆菌的生长情况判断该药物敏感性。根据对硝基苯甲酸（p-nitrobenzoic acid, PNB）及噻吩-2-羧酸肼（thiophene-2-carboxylic acid hydrazine, TCH）的药敏试验结果可进行分枝杆菌菌种的初步鉴定。

具体操作方法参见厂家提供的操作说明书。

4. 显微镜观察药敏法（MODS）

2000 年 Caviedes 等报道将消化后的痰液直接接种于 24 孔培养板内，利用倒置显微镜观察，进行结核分枝杆菌药敏试验结果的判断，可进行快速药敏试验。目前报道的药敏试验主要是异烟肼（isoniazid, INH）、利福平（rifampicin, RFP）。用倒置显微镜观察，放大倍数有限，提高物镜和目镜倍数，会造成调焦困难，难以观察。24 孔板孔径太大，视野太多，不易观察。

2008 年南京市胸科医院采用自行研制的千倍级放大系统和国内外首创的微量锥柱型培养板，直接观察细菌在药物的作用下，个体细菌和微菌群的生长状态，判断其耐药性，从而达到快速直观的目的。2011 年该项科研成果取得国家发明专利，2013 年取得江苏省医疗器械注册。

我国少数公司生产的适用于分枝杆菌的药物敏感性试验、菌种初步鉴定的试剂盒，采用的微孔板药敏检测技术是一种新的耐多药结核病的快速检测方法，该法是一种基于在液体培养基中进行的比例法测定药物的敏感度。分枝杆菌药敏检测试剂盒（培养法）主要由药敏培养基和药敏测试板组成，药敏培养基由基础培养基、促生长剂和抑菌剂组成，丰富的营养促进分枝杆菌生长，通过多种抗生素抑制其他微生物的生长。药敏测试板提供不同种类及浓度的药物。根据各含药孔、对照孔的生长结果判断药物敏感性。

（四）分枝杆菌菌种鉴定

获得抗酸分枝杆菌阳性培养物后，按以下实验流程进行分枝杆菌菌种鉴定。

1. 经抗酸染色镜检确定为抗酸菌培养阳性的菌株，必须首先接种 L－J 培养基进行增菌传代。

2. 进行分枝杆菌菌种鉴定，首先经对硝基苯甲酸（PNB）生长试验、28℃生长试验、耐热触酶试验，观察记录细菌的生长速度、菌落形态和菌落颜色，最终确定该菌株属于结核分枝杆菌复合群还是非结核分枝杆菌（nontuberculosis mycobacteria，NTM）。

3. 经菌群鉴定试验确定属于结核分枝杆菌复合群的菌株，需进行 TCH 生长试验、硝酸还原试验、烟酸试验进行菌种鉴定。由于临床分离的菌株生物特性不稳定，故对结核分枝杆菌菌群的分枝杆菌进行菌种鉴定时应至少同时使用上述三个鉴定实验中的两个，以便对结果进行综合判定（见表 2－2）。

4. 属于 NTM 的菌株，首先根据生长速度的快慢确定其属于快速生长还是缓慢生长的分枝杆菌。快速生长的分枝杆菌可通过生长特征和生化试验进行菌种鉴定；缓慢生长的分枝杆菌经色素产生试验确定菌株的产色特征后，再通过生长特征和生化试验确定菌株的种类。非结核分枝杆菌（NTM）的常规鉴定方法较复杂，目前临床上常用分子诊断的方法进行鉴定。

表 2－2　结核分枝杆菌菌群和 NTM 鉴别表

分枝杆菌	PNB 试验	TCH 试验	28℃生长试验	耐热触酶试验	硝酸还原试验	烟酸试验试验
牛分枝杆菌	－	－	－	－	－	－
结核分枝杆菌	－	＋	－	－	＋	＋
NTM	＋	＋	＋	＋	*	*

注：* 为部分阳性、部分阴性。

三、免疫学诊断技术

结核病的免疫学诊断包括结核抗体检测、结核变态反应原皮肤试验和结核特异性

γ-干扰素体外检测，三者均可辅助诊断结核病，特别对菌阴结核病和肺外结核病（如淋巴结结核等）诊断的敏感性普遍高于病原学诊断。

（一）结核抗体检测

结核分枝杆菌感染人体后，会刺激人体免疫系统产生特异性结核抗体，因此可用已知的结核抗原来检测待检标本中是否存在特异性升高的结核抗体及其含量，以便为结核病的辅助诊断提供参考依据。血清、血浆、末稍血、胸腹水、脑脊液、尿液等标本均可用于结核抗体检测，但要根据所用试剂盒的特异性和检测目的所决定，通常以血清标本最为常用。血清结核抗体检测技术因具有较好的诊断特异性和敏感性，且具有操作简单、检测快速、实验条件要求低、易于自动化等特点，曾作为我国防治结核病重要的诊断方法。然而近些年血清结核抗体检测面临临床不满意、世界卫生组织（WHO）不推荐的尴尬局面，考虑到该方法作为活动性结核病的辅助诊断简便易行，特别适用于基层结核病防治机构。我国结核病防治领域的专家们进行了广泛讨论，形成了现阶段结核抗体检测在我国临床应用的专家共识：在我国结核病血清学检测的真实情况与 WHO 调查的结果出入较大，对我国结核抗体检测的真实情况应客观分析、理性采纳，对该方法存在的问题应深入研究、探寻解决问题的途径，而不是武断地全面否定结核抗体检测技术。该共识还强调，要建立科学的评价体系、保证结核抗体检测试剂产品质量，临床使用时作为辅助诊断试剂与其他检测手段，如结核菌素皮肤试验（tuberculin skin test，TST）、γ-干扰素释放试验（interferon-gamma release assay，IGRA）联合使用，以提高菌阴肺结核和肺外结核的辅助诊断价值。

1. 检测方法

检测方法取决于所用试剂盒的种类。目前结核抗体检测试剂盒主要有酶联免疫吸附试验、免疫渗滤试验、免疫层析试验和蛋白芯片法四种，其中后三种更为常用。

2. 临床意义

（1）阴性结果　提示待检标本中结核抗体含量未升高，即近期可能无结核感染。

（2）阳性结果　提示待检标本中结核抗体含量升高，近期可能有结核感染或结核病存在，对活动性结核具有辅助诊断价值，尤其对菌阴肺结核、儿童结核病或肺外结核（如淋巴结结核、脊柱结核）具有实用价值。极少数结核感染高危人群也呈阳性反应，结核患者治愈后血清结核抗体可持续存在 12~15 个月。

3. 检测结果不准确的主要原因

（1）假阳性　①共同抗原所致的交叉反应。②试剂盒质量问题。③实验操作不当。

（2）假阴性　①人体免疫力低下，未产生足量的结核抗体。②结核抗体与体内的结核抗原结合，形成了特异性免疫复合物，无游离的结核抗体存在。③试剂盒质量问题。④实验操作不当。

4. 检测适用范围

检测适应范围：①痰菌阴性的临床高度疑似活动性肺结核病患者的辅助诊断。②活动性肺结核与其他疾病的辅助鉴别诊断。③临床高度疑似的肺外结核患者的辅助诊断。

④健康人群体检，筛选可疑结核病患者。

（二）结核菌素试验

结核菌素皮肤试验也称芒图试验、PPD试验，是一种诊断结核的手段，是基于Ⅳ型变态反应原理的一种皮肤试验，用来检测人体有无感染过结核分枝杆菌。凡感染过结核分枝杆菌的人体，会产生相应的致敏T淋巴细胞，具有对结核分枝杆菌的识别能力，当再次遇到少量的结核分枝杆菌或结核菌素时，致敏T淋巴细胞受相同抗原再次刺激会释放出多种可溶性淋巴因子，导致血管通透性增加，巨噬细胞在局部集聚，导致浸润。PPD试验在48~72小时内局部可出现红肿硬节的阳性反应。若受试者未感染过结核分枝杆菌，则注射局部无变态反应发生。

1. 结核菌素的试剂

结核菌素是结核分枝杆菌的菌体成分，旧结核菌素（old tuberculin，OT）是柯赫（R. Koch）首先发明的，而纯蛋白衍生物（purified protein derivative，PPD）则是由塞伯尔（Seibert）首先制备的。1958年丹麦科学家研制成了更纯、更浓的纯蛋白衍生物结核菌素（PPD-RT23），为WHO推荐制剂。目前我国生产的结核菌素试剂有两个品种，即从结核菌制成的结核菌纯蛋白衍生物（purified protein derivative of tuberculin，TB-PPD）、从卡介菌制成的卡介苗纯蛋白衍生物（purified protein derivative of BCG，BCG-PPD）（见表2-3）。

表2-3　我国生产应用的纯蛋白衍生物规格和剂量

制品种类	规格	皮内注射剂量
结核菌纯蛋白衍生物（TB-PPD）	20 IU/mL，1mL/支	0.1mL（2 IU）/人次
	50 IU/mL，1mL/支	0.1mL（5 IU）/人次
	50 IU/mL，2mL/支	
卡介苗纯蛋白衍生物（BCG-PPD）	50 IU/mL，1mL/支	0.1mL（5 IU）/人次
	50 IU/mL，2mL/支	

2. 试验目的

由于我国结核病疫情严重，结核菌感染基数大、患病人数多，故PPD试验的应用范围较广，其主要试验目的如下。

（1）结核分枝杆菌感染率和年感染率测定　一般来说，人体感染结核分枝杆菌4~8周后，PPD试验可显阳性反应。基于这个原理，PPD试验可用于人群结核菌感染率的测定。

（2）菌阴肺结核和肺外结核（淋巴结结核等）的辅助诊断　在我国的肺结核诊断标准（WS288-2017）中，将PPD试验列入菌阴肺结核诊断的辅助诊断方法之一，故PPD试验对菌阴肺结核具有很大的应用价值。不仅如此，PPD试验在肺外结核诊断及鉴别诊断、儿童结核病的辅助诊断中也具有重要的临床诊疗价值。

（3）肺结核患者密切接触者筛查　肺结核患者密切接触者是结核病感染和发病的

高危人群，PPD 试验可作为胸部 X 线检查前的一种过筛方法。

（4）*特殊人群的健康体检* 在新生入学、新兵入伍、从事食品卫生行业等特殊工种的健康体检中，将 PPD 试验纳入体检项目，对早期发现潜伏感染的高危人群，早期采取干预措施，防止结核病的发病和传播，具有十分重要的意义。

（5）*预防性治疗对象的筛查* 我国在重点人群中推广 PPD 试验，推荐给予阳性者抗结核预防性治疗。

（6）*卡介苗接种者的筛选* PPD 试验是测定机体是否已感染结核分枝杆菌或是否成功接种卡介苗简单有效的方法。PPD 试验阳性表明体内已感染过结核菌，无需再接种卡介苗；PPD 试验阴性则是卡介苗的接种对象。

（7）*卡介苗接种后的阳转率考核* 卡介苗接种后 2～3 月可做 PPD 试验，了解机体对卡介苗是否产生免疫力。如果反应阳性且有适当的强度极限表示接种良好；阴性表示接种不好，需重新再进行卡介苗接种。

（8）*监测结核病暴发流行* PPD 试验可监测结核病的发病情况，及时了解其暴发流行趋势。

3. 结核菌素皮肤试验的禁忌证

在进行 PPD 试验前，要注意询问和观察患者是否有禁忌证。

（1）急性传染病（如麻疹、百日咳、流行性感冒、肺炎等）、急性眼结膜炎、急性中耳炎、全身性皮肤病。

（2）有多种药物过敏反应史、癔症史者。

（3）临床医生判定暂不适合 PPD 试验的其他情况。

4. 接种方法

国际通用的标准 PPD 试验方法是皮内注射法（Mantoux 法）。

（1）*注射部位* 位于左前臂掌侧中下 1/3 交界处，避开瘢痕、血管和皱褶。如近期（2 周内）已做过 PPD 试验，则选择在第 3～4cm 处，或取右前臂。

（2）*局部消毒* 用 75% 乙醇消毒皮肤。

（3）*皮内注射* 待酒精挥发后，用 1mL 注射器吸取 0.1mL PPD（含 5 IU 或 2 IU PPD），刻度和针孔斜面一致向上；托住被试验者的前臂并绷紧局部皮肤；将针尖平放在绷紧的皮肤上，稍向下压，呈 5°～10°刺入皮内，不见针孔即可，一手固定针头，一手推药，缓慢准确地注射 0.1mL 的 PPD 液体，局部可出现 6～10mm 大小的白色隆起，不要按压揉搓。

（4）*其他* 注射后嘱咐受试者原地休息，观察 30 分钟后如无不适可离开。72 小时内禁止洗浴，洗脸时尽量避开注射部位，尽可能避免使用激素类的药物，如有其他反应请到相关医院检查处理。

5. 结果观察

注射后 72 小时观察结果，48～96 小时内皆可测量反应，记录方法是将测得的硬结横径毫米数 × 纵径毫米数，以硬结的横径和纵径的平均直径进行结果判断；如有水疱、坏死及淋巴结炎时，应做记录。

6. 结果判断

目前我国 PPD 试验阴性和 PPD 试验阳性反应不同等级的判断标准如下。

阴性（-）：无反应或仅有轻微红晕。

阳性：硬节平均直径 5~9mm 为一般阳性。

阳性（2+）：硬节平均直径 10~19mm 为中度阳性。

阳性（3+）：硬节平均直径大于或等于 20mm（儿童大于 15mm）为强阳性。

阳性（4+）：硬节平均直径大于或小于 20mm，但有水疱、坏死、溃疡、淋巴管炎等任意一项者为强阳性。

7. 结核感染标准

（1）一般情况下，在没有卡介苗接种和非结核分枝杆菌干扰时，PPD 试验硬结平均直径 5 mm 应视为已受结核菌感染。

（2）在卡介苗接种地区和（或）非结核分枝杆菌感染流行地区，以 PPD 试验硬结平均直径 10 mm 为结核感染标准。

（3）在卡介苗接种地区和（或）非结核分枝杆菌流行地区，对 HIV 阳性、接受免疫抑制剂 >1 个月，PPD 试验≥5 mm 为结核感染。

（4）与涂片阳性肺结核者有密切接触的 5 岁以下儿童，PPD 试验硬结平均直径 5 mm 为结核感染。

（5）PPD 试验硬结平均直径 15 mm 及以上，或存在水疱、坏死、淋巴管炎等为结核感染强反应。

8. PPD 试验的假阴性反应

（1）*变态反应前期*　从结核分枝杆菌感染到产生反应需要一个多月的时间，在反应前期试验无反应。

（2）*免疫系统受干扰*　急性传染病，如百日咳、麻疹、白喉等，可使原有反应暂时受到抑制，呈阴性反应。

（3）*免疫功能低下*　重症结核病、肿瘤、结节病、艾滋病等结素反应可降低或无反应，但随着病情好转，试验可又呈阳性反应。

（4）*其他*　结核菌素试剂失效或试验方法错误，也可出现结核菌素试验阴性。

（三）γ-干扰素释放试验（interferon gamma release assay，IGRA）

人体感染结核分枝杆菌后，能产生特异性淋巴细胞，并存在于外周血中，外周血特异性 CD_4^+ T 淋巴细胞再次接触结核抗原后被激活，能产生特征性因子，包括一种能够刺激 T 淋巴细胞增殖的生长因子白介素-2、一种巨噬细胞反应中介物 IFN-γ，通过测定 IFN-γ 可以判断体内是否存在结核特异的 T 淋巴细胞，进而说明是否存在结核分枝杆菌感染。

1. 目前已有的技术：

（1）基于外周血单个核细胞（peripheral blood mononuclear cell，PBMC）的 IGRA/ELISPOT 技术。

（2）基于全血的IGRA/ELISA技术（如澳大利亚的QuantiFERON－TB Gold，QFT－IT）、基于全血的国产TB－IGRA技术等。

2. 临床意义

IGRA结果阳性仅能说明该患者为结核感染者，不能确定是活动性还是既往感染；IGRA结果阴性基本上排除结核感染（见表2－4）。

3. 方法学评价

IGRA是目前唯一的细胞免疫产品，其特点表现为高敏感性，但对结核分枝杆菌感染不同阶段却难以区分，因而其诊断活动性结核的特异性受到限制。若是用于活动性结核的诊断，则更多的是根据其高敏感性特点，利用其阴性预测值高的优势作为排除结核的诊断方法，而不能作为确诊活动性结核的手段。因此在结核病低发地区，其可以有效地诊断活动性结核疑似患者，它的高敏感性可提高结核诊断率，但在结核病高发地区，由于结核分枝杆菌潜伏感染率较高，依靠其诊断活动性结核时常会有较高的假阳性率，但该技术检测阴性可用于排除结核分枝杆菌感染。我国是结核高发地区，该技术具有很高的阴性预测值，无论是在肺结核还在肺外结核的诊断中均具有较高的价值，可作为排除结核分枝杆菌感染时的诊断依据。IGRA试验成本高、收费高、患者负担较大。

表2－4　结核菌素皮肤试验（TST）和γ－干扰素释放试验（IGRA）临床意义及建议

TST	IGRA	临床意义	建议
+	+	即便是结核感染低危险因素人群，仍应怀疑感染阳性	按潜伏性结核感染处理
+	－	假阳性可能性大（卡介苗接种）	结核分枝杆菌感染可能性低，建议暂时不给予药物治疗，随诊
－	+	常出现在艾滋病患者或免疫抑制患者中	需结合临床症状，如怀疑结核分枝杆菌感染，按潜伏性结核感染处理
－	－	感染阴性	除高度怀疑患者细胞免疫被强烈抑制，否则不考虑抗结核分枝杆菌治疗；必要时，8～10周后再次随访

四、病原学分子诊断技术

结核病试验诊断是发现患者的重要途径，痰涂片价格低廉、操作简便，但是其灵敏性低一直是其主要缺陷；痰培养相对灵敏，被认为是结核病实验室诊断的金标准，但其检测周期过长，且灵敏性有限，不能为临床提供时效性检测结果。鉴于现有的细菌学试验检测方法存在诸多不足之处，WHO于2013年修订了结核病的诊断标准，将分子生物学诊断阳性患者纳入病原学阳性的范畴，我国也于2017年重新修订了肺结核的诊断标准，将分子生物学诊断阳性作为病原学阳性的重要诊断依据

目前核酸技术在结核病细菌学领域进展很快，主要有诊断、菌种鉴定、耐药性检测和基因分型等四个方面的用途。

（一）分子诊断技术原理

根据诊断目的的不同，分子生物学诊断技术主要包括结核分枝杆菌病原学诊断、结核分枝杆菌耐药性诊断、结核分枝杆菌菌种鉴定。

1. 结核分枝杆菌病原学诊断

主要靶标为结核分枝杆菌基因组中特有保守的管家基因，常用的靶标基因包括IS6110、16S核糖体RNA（16S rRNA）、gyrB、rpoB等，其中16S rRNA、gyrB、rpoB基因在结核分枝杆菌基因组中为单拷贝基因，IS6110在结核分枝杆菌基因组中为多拷贝基因，通常以单拷贝基因为检测靶标方法的灵敏性低于以多拷贝基因为检测靶标的方法，但需要注意的是，IS6110并非在所有结核分枝杆菌中存在，特别是部分结核分枝杆菌菌株中，其拷贝数较低甚至缺失，因此可能导致假阴性。

2. 结核分枝杆菌耐药性诊断

结核分枝杆菌的耐药性主要是药物作用靶基因突变引起的。根据耐药基因的功能不同，可分为药物靶标基因、参与药物活化。不同抗结核药物的相关耐药基因在耐药突变菌株中发生的频率差异较大，且引起的耐药水平差别也较大，现已明确与耐药相关基因有：①异烟肼耐药与基因katG、inhA、ahpC、kasA及oxyR有关。②利福平耐药与结核分枝杆菌编码RNA聚合酶的ropB基因突变有关。③链霉素耐药与编码核糖体S12蛋白的rspL基因及编码16SrRNA的rrs基因突变有关。④吡嗪酰胺耐药与编码吡嗪酰胺酶的pncA基因有关。⑤喹诺酮类耐药与编码细菌的DNA螺旋酶gyrA基因有关。⑥乙胺丁醇耐药与编码阿拉伯糖基转移酶的embB基因突变相关。多种以PCR为基础的分子生物学技术不但用于检测与耐药相关基因的突变，还作为快速耐药性检测方法在实验室或临床得到应用。

3. 结核分枝杆菌菌种鉴定

菌种鉴定主要靶标为细菌中的管家基因，其中最重要的靶标为16S rRNA基因，它同时也是细菌分类鉴定的金标准。但由于分枝杆菌中部分复合群16S rRNA序列差异较小，因此无法有效地区分部分亚种，常引入16～23S间隔区序列、rpoB、hsp65基因以提高鉴定分辨率，其中16～23S间区序列主要用于结核分枝杆菌复合群不同菌种的鉴定，rpoB和hsp65主要用于脓肿分枝杆菌复合群和鸟胞内分枝杆菌复合群的亚种鉴定 。

（二）常用的结核分子诊断技术

1. 实时荧光定量PCR技术

实时荧光定量PCR（quantitative real－time，PCR）是指通过荧光基团标记的特异性探针（Taqman探针或分子信标），对基因扩增产物进行标记跟踪，实时在线监控反应全过程，结合相应软件对产物进行分析。目前实时荧光定量PCR技术主要用于检测临床标本中是否存在结核分枝杆菌复合群及结核分枝杆菌复合群对利福平的耐药性，其检测的标本包括痰、胸水、脑脊液和淋巴结等各种类型的标本，检测阳性可以认为患者标本中存在结核分枝杆菌复合群。

2. 等温（恒温）扩增技术

等温（恒温）扩增技术是一类分子生物学诊断技术的简称，其特征为基因扩增过程中不需要检测温度梯度的循环，仅需要在恒定温度下完成扩增，因此等温扩增技术对仪器设备的依赖性较低。等温扩增技术由基于其独特的扩增原理，灵敏性高但特异性相对降低，对防污染措施要求严格，其自动化程度越高，检测结果可信度越高。目前上述技术主要包括环介导等温扩增（loop mediated isothermal amplification，LAMP）、交叉引物法检测（crossing priming amplification，CPA）、实时荧光核酸恒温扩增检测（simultaneous amplificationand testing，SAT）等，其中 LAMP 和 CPA 是以脱氧核糖核酸（deoxyribonucleic acid，DNA）为检测靶标，而 SAT 是以核糖核酸（ribonucleicAcid，RNA）为检测靶标。

（1）环介导等温扩增（TB－LAMP）技术　TB－LAMP 是日本荣研化学独立研发的一种的基因扩增方法，它的特征是针对目标 DNA 链上的 6 个区段设计 4 个不同的引物，然后再利用链置换反应在一定温度下进行反应。反应只需把基因模板、引物、链置换型 DNA 合成酶、基质等共同置于一定温度下（60～65℃），经一个步骤即可完成。扩增效率极高，可在 15 分钟至 1 小时内实现 $10^9 \sim 10^{10}$ 倍的扩增。而且由于其具有较高的特异性，只需根据扩增反应产物有无可对靶基因序列的存在与否做出判断。

特点：简便、快速、准确，主要用于检测临床标本中是否存在结核分枝杆菌复合群。

2016 年 WHO 推荐 TB－LAMP 可用作痰涂片显微镜镜检的替代检测方法，用于疑似结核病患者的诊断；在经济条件有限的地区，TB－LAMP 可作为具有肺结核症状和体征的成人痰涂片显微镜镜检的后继检测，尤其当痰涂片检测结果为阴性时，需要进一步检测时可使用该技术。

（2）TB－SAT 技术　同一温度下（42℃），以 RNA 为起始模板，通过 M－mLV 反转录酶产生一个双链 DNA 拷贝，然后利用 T7 RNA 多聚酶从 DNA 拷贝上产生多个（100～1000）RNA 拷贝；每一个 RNA 拷贝再从反转录开始进入下一个扩增循环；同时带有荧光标记的探针和这些 RNA 拷贝特异性结合，产生荧光。该荧光信号可由荧光检测仪器实时捕获，直观地反映扩增循环的情况，由于 SAT 扩增产物为 RNA，在环境中极易降解，排除样品留存环节的污染 RNA，检测阳性可视为标本中存在活菌。该技术主要用于检测临床标本中是否存在结核分枝杆菌复合群。

特点：操作简便、快速。由于 RNA 远不如 DNA 稳定，病原体死亡后，RNA 很快降解，因此该方法交叉污染少，是较好的愈后指标。

3. 探针－反向杂交技术

探针－反向杂交技术是利用特殊标记的探针（DNA 短片段）与特异性扩增 PCR 产物（靶 DNA 序列）在一定条件下，按碱基互补的原则，通过氢键作用形成双链分子，这种双链分子通过荧光基团或生物素标记后，可通过自显影或显色反应检出。通过已知的探针序列检测未知标本中靶标基因序列的方法称为探针－反向杂交技术。与实时荧光定量 PCR 技术相比，核酸杂交技术的检测通量更高，一次可以完成对多个耐药相关基因位点的检测，但杂交方法依赖于探针分子与靶标基因的相互结合过程，可能受杂交温度、探针 GC 含量、金属离子浓度等多种因素的影响，因此杂交过程可能出现非特异性杂交，造成假阳性情况的发生。目前此技术包括线性探针、基因芯片等，主要用于结核分枝杆菌与利福平、异烟肼耐药性的检测及分枝杆菌菌种鉴定。

（1）耐多药结核病线性探针快速诊断　线性探针（Line－Probe 或称 DNA－Strip）技术检测结核分枝杆菌复合群与利福平（rpoB）、异烟肼（katG 和 inhA）等的耐药基因来判断结核分枝杆菌对药物的其耐药性，6 小时即可报告结核分枝杆菌复合群鉴定、利福平、异烟肼耐药相关的基因突变和耐药结果。

该技术特点为可使用涂阳痰标本和培养物进行操作，快速且简便易用，仅需基本的 PCR 技术。

2008 年 WHO 推荐德国 HAIN 公司生产的线性探针产品用于耐多药结核的诊断，并于 2016 年推荐其生产的二代产品用于耐多药结核病或利福平耐药结核病患者对喹诺酮类药物及二线注射类药物的耐药检测。

（2）DNA 微阵列芯片技术（基因芯片法）　结核耐药检测基于 rpoB/katG/inhA 的基因突变，快速检测分离株或痰样本中结核分枝杆菌的耐药性（利福平、异烟肼）。分枝杆菌菌种鉴定试剂盒可同时快速检测 17 种分枝杆菌：结核分枝杆菌复合群、胞内分枝杆菌、鸟分枝杆菌、戈登分枝杆菌、堪萨斯分枝杆菌、偶然分枝杆菌、瘰疬分枝杆菌、浅黄分枝杆菌、土分枝杆菌、龟分枝杆菌和脓肿分枝杆菌、草分枝杆菌、不产色分枝杆菌、海分枝杆菌和溃疡分枝杆菌、金色分枝杆菌、苏尔加分枝杆菌和玛尔摩分枝杆菌、蟾蜍分枝杆菌、耻垢分枝杆菌。

特点：①通量：检测两个一线抗结核药（利福平、异烟肼）。②速度：6 小时（比传统药敏试验法快 50～100 倍）。③灵敏性：10^3 CFU/反应。④特异性：对照设计严谨；自动判读。

4. 探针－熔解曲线技术

探针－熔解曲线技术是基于对特异性扩增产物与探针形成双链的解链温度进行检测，从而完成对靶标基因的序列分析。由于 DNA 双链的解链温度受核酸分子碱基长度、碱基组成等决定，通过对扩增产物熔解曲线的分析，序列中是否存在突变。熔解温度的降低提示检测序列中存在一个或多个突变，但不能确定突变的类型。该技术可以有效地鉴定多种基因型的存在，提高了耐药结核检测的灵敏性。目前此项技术可用于利福平、异烟肼、乙胺丁醇和氟喹诺酮类药物耐药性的检测。

5. 多色巢式定量 PCR 检测（GeneXpert）技术

GeneXpert 是由美国 Cepheid 公司研制的快速、准确和简单的分子检测技术，半巢式全自动实时荧光定量 PCR 检测（GeneXpert MTB/RIF）检测是以半巢式实时荧光定量 PCR 技术为基础，以 rpoB 基因为靶基因，采用 6 种分子信标同时检测 6 种探针，可同时诊断结核病和利福平的耐药性。

特点：从样本到结果一步完成（2 小时内可直接检出患者标本中是否有结核分枝杆菌及利福平的耐药性）、全自动操作、避免污染、对工作环境无生物安全要求。

可用于各种标本检测，包括痰、灌洗液、淋巴结、尿液、胸腹水、脓液、脑脊液等。

2011 年 WHO 推荐该产品用于耐多药结核（multi - drug resistant，MDR）或（人免疫身陷病毒合并结核分枝杆菌（HIV/TB）感染高风险人群的早期结核病检测，同时推荐其与涂片或 X 光检查结合用于其他结核疑似患者的诊断；2014 年 WHO 进一步拓展了 GeneXpert 的使用范围，推荐其用于儿童结核病的早期诊断，同时推荐其替代涂片、培养等技术用于肺外结核的快速诊断。

6. 基因测序技术

基因测序是通过对结核分枝杆菌靶标基因的基因序列进行测定，并与国际核酸数据库中标准序列进行比对，实现对结核分枝杆菌及其耐药性的精确诊断。在结核病诊断上主要用于分枝杆菌病原菌的菌种鉴定及耐药检测。

（施旭东　张国英）

第三节　超声诊断

一、超声医学概述

20 世纪 40 年代，科学家开始利用超声对人体探测并进行超声成像。由于超声成像具有安全无创、便捷易用、实时动态成像等优势，早在 20 世纪末，超声检查已经占各类医学影像检查方式的 25%，且这一比例还在持续上升。高频线阵实时探头的使用及其他图像技术的发展，已经大大提高了超声成像在软组织检查中的应用，在淋巴结检查中的应用优势明显，不可替代。

（一）超声医学的物理基础

1. 超声波的性质

（1）基本物理特性　通常把频率高于可听声频率范围（20000Hz）的机械波称为超声波（ultrasonic wave）。超声和一切声波一样，具有频率（f）、声速（c）、波长（λ）3 个物理量。其关系可用下列公式表示：$c = f \cdot \lambda$。因为声波在相同介质中的传播速度恒定，故频率增大，波长变短，分辨率增高；反之亦然。

超声波属于机械波，具有一般波的基本性质，随着频率的升高，还具有一些特殊性质。目前已知临床诊断应用水平的超声能量和频率，不会对人体和生殖细胞产生有害效应，故淋巴结超声诊断使用的超声能量具有安全性。

（2）评价超声成像系统性能的基本参数　分辨力是评价图像空间分辨能力与清晰度的重要参数。通常优先关注空间分辨力，即超声检查时显示屏上能区分最小两个目标的能力，也是指两个目标的最小距离，依据方向不同可分为：轴（纵）向分辨力、侧向分辨力、横向（厚度）分辨力。此外还有对比（灰阶）分辨力、时间分辨力、细微分辨力等。

2. 超声诊断仪

超声诊断仪一般由超声探头、主机和显示器三大部分构成。超声探头向人体组织发射超声后并接收回波信号，这些信号内包含许多的信息。经主机一系列复杂的处理，将这些信息以不同的模式成像，并经信息系统显示和存储，供临床医师获取阅读。常用的有 B 型超声诊断法、超声多普勒技术等。随着现代物理学和相关技术的发展，许多新的超声检查技术应用于临床，主要有组织谐波成像、超声造影、三维超声成像、超声弹性成像。

（二）超声诊断的临床基础

超声诊断学是研究超声通过人体组织时，被人体组织作用和变化的规律，并利用这些变化和人体结构或功能相关的信息，形成各种超声诊断法对人体进行检查和疾病的诊断。

1. 超声组织定征

人体组织具有相关的超声特性，我们可以根据组织的声学性质来研究其物理特性，一般影响超声声速、衰减、散射、组织硬度、回声强弱的因素主要包括：组织结构、弹性、水份、胶原含量、血供等因素。

2. 超声图像分析

获取超声图像后，专科医师需要对图像进行判读和描述，一般描述要简洁清晰，常用术语大致介绍如下。

（1）*回声强度*　目标信息的回声强度由 B 型超声的亮度反映，临床工作中我们按回声的明亮程度由黑至亮分成：无回声、弱回声、低回声、中等回声、高回声与强回声。无回声一般是目标成黑色，没有回声光点；强回声是回声强度高，非常明亮，如结石、钙化等。

（2）*回声形态*　常用术语有点状回声、片状回声、团状回声、条状回声、环状回声及弧形回声等。

（3）*超声伪像*　超声伪像是指超声显示的图像与实际解剖图像直接存在的差异，表现为声像图中回声信息的特殊添加、减少多失真。识别超声伪像主要意义有更科学地解释声像图，避免伪像引起的误诊或漏诊，利用特征性的伪像帮助我们诊断及鉴别诊断。

3. 超声在淋巴结检查中的应用

超声成像可以用于检查人体的各部位组织结构、器官及部分功能检查。超声检查具有无创、无痛、高效、实时动态等、无放射性造影剂带来的风险。三维超声的应用可以对病变做出三维定位。超声适合随时复查，以判定特定区域的变化情况。因浅表组织距离体表较浅，不受骨骼、气体影响，适合使用高频超声检查，且高频超声图像质量佳，分辨力高，特别在浅表淋巴结的检查应用上优势显著，已经作为常规和首选影像学检查手段。

二、淋巴结的超声检查

（一）检查的仪器和条件设置

1. 仪器

使用彩色多普勒超声诊断仪进行检查时，对于浅表淋巴结，一般选择高频线阵探头检（浅表探头），频率一般大于7MHz；对于上纵隔淋巴结、肠系膜淋巴结，除高频线阵探头（浅表探头），也可以灵活使用小半径电子凸阵探头（腔内探头）、电子凸阵探头（腹部探头）。

2. 条件设置

根据病变的部位、大小，灵活地选取合适的探头。一般使用超声诊断仪内预设的小器官条件或浅表器官条件，灵活调节检查频谱、增益、聚焦等设置，以及使用自然谐波模式等技术进行优化，获得清晰图像，从而较好地显示淋巴结内部及周边软组织结构。调节彩色多普勒超声诊断仪频率、取样框、血流增益、速度标尺、壁滤波等设置，从而较好地观察淋巴结内部及周边软组织血流信号的分布信息。频谱多普勒检查选取合适的角度、标尺、基线等设置，获取较好的血流频谱图像。

（二）扫查的方法要点及注意事项

1. 认真核对

要认真核对申请单及病史信息，明确扫查的重点部位，选择合适探头，进行多切面、多角度对目标区域进行检查。必要时采取合适的体位、姿势进行检查。

2. 扫查全面、突出重点

扫查既要全面，不能遗漏，又要突出目标重点。医师合理地涂布耦合剂，注意手法、压力等因素的影响，对于较大范围的病变，合理使用拼图或者使用宽景成像技术。

（三）淋巴结的解剖分布及常用超声分区

淋巴结的解剖分布及常用超声分区介绍如下。

1. 颈部淋巴结

颈部淋巴结数目众多，目前采用美国癌症联合委员会（American joint committee on cancer，AJCC）的分区方法，一般分为七个区或七个组。

2. 腋窝淋巴结

腋窝淋巴结，一般为20～30枚，可分为五群，分别为外侧淋巴结、胸肌淋巴结、肩胛下淋巴结、中央淋巴结、腋尖淋巴结。

3. 腹股沟区淋巴结

可分为腹股沟浅淋巴结和腹股沟深淋巴结。

（1）*腹股沟浅淋巴结*　可分为上、下群，其中上群排列于腹股沟韧带下方并与其平行，收纳会阴部、外生殖器、臀部和腹壁下部的浅淋巴结；下群沿大隐静脉末端纵行排列，收集小腿前内侧及大腿的浅淋巴管，其输出管注入腹股沟深淋巴结。

（2）腹股沟深淋巴结　位于股静脉根部，收纳腹股沟浅淋巴结、腘淋巴结的输出管及大腿的深淋巴管回流，其输出管注入髂外淋巴结。

4. 腹部淋巴结

腹部淋巴结分布广泛，包括腹壁浅淋巴结和腹腔淋巴结两部分。

（1）腹壁淋巴结　脐平面以上腹壁的淋巴管一般注入腋淋巴结，脐平面以下前壁的淋巴管一般注入腹股沟浅淋巴结，腹后壁的淋巴管注入腰淋巴结。

（2）腹腔脏器的淋巴结　位于各脏器周围，主要有三大群淋巴结：腹腔、肠系膜上和肠系膜下淋巴结，正常人超声检查不易探及。

5. 胸内淋巴结

胸内淋巴结数目较多，但正常人超声检查不易探及，一般位于上纵隔肿大淋巴结可在胸骨上切迹处探测。

（四）淋巴结超声检查项目及正常声像图

淋巴结超声检查项目及正常声像图如下。

1. 超声检查项目

（1）B 型

1）区域及数目：淋巴结遍及全身，多见于头颈部、腋窝、腹股沟区。胸腔纵隔部位和儿童腹腔、肠系膜在正常情况下也可见淋巴结。其分布区域部位和数目与疾病有一定的相关性，甚至可以辅助临床对疾病进行诊断和肿瘤分级。

2）大小及纵横比（L/T）：淋巴结的大小在不同个体差异较大，同一个体各区域淋巴结大小的差异也较大，具体数值存在争议，临床一般认为正常淋巴结的最大横径（短径）<5mm 为正常。通常情况下，颌下及上颈部的淋巴结相对较大，这可能和此区域的淋巴结易受来自口腔、咽喉部抗原信息的影响所致。通常以长轴切面淋巴结的纵径（L）除以横径（T）称为纵横比，通常以 L/T = 2 为界。

3）形态：正常淋巴结形态规则，多呈肾形、椭圆形或条形；异常淋巴结多呈类圆形或不规则形，如肿瘤转移性的淋巴结或坏死突破包膜可有破坏，局部有分叶甚至成角改变。

4）边界与包膜：正常淋巴结有清楚的边界，包膜结构完整，多呈均匀高回声。发生病变时，边界可有异常改变，如淋巴结包膜或周围组织的感染，会使包膜模糊增厚；另有一些疾病，如淋巴瘤可能会出现锐利的边界回声；肿瘤侵蚀或脓肿破坏可以包膜连续性中断。

5）皮质结构：对于淋巴结内部结构的认识对疾病的诊断非常重要，正常情况下皮髓质分界清晰、结构整齐。皮质位于包膜下面，为淋巴结实质的周围部分，由密集的淋巴小结组成，正常淋巴结皮质厚度均匀，多为狭窄细长的低回声，回声细小均匀，无明显其他异常回声。皮质结构增厚多反映淋巴结异常改变，一般分为局限性增厚、向心性增厚、偏心性增厚，其中局限性增厚、偏心性增厚多见于肿瘤转移。根据回声水平可分为：无回声、极低回声、低回声、等回声、高回声五类；根据回声分布是否均匀可分为：均匀性、非均匀性；另外还要观察有无囊性变、钙化、后方回声衰减或增强征象。

6）髓质和淋巴结门结构：髓质在皮质的深部，为淋巴结的中心部分，通常称为“淋巴门”，由髓索、小梁和淋巴窦三种结构共同组成，并延续至淋巴结的凹陷一侧，包含较多的结缔组织，有血管、神经穿入，并有淋巴输出管穿出，超声图像上一般呈均匀的高回声区。多数淋巴结内部可见淋巴门结构，根据淋巴门结构的情况可分为宽门型、窄门型、缺失型。正常情况下多数淋巴结呈结构和回声均匀的宽门型淋巴结，肿瘤转移或结核感染等情况，随着疾病的发展，淋巴门可受侵变窄、偏移甚至消失，但桥本甲状腺炎颈部淋巴结或正常儿童肠系膜淋巴结内部可呈低回声，而淋巴门结构显示不清。

7）周围组织情况：周围软组织结构、是否正常，对一些炎性疾病和肿瘤转移或癌栓、血栓有诊断价值。淋巴结周围组织回声异常、毗邻软组织水肿、淋巴结相互融合，这些是淋巴结结核或组织细胞坏死性淋巴结炎的常见特征。血管壁不连续或管腔内低回声肿物，一般考虑肿瘤转移性所致。

（2）*多普勒超声* 以彩色多普勒（color doppler flow imaging，CDFI）或彩色能量图（color doppler energy，CDE）观察其内部及周边血流分布情况，尽量找到淋巴门区的入门小动脉，以频谱多普勒测定相关频谱参数。

1）彩色多普勒：探查淋巴结内部血流信号的分布情况，对淋巴结疾病的诊断也有重要价值。关于血流的分布和密度，现有报道的分类较多，常用分类如下。

①按血流分布分为五型：Ⅰ型（淋巴门型）、Ⅱ型（中央型）、Ⅲ型（边缘型）、Ⅳ型（混合型）、Ⅴ型（无血管型）。

②按血流密度分为四级：Ⅰ级（内无血流）、Ⅱ级（可见点状血流）、Ⅲ级（可见短条状血流）、Ⅳ级（血流丰富）。

2）频谱多普勒：对淋巴结内部血流的频谱测量有一定的意义。但搏动指数（pulse index，PI）、阻力指数（resistance index，RI）的测量方法和技术还有待统一标准。通常认为转移性淋巴结的 RI 值较反应性淋巴结的 RI 值高，但甲状腺乳头状癌转移淋巴结的 RI 值较其他转移性淋巴结病变 RI 值偏低。

（3）*超声弹性成像* 是对组织的硬度信息进行成像和评价，目前常用的淋巴结超声弹性成像可分为弹性图评分法、应变指数测量法。

1）弹性图评分法：根据不同的颜色对弹性图分级进行评分，评分标准如下：①1分：受压病灶整体发生变形，显示均匀的绿色。②2 分：病灶大部分变形，但小部分未变形，显示大部分为绿色，少部分为蓝色。③3 分：病灶边缘发生了扭曲变形，大多数为蓝色，小部分为绿色。④4 分：病灶没有明显变形，为蓝色覆盖。⑤5 分：病灶及病灶周围没有变形，蓝色覆盖区域大于超声可明确显示的病灶。一般来说当评分≥4 分则可诊断其属于恶性病变，当评分≤3 分则可诊断其属于良性病变。该法仍存在一定的误诊率，主要原因是不同组织间弹性系数有重叠性，而且诊断医师的主观性较强，不同医师可以得出不同的结论。

2）应变指数测量法：通常测量浅表淋巴结和其旁肌肉的应变比值，即应变指数，可以量化相关的硬度信息，准确性较高，但不同仪器和计算方法有差异，一般肿瘤转移性淋巴结的应变指数高。

（4）超声造影 可以较准确地显示淋巴门血管、血流灌注状态，进行淋巴结血管相、实质相的分析，很好地评价淋巴结微循环情况、灌注的模式、灌注的均匀性及灌注的缺损。理论上正常淋巴结可见淋巴门血管，整体增强，强化均匀。

（5）其他

1）三维成像：使用容积探头，获取目标区域的三平面图形，可进行立体重建，较好地显示大体形态，计算淋巴结的体积。

2）介入性超声：可以在超声引导下进行淋巴结细针穿刺细胞学检查和粗针切割组织学检查，也可以在超声的引导下进行消融等治疗工作。

2. 不同区域淋巴结的扫查及正常淋巴结的超声表现

首先要认真核对申请单及病史信息，明确扫查的重点部位，选择合适的探头。使用仪器进行多切面多角度顺序扫查。一般患者取仰卧位，体态自然放松。

（1）颈部淋巴结的扫查及超声表现

1）扫查：颈部或肩部可垫枕，头部后仰，检查时头向对侧偏转，充分暴露检查区域，沿颈部分区依次探查。一般用横切、移动、侧动探头以全面扫查，同时可配合使用斜切和纵切；颏下和下颌下淋巴结扫查时，向上侧动探头应尽量使声束朝颅骨方向倾斜以显示被下颌体掩盖的一些下颌下淋巴结（见彩插图2－5）。

2）超声表现：淋巴结大小差异较大，长径上限仍存在争论，一般认为横径＜5mm为正常，形态多呈肾形、蚕豆形、长椭圆形，边界清晰，通常认为正常淋巴结纵横比（L/T）≥2（见图2－6）；但腮腺及颌下淋巴结形态多饱满，纵横比（L/T）可为1～2（见图2－7）。

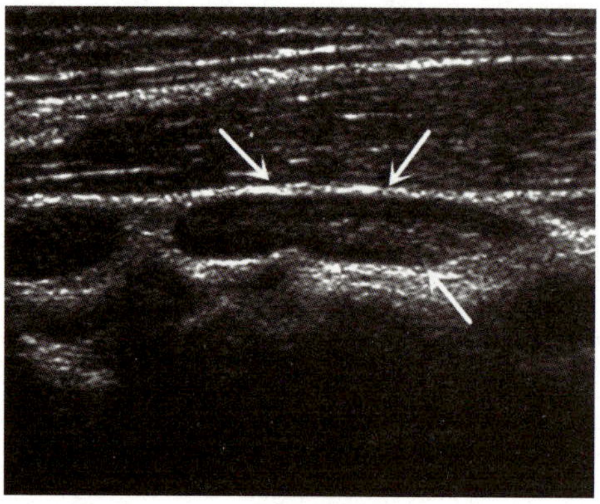

图2－6 正常颈部淋巴结

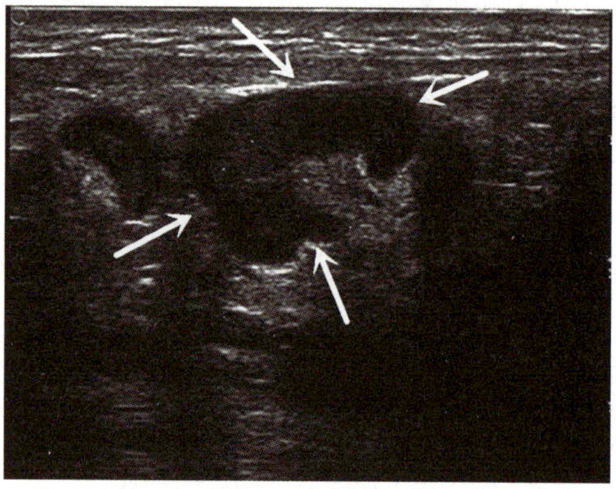

图2－7 正常颌下淋巴结

淋巴结包膜呈高回声，厚度光滑、完整，内部周围部分为低回声的皮质，回声细小均匀，中央为高回声的髓质，分界尚清，有时可见髓质延伸至淋巴门，淋巴门回声较均匀，形态自然规则，多呈窄门型，Ⅰ区淋巴结可呈宽门型。部分较小的淋巴结可呈低回声改变，淋巴门结构不清。CDFI 通常显示位于淋巴门处的少量血流信号，部分延伸至皮质区，部分血流信号不显示，这与其血流速度较低有关。频谱多普勒（PW）测阻力指数为 0.55～0.67。弹性评分≤3 分。超声造影，周围静脉团注造影剂后，10～15 秒为动脉相，淋巴门部血管开始增强，血管分支规则，走行自然；15～25 秒为实质相，呈整体均匀增强；40～45 秒开始廓清；60～90 秒廓清结束。

（2）腋窝淋巴结的扫查及超声表现

1）扫查：受检者手臂自然上抬或置于头部上方，充分暴露腋窝，特殊情况下可以侧动体位以暴露病变部分。可以按照五组淋巴结的顺序依次全面地进行多切面、多角度扫查。

2）超声表现：淋巴结大小不等，个体差异较大，一般认为横径 <5mm 为正常，形态多样，可呈肾形、蚕豆形、长椭圆形，边界可清晰，也可部分或整体边界欠清，淋巴结包膜回声呈纤细高回声。内部皮质多狭窄，呈均匀的低回声带，回声细小均匀；中央为高回声的髓质，皮髓质分界有时欠清，髓质较宽，淋巴门呈宽门型改变，回声有时欠均匀，可能和脂肪成分的增多有关。CDFI 通常显示位于淋巴门处的少量血流信号，部分血流信号不显示。

（3）腹股沟淋巴结的扫查及超声表现

1）扫查：受检者双腿略外旋分开，充分暴露腋窝，特殊情况下可以侧动体位以暴露病变部分。

2）超声表现：淋巴结可呈肾形或条形，包膜回声呈纤细高回声，内部皮质多狭窄，呈均匀的低回声带，髓质较宽，淋巴门呈宽门型改变（见彩插图 2－8），一般类似腋窝区淋巴结表现，体积变化较大，脂肪含量可以更高，临床工作中发现一般腹股沟浅淋巴结下群体积较大。

（4）肠系膜淋巴结的扫查及超声表现

1）扫查：受检者平卧，一般无特殊要求，成人腹腔淋巴结探查在空腹时进行。

2）超声表现：成人腹腔淋巴结一般不易探及。儿童肠系膜淋巴结相对成人较多、较大，一般认为横径 <5mm、未成簇排列为正常，可呈肾形、蚕豆形、梭形，边界清晰，包膜回声光滑。儿童肠系膜淋巴结内部多呈均匀的低回声，淋巴门结构不清。CDFI 通常不显示血流信号，部分显示内部少量点状血流信号（见彩插图 2－9）。

（5）纵隔淋巴结的扫查及超声表现

正常情况下超声不易探及。

三、淋巴结结核的声像图

淋巴结结核属于一种特殊感染导致的特异性炎性病变，由结核分枝杆菌经一定途径直接侵入淋巴结或侵入淋巴管回流至淋巴结内部，开始生长繁殖，从而对淋巴结产生影响。因结核分枝杆菌毒力的强弱和人体免疫应答的不同，以及发病时间等因素的影响，病变淋巴结内部及周围组织的病理改变可不同，从而其声像图表现也各不相同，但通常都表现为淋巴结结构失常。

（一）淋巴结结核的声像图表现

淋巴结结核声像图表现复杂多变，与其病理进程有关。随着近年来结核发病率的增多，相关文献资料报道较多，但表述相对杂乱，根据医者多年的经验总结分析如下。

1. B 超

（1）分布区域及数目　淋巴结结核在各个区域均可发生，病灶常呈多发，超声工作中以颈部淋巴结结核多见，颈部可呈“串珠样”排列，以颈部Ⅱ区、Ⅲ区、Ⅳ区、Ⅴ区多见（见彩插图 2－10）。

（2）大小及纵横比（L/T）　淋巴结结核的大小不等，小的仅有数毫米，大的可为 2～3cm，甚至更大。一般炎症增殖阶段多呈明显增大趋势，愈合时体积缩小。测量时，淋巴结纵横比（L/T）<2 多见（见彩插图 2－10）。

（3）形态　淋巴结结核感染后病理进程不同，形态多变。感染早期，淋巴结发生炎性、增殖改变，出现增生结节，内部结构破坏可不明显，形态正常；进一步增殖，淋巴结肿大，可发生干酪样坏死或液化，多呈类圆形或圆形；进一步发展可破坏淋巴结包膜（见彩插图 2－11），可有融合、周围软组织侵及甚至寒性脓肿形成，形态失常。

（4）边界与包膜　淋巴结包膜呈连续高回声带，淋巴结结核病变未突破包膜时，淋巴结包膜完整，边界多尚清晰。当淋巴结包膜发生炎性改变时，可模糊增厚，部分粘连融合，临床中融合发生率亦较高（见彩插图 2－11）；包膜溃破后，包膜回声连续性中断，可见边界清晰或模糊的无回声或低回声并与破口相连续（见彩插图 2－12）。

（5）内部结构　皮质、髓质及淋巴结门内部结构变化是淋巴结结核病变的核心内容，部分特征改变具有重要的诊断价值。早期感染后，可表现为皮质区炎性改变，皮髓质及淋巴门结构可正常，皮质回声均匀；皮质回声也可光点增粗、分布欠均匀，部分回声有片状减低或增高改变，而淋巴门结构正常。随着皮质内结核感染进一步发展，髓质淋巴结组织增生和结核结节形成，皮质可增厚，髓质受压呈偏移改变（见彩插图 2－13）。淋巴结结核继续进展，髓质淋巴窦结构破坏，皮髓质分界欠清，淋巴门结构部分破坏进一步发展至全部破坏，从而无法辨认皮髓质分界及淋巴门结构，内部可呈光点稍粗的低回声；由于淋巴结内部张力增高，有膨胀感，内部无正常结构，也可呈均匀或欠均匀的类圆形极低回声（见彩插图 2－14），病理可见大片状干酪样坏死，部分可见坏死液化的无回声区，极低回声或无回声后方常常回声显著增强。

发生坏死液化后，液化区可逐渐扩大，可见点状、絮状回声，淋巴结可见壁样结构，内壁呈薄厚不均的低回声带或低回声环，也可称为囊样坏死（见彩插图 2－15）。淋巴结内部回声亦可无液化而呈实性改变，光点回声增强，超声表现为淋巴结低回声内见不均匀的高回声，形态不规整，可能和内部的纤维化有关。淋巴结结核进一步发展，内部形成大小不等的钙化，钙化形态多变，多呈粗大的不规则斑片状钙化，也可见条状、弧形钙化，偶见点状钙化（见彩插图 2－16、彩插图 2－17）。一般认为钙化为愈合征象，也和淋巴结内结核分枝杆菌与机体反复作用有关。

（6）周围组织情况　淋巴结结核的周围软组织易发生炎性改变，原因是淋巴结周围软组织反应性水肿和感染，声像图表现为程度不一模糊增强的软组织影，偶可见长度不均的高回声细条索结构。淋巴结包膜破溃后，内部坏死物侵及周围软组织，坏死区逐渐增大，形成大小形态多变的寒性脓肿区，一般形态不规则，边界模糊不清，内部透声极差，充满细密等回声、低回声光点，受压可移动，部分内部可见杂乱絮状回声及点状或片状钙化（见彩插图 2－18、彩插图 2－19）。随着病情的发展，脓肿常穿透周边组织（如胸锁乳突肌）及皮肤形成窦道，窦道内回声不均，走行多变。腋窝脓肿有时可向深部延伸至胸腔，腹股沟区的脓肿可延伸至大腿或臀部肌层间。

2. 多普勒超声

根据淋巴结结核感染后侵及的部位及程度，CDFI 或彩色能量图（CDE）显示其内部及周边血流分布变化较多，Ⅰ型（淋巴门型）、Ⅱ型（中央型）、Ⅲ型（边缘型）、Ⅳ型（混合型）、Ⅴ型（无血管型）均可出现。有文献统计，淋巴结结核患者中，淋巴结血流分布 41%～50% 表现为淋巴门型（注意淋巴门血管多数偏心移位），76% 可显示中央型，12%～24% 呈边缘型，19%～76% 显示混合型，6%～41% 显示无血管型。淋巴结内部血流密度也因炎性及坏死情况变化而变化，多数血流密度较低，部分血流丰富（见彩插图 2－20）。

频谱多普勒超声：淋巴结结核属于炎性病变，通常对淋巴结内部血流的频谱测量有一定意义。淋巴结结核内部血流阻力指数（RI）范围为（0.64～0.71）±0.04（见彩插图 2－21），弹性指数（PI）范围为 1.03～1.34。

3. 超声弹性成像

超声弹性成像是对淋巴结结核内部的硬度信息进行评价。因淋巴结结核内部结构的不同，其硬度信息多变，临床均可见。一般来说，淋巴结内钙化部分质地最硬；淋巴结包膜完整，但内部出现大量的肉芽肿或干酪样坏死，淋巴结内部质地较硬；炎性早期或干酪样坏死较少，淋巴结内部质地偏软；内部呈大片状坏死液化，或者包膜破溃内容物流出后，淋巴结内部硬度最低（见彩插图 2－22、彩插图 2－23）。

4. 超声造影

超声造影可因淋巴结内部血流情况不同分为均匀增强型、不均匀增强型和无增强型。临床以后两者模式常见。

5. 其他

（1）三维成像　可进行立体重建，较好地显示大体形态，并可计算淋巴结的体积，为消融等提供有关信息。

（2）介入性超声　在超声引导下进行淋巴结细针穿刺细胞学检查和粗针切割组织学检查，以及常规应用于淋巴结结核疾病的诊断。有学者在超声引导下开展治疗工作：①辅助临床全身用药，在超声引导下穿刺抽脓并注入抗结核药物局部治疗。②在超声的引导下进行消融等，一定程度上补充临床的内科治疗工作。

（二）淋巴结结核的声像图分型

目前对淋巴结结核的分型方法不尽相同，有学者综合了不同分型状况及结合多年的淋巴结结核超声诊断工作，参考病理情况，大致分以下四种类型。特别指出，临床工作中遇到的淋巴结结核多为不同病理情况的混合存在，常见同时存在炎症增殖与干酪坏死、寒性脓肿形成等病理情况，但可能以某一型发病为主。

1. 炎症增殖型

单个或多个肿大的淋巴结，散在分布，边界清晰，有包膜，形态正常，多数形态饱满，呈椭圆形，较硬，内部多为低回声，淋巴门可存在，髓质破坏时淋巴门结构可有变化。血流信号较丰富，可呈淋巴门分布。

2. 干酪坏死型

干酪坏死型较为多见，体积常较大，呈串珠状或簇状分布，之间可融合，内部回声极低，部分似无回声，淋巴门消失。周围组织可粘连水肿。淋巴结内部多无血流信号，部分周边见血流信号（见彩插图 2 - 24、彩插图 2 - 25）。

3. 寒性脓肿型

淋巴结肿大明显，内部结构破坏，外形不规则，内部回声杂乱，部分可见囊性结构，内壁低回声，囊液透声差，可见点状回声，为寒性脓肿。有的脓肿可自行破溃，形成低回声结构的窦道，无法以常规淋巴结描述，内部多无血流信号，周边可有点、条状血流信号。

4. 钙化稳定型

淋巴结大小形态结构多变，多数形态趋于正常，但有的结节呈规则的椭圆形，有的结节呈现不规则，边界多清晰，内可见点状或团状的强回声并伴声影，结节内无血流信号。

（三）淋巴结结核超声诊断思维要点

（1）淋巴结结核声像图变化较多，不能以简单一种分型来诊断，常常是多种分型的淋巴结结核病变混合存在，如可同时存在干酪样坏死、寒性脓肿、钙化等表现。

（2）有症状的淋巴结结核患者声像图多有典型的寒性脓肿和（或）窦道形成。

（3）颈部淋巴结呈串珠样排列，形态类圆形，内部为均匀的极低回声，内部无血流信号，硬度较大，提示淋巴结结核可能性大。

（4）淋巴结内部坏死液化，包膜粗糙，可见壁样结构，内壁呈低回声带，提示淋巴结结核可能性大。

（5）腋窝淋巴结结核（见彩插图 2 - 26）可由颈部蔓延而来，故腋窝发现肿大淋巴结，除了需排除乳腺癌转移，还要向上探查颈部淋巴结。

（6）腹腔内淋巴结结核（见彩插图 2 - 27）少见，结合临床病史，除与腹腔肿瘤转移相鉴别外，需注意与巨大淋巴结增生鉴别，前者常多发性淋巴结肿大，体积较后者偏小，且一般有其他部位的结核病史。

（7）临床工作中，因早期感染及增殖结节开始形成阶段，患者常无明显不适而未就诊，故发现较少，超声诊断淋巴结结核一定要结合病史资料。

（8）对一些不典型的淋巴结，超声引导下穿刺活检有重要价值。

（李亚洲　孟凡荣）

第四节　电子计算机断层扫描

电子计算机断层扫描（computed tomography，CT）是应用高度准值的 X 线束对检查部位以一定的层厚进行断层扫描。由探测器接收透过该层面的 X 线，转变为可见光后，由光电转换器转变为电信号，再经模拟或数字转换器转为数字，输入计算机处理。图像处理时将选定层面分成若干个体积相同的立方体，称为体素（voxel）。扫描所得数据经计算而获得每个体素的 X 线衰减系数或称吸收系数，再排列成矩阵，即构成数字矩阵。数字矩阵中的每个数字经数字或模拟转换器转为由黑到白不等灰度的小方块，称为像素（pixel），并按原有矩阵顺序排列，即构成 CT 图像。

一、CT 的成像特点

1. CT 的密度分辨率

CT 的密度分辨率是普通 X 线胸片的 10～20 倍，是其最突出的特点。CT 是通过分辨正常组织和病变组织之间的密度差异来对疾病进行诊断，这种判断被量化为 CT 值的测定。

（1）CT 值　是指 X 线穿过组织被吸收后的衰减值。为了定量衡量组织对于 X 光的吸收率，Hounsfield 最早定义了一个新的标度“CT 值”。

（2）CT 值的计算　某物质的 CT 值等于该物质的衰减系数与水的衰减系数之差，再与水的衰减系数之比后乘以 1000，即 $[1000\times(U-U_{水})/U_{水}]$，其单位名称为 HU（hounsfield unit），可见 CT 值不是一个绝对值，而是一个相对值。

（3）不同组织的 CT 值各异　在一定范围内波动骨骼的 CT 值最高，为 1000HU；软组织的 CT 值为 20～70HU；水的 CT 值为 0（±10）HU；脂肪的 CT 值在 -50～-100 以下；空气的 CT 值为 -1000HU。密度越高的组织 CT 值也越高，根据 CT 值的大小和变化可以对图像进行分析和判断。

2. CT 的时间分辨率

CT 的时间分辨率是指 CT 设备可以采集到重建出一层完整图像所需的时间，也就是脏器活动的最短时间间隔，反应出 CT 的扫描速度，是衡量 CT 设备扫描性能的重要指标之一。随着多层螺旋 CT（multi - slice CT，MSCT）问世以来，扫描层厚度越来越薄，扫描覆盖速度不断提高。16 层 CT 的扫描容积速度，在行静脉对比剂注射增强扫描时，已接近或超过体内血液流动的速度，可以满足自主动脉弓到下肢的追踪扫描，用以完成主动脉系统的血管成像。目前双源 CT 每周旋转速度可以缩短至 0.35 秒，时间分辨率达到 100 毫秒，为 CT 血管造影提供了扫描速度的保证。

3. CT的空间分辨率

空间分辨率（spatial resolution）又称高对比度分辨率（high contrast resolution），它是衡量CT图像质量的一个重要参数，是测试一幅图像的量化指标，是指在高对比度（密度分辨率大于10%）的情况下鉴别细微的能力，即显示最小体积病灶或结构的能力。它的定义是在两种物质CT值相差100HU以上时，能分辨最小的圆形孔径或黑白相间（密度差相同）的线对数，单位是mm或LP/cm。

二、CT的临床应用

（1）*CT断层扫描* X线摄片是最基本的影像学检查，但是X线摄片对较小病灶或隐匿部位的病灶不易发现，故其诊断存在一定局限性，需要对疾病进行鉴别诊断时推荐做CT检查。由于没有高密度结构的阻挡和解剖结构的重叠，使CT较X线摄片更易发现较小、隐蔽部位的病灶，在鉴别诊断中能提供比较多的依据，但是CT的检查设备昂贵，费用较高，不作为常规检查或用于健康普查。

（2）*CT密度分辨力* CT可使器官和结构显影清楚，能准确显示病变所在的部位和病变的组织结构。高分辨率CT（high resolution CT，HRCT）重建能更准确地对病灶进行定位和定性，其诊断性能及临床价值更高。CT成像技术为我们早期发现疾病及合理治疗疾病提供了有效的手段。

（3）*CT增强扫描* 增强扫描有以下特殊用途：①确认病灶内的血供，扫描后密度增高提示以增殖性病变为主。②评价病灶血供的程度和分布，这样可以更精确地判断病灶的性质，还可以通过病灶血供程度的变化来评价治疗效果。③鉴别血管性和非血管性病变，在肉芽组织和异常血管正常扫描无法分辨的时候，增强CT可明确病灶是否为血管性结构。④鉴别坏死性病灶、囊性病灶和软组织肿块，未经增强扫描这三者不易区分。增强扫描后，坏死和囊性病灶因无血供不会出现强化，而软组织则会显示不同程度的强化，使病变的鉴别变得更为简单。

三、CT诊断的特点和优势

（1）*中枢神经系统疾病的CT检查* 诊断价值较高，对颅内肿瘤、脓肿、肉芽肿、寄生虫病、外伤性血肿、脑损伤、脑梗塞、脑出血、椎管内肿瘤、椎间盘脱出等诊断较为可靠。因此，脑血管造影仍用以诊断颅内动脉瘤、血管发育异常、脑血管闭塞，以及了解脑瘤的供血动脉以外，其他如气脑造影、脑室造影等均已少用。螺旋CT扫描可以获得比较精细和清晰的血管重建图像，即CT血管造影（computed tomography angiography，CTA），可以实现三维实时显示，有希望取代常规的脑血管造影。

（2）*胸部疾病的HRCT* 诊断的优越性日趋明显，可以确切地显示肺部的病变是渗出、增生还是坏死；是位于肺实质还是肺间质；是沿支气管分布还是血行分布，还可以直接显示胸膜和胸壁的病灶。多层螺旋CT（MSCT）增强扫描可以明确纵隔和肺门有无肿块或淋巴结肿大，对原发和转移性纵隔肿瘤、淋巴结结核、中心型肺癌等诊断均很帮助。通过重建技术还可以观察支气管有无狭窄或阻塞。

(3) 心脏及大血管CT检查　对于心脏方面，主要是心包病变的诊断、心腔及心壁的显示。由于扫描时间一般长于心动周期，影响图像的清晰度，诊断价值有限，但冠状动脉和心瓣膜的钙化、大血管壁的钙化、动脉瘤改变等，CT检查可以很好地显示。

(4) 腹部及盆部疾病的CT检查　应用日益广泛，主要用于肝、胆、胰、脾、腹膜腔、腹膜后间隙、泌尿和生殖系统疾病的诊断。特点适用于占位性病变、炎症性和外伤性病变等。胃肠病变向腔外侵及、邻近和远处转移等，CT检查也有很大的价值。

四、淋巴结结核的CT诊断技术

1. CT平扫

CT平扫是指不适用对比剂而直接进行的CT扫描，是应用最广泛的CT检查技术。其中包括普通CT扫描、薄层CT扫描（小于5mm层厚）和CT靶扫描。亦可在CT引导下行淋巴结的穿刺活检、脓肿抽吸和局部注药治疗。

2. CT增强扫描

CT增强扫描是指静脉注射碘对比剂后再进行CT扫描。增加了组织与病灶间密度的差异对比，更清楚地显示病变与周围组织间的关系，以及淋巴结的大小、形态、范围、有无坏死，有助于发现平扫未显示或显示不清的病变；还可以动态观察对比剂在病灶内的分布和排泄情况，对判断病变的性质很有意义。

3. 多层螺旋CT（MSCT）

MSCT具有以亚秒级的扫描速度及图像具有各向同性的特点，亦具有更高的密度分辨率和空间分辨率，能更清晰地显示病变区域淋巴结的细部特征，而且MSCT强大的运算能力和丰富的软件功能可以实现一系列图像后处理技术。

(1) 多平面重组技术（multi-plane reformation，MPR）　将横轴位图像的数据通过后处理，使体素重新排列，可以显示任意方向的二维断面图像，如冠状面、矢状面和斜面。更好地显示淋巴结，尤其是纵隔内的淋巴结与周围组织复杂的解剖关系。

(2) 容积显示（volume reformation VR）　采用扫描容积数据的所有体素，采用最大、最小密度投影法进行运算，得到重组二维图像。其特点是可以同时显示病变的空间结构和密度信息，对于淋巴结结核血管空间的关系显示良好。

4. MSCT对于淋巴结结核诊断技术的新进展

(1) CT仿真内镜（CT virtual endoscopy，CTVE）　重塑气管、支气管腔内表面的结构，显示腔内情况，三维显示与横断面结合，能更全面、直观地显示病变的范围。对于纵隔或肺门淋巴结结核引起的支气管瘘，CTVE可代替支气管镜观察支气管内部及远端的改变，还可以观察到支气管壁增厚的状况，而且CTVE为无创性检查，适用于对支气管镜不能耐受的患者。

(2) CT灌注成像（CT perfusion imaging，CTPI）　该技术是通过动态扫描获得靶层面每一个像素的时间-密度曲线（time-density curve，TDC），反映组织、器官内的微循环灌注情况，是一种功能成像方法。不同病理类型的淋巴结 TDC 曲线可呈现不同的形态。对于淋巴结结核，由于病变的炎性活动性高且易发生液化坏死，TDC 可呈多样性的表现。

五、淋巴结结核的 CT 异常表现

（一）颈部淋巴结结核

1. 病变区域

目前国际通用七分区法对病变淋巴结进行分区，病变累及颈内静脉下组淋巴结（Ⅳ区）的病例最多；其次为颈内静脉中组淋巴结（Ⅲ区）及颈后三角区淋巴结；颈内静脉上组淋巴结及颏下、颌下淋巴结所占比例相对较少；中央区淋巴结最少见，可同时伴有上纵隔淋巴结、口咽部淋巴结肿大，病灶可单发或多发，不同分区淋巴结亦可发生融合。通过 CT 平扫及 CT 增强扫描，可以明确颈部淋巴结的部位、大小、数目、形态特征、病变周围情况及有无肌肉脓肿等，为诊断提供了良好的依据，便于观察治疗效果。同时 CT 增强扫描可反映颈部淋巴结结核的病理改变，可见多种病理形态、病理阶段同时存在。

2. CT 影像学表现

（1）Ⅰ型　结节型（结核性肉芽肿），此时受结核分枝杆菌感染的影响，淋巴组织增生，淋巴结内形成结核结节或结核性肉芽肿，病变淋巴结内尚无坏死或仅出现微量坏死。CT 平扫，淋巴结稍增大，形态尚正常，呈均匀的软组织密度影，病变淋巴结可单发或多发，呈聚集状或簇状分布，淋巴结边缘光滑，周围脂肪间隙清晰。由于结核性肉芽肿血供丰富，增强后呈较明显均匀强化（见图 2－28）。

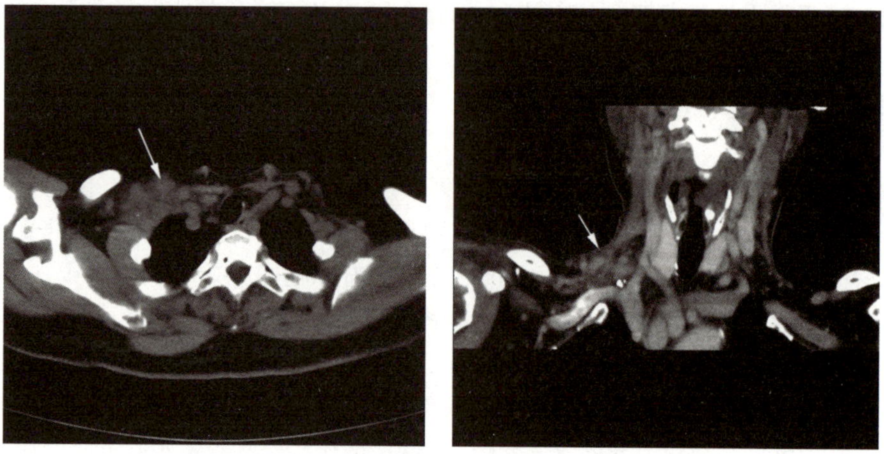

右侧锁骨上窝淋巴结增大（白色箭头），呈较均匀的软组织密度影，内见微量坏死，淋巴结边缘光滑，周围脂肪间隙清晰

图 2－28　颈部 CT

（2）Ⅱ型 干酪坏死型，为受累的淋巴结内见多个肉芽肿性病灶，中央见小灶性干酪样坏死，淋巴结包膜未坏死，与周边尚无粘连，病灶行 CT 增强扫描后显示淋巴结内密度不均或欠均匀，中心呈斑点或斑片状无强化区，病灶边缘呈典型的环状强化，可为薄环形或厚环形，壁厚薄均匀，周围脂肪间隙存在（见图 2－29）。

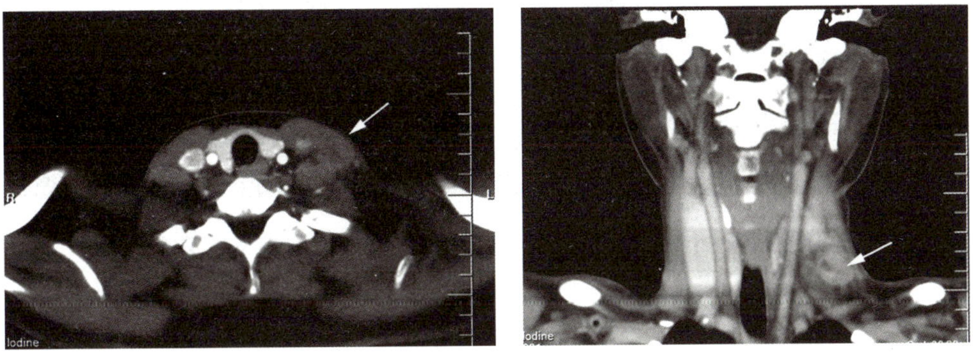

左侧锁骨上窝胸锁乳突肌后方见团状软组织密度影，边界欠清晰，其内密度不均匀

图 2－29 颈部 CT

（3）Ⅲ型 炎症浸润型，淋巴结外包膜被破坏，淋巴结结构消失，中央见大片融合的干酪样坏死区，周边多表现为明显的淋巴结周围炎，与周围组织有粘连。CT 平扫显示多发中心低密度区；CT 增强扫描表现为厚壁环形强化，中心无强化或分隔样强化，各淋巴结间脂肪浑浊，脂肪间隙消失（见图 2－30）。

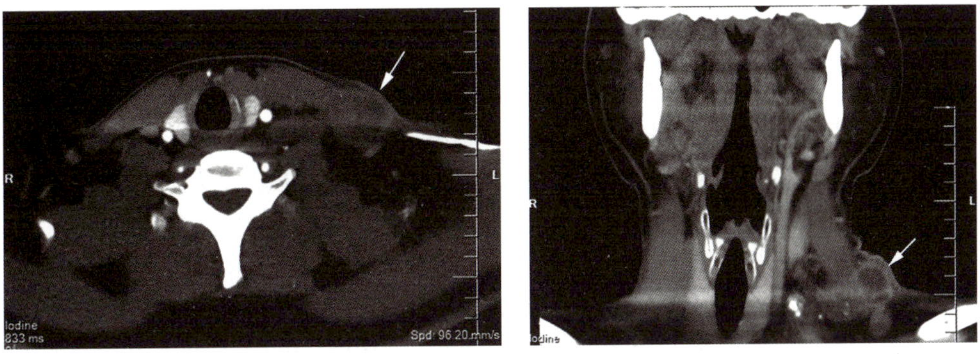

左侧胸锁乳突肌外侧缘见团状混杂密度影（白色箭头），大小约为 34mm × 30mm，其内应示更低密度区，增强后边缘环形强化，中心未见明显强化

图 2－30 颈部 CT

（4）Ⅳ型 脓肿破溃型，肿大的淋巴结包膜破坏、中心液化，病变互相融合成较大的低密度区、形成结核脓肿，部分脓肿可以破溃形成窦道，经久不愈。CT 增强扫描呈周边不规则厚壁环形强化，中心分隔样强化，环壁不完整，中心未强化的区域延伸至淋巴结外，周围的脂肪间隙消失（见图 2－31）。

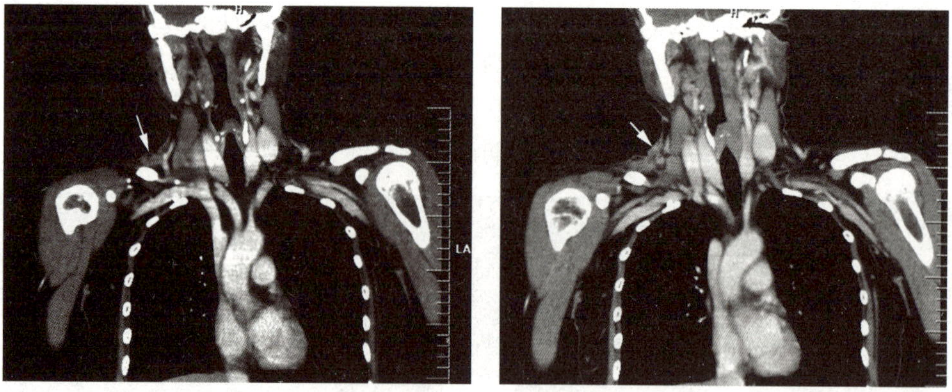

右侧锁骨上窝及右侧颈部（白色箭头）皮下（局部窦道形成），见团状软组织密度影，边界尚清晰，其内密度不均匀，右侧胸锁乳突肌受累

图 2-31　颈部 CT

（二）胸内淋巴结结核

胸内淋巴结结核（tuberculosis of intrathoracic lymph node）多见于儿童的原发性肺结核，由于在成人继发性结核中以往已有过肺部结核的感染，增强了人体将结核病灶局限于肺内的抵抗力，故成人发生纵隔淋巴结结核者不多见。近年来随着抗结核药物的滥用和艾滋病（AIDS）的流行，成人中继发结核性纵隔淋巴结炎也不少见，发病率在中老年人和免疫损害者居高，但也可见于青年人。

1. 胸内淋巴结结核的主要病理学改变

融合性肉芽肿性炎，可伴有中心干酪样坏死，外周纤维组织增生。有研究表现，直径 >2cm 的淋巴结更易出现干酪样坏死。多个病变淋巴结可发生融合。胸内淋巴结结核的影像学表现与病理变化直接相关。CT 扫描是诊断胸内淋巴结结核的重要影像学方法，平扫可发现淋巴结的不均匀密度影，CT 增强扫描对本病的定性诊断和鉴别诊断具有决定性作用。

2. 肺门淋巴结结核的 CT 影像学表现

肺门淋巴结结核以单侧肺门肿大较为常见，根据其病灶边缘的状态可分为以下类型。

（1）肿块型　由多个肿大淋巴结互相融合而形成肺门处的团块状阴影，CT 平扫表现为边界清晰，呈分叶状密度均匀的肿块。MSCT 及 HRCT 与 CT 平扫相比，图像信息更清晰，可观察到病灶内是否存在细小钙化病灶、中心坏死灶及特征性脂肪密度影。CT 增强扫描可出现均匀强化、中央无强化，但周边强化的环形或分隔样强化。病灶内密度的差异在于中心干酪样坏死物质、周边血供丰富的肉芽组织及纤维结缔组织。

（2）炎症型　肺门处肿大淋巴结对周围肺组织产生浸润，形成中心密度较高、边界模糊的肺门处阴影。

（3）气道型　增大的肺门淋巴结，或压迫管腔，或破溃入气道，可引起支气管管腔的狭窄和闭塞，并可导致相应节段肺组织的不张或阻塞性炎症。淋巴结结核支气管瘘亦可引起结核在肺内的播散。

3. 纵隔淋巴结结核的 CT 影像学表现

纵隔淋巴结结核可单独存在或与肺内支气管播散病灶伴随存在。纵隔淋巴结结核常见 4、5、7、10 组淋巴结肿大。可以合并纵隔内多组淋巴结肿大，受累淋巴结常常发生融合，形成较大的软组织肿块。受累的淋巴结还可发生钙化，是由于干酪样坏死组织的钙盐沉积引起的，钙化的模式可以为点状钙化、层状钙化、蛋壳样钙化（见图 2－32）。纵隔内淋巴结较小，为孤立性病灶时，增强 CT 扫描显示为均匀强化；淋巴结较大或融合性淋巴结结核时，增强 CT 的特征性表现为肿大淋巴结的不均匀强化。严重时纵隔淋巴结结核会破溃影响气管、支气管或邻近肺组织，含 MTB 的干酪坏死物质经气道可导致肺内播散（见图 2－33）。在 CT 增强扫描下纵隔淋巴结结核还具有特征性薄壁、厚壁环状强化，亦可见坏死破溃部分淋巴结结构不完整性薄壁环状强化（见图 2－34、图 2－35）。CT 增强扫描还可观察到纵隔脂肪间隙中条索状增强，这是结缔组织增生所导致的。与 CT 平扫相比，CT 增强扫描可观察到淋巴结结核的更多细节，不仅能显示常规平扫中所见的中心坏死、钙化点等，还能清晰地显示淋巴结破溃、中心分隔坏死区等（见图 2－36）。

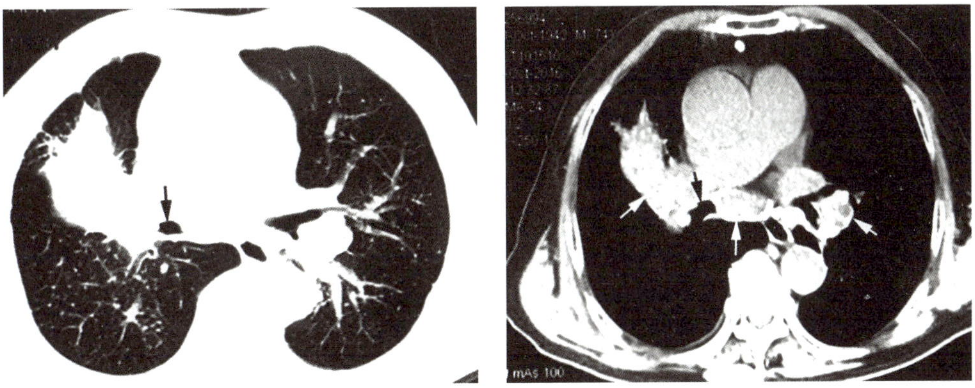

右肺上叶支气管管腔狭窄（黑色箭头），支气管管壁增厚，远端肺组织不张伴钙化，纵隔及两侧肺门淋巴结肿大并伴有蛋壳样钙化（白色箭头）

图 2－32 胸部 CT

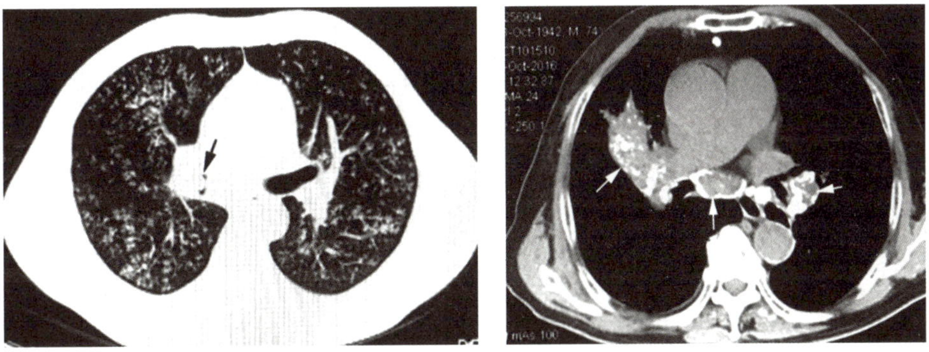

右中间支气管管腔内占位（黑色箭头），纵隔及肺门淋巴结肿大（白色箭头），两肺沿气道弥漫性分布的小结节影

图 2－33 胸部 CT

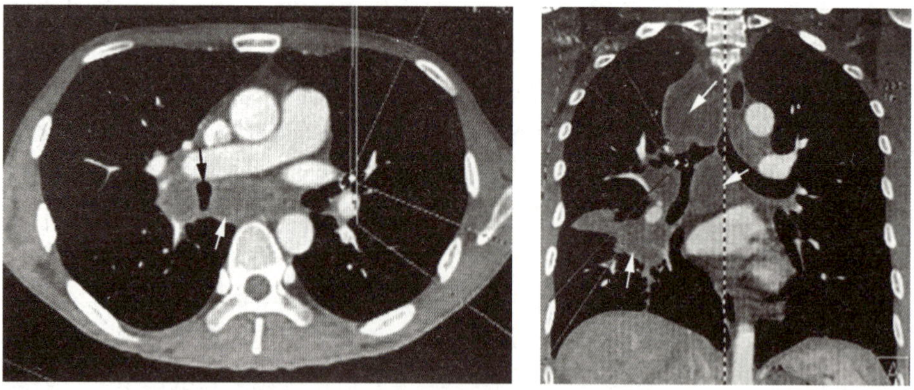

纵隔内多组淋巴结肿大（白色箭头），肿大淋巴结压迫气道至气管，
右主支气管狭窄（黑色箭头），CT 增强扫描显示肿大淋巴结呈环形强化

图 2－34　胸部 CT

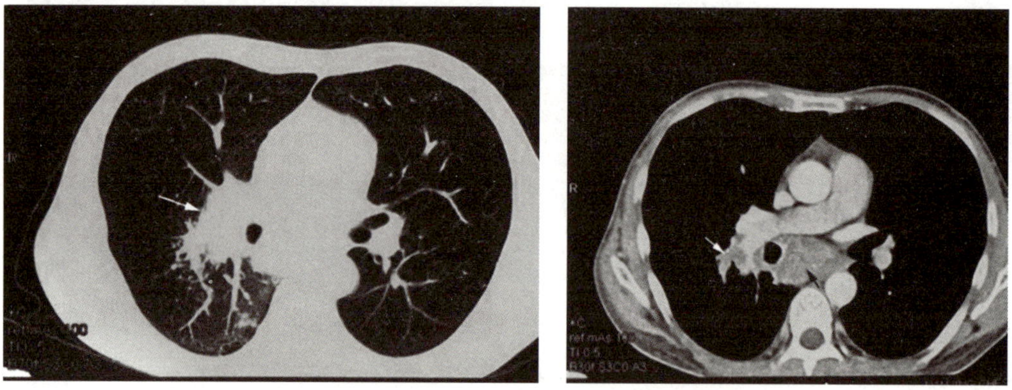

右侧肺门（白色箭头）及纵隔淋巴结肿大（黑色箭头），
CT 增强扫描显示见分隔强化，与周围肺组织边界不清晰

图 2－35　胸部 CT

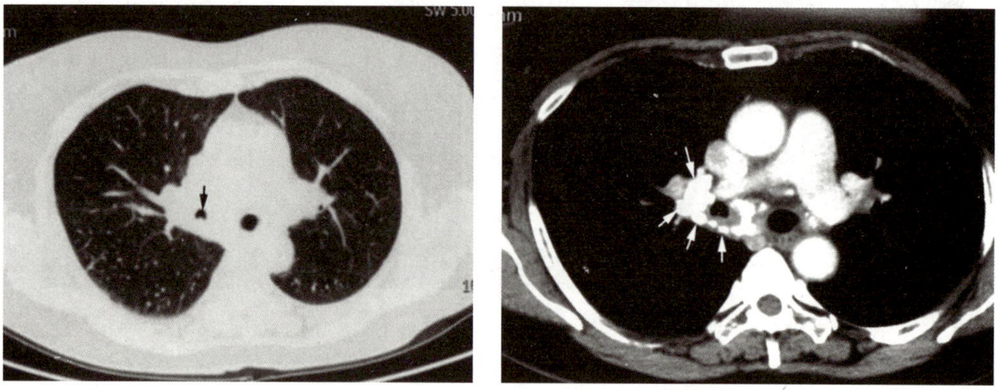

右侧围绕右主支气管见淋巴结肿大及钙化（白色箭头），
右主支气管狭窄（黑色箭头），淋巴结结核支气管瘘

图 2－36　胸部 CT

（三）腹腔淋巴结结核

腹腔淋巴结结核是指位于腹膜、网膜、肠系膜和腹腔的淋巴结结核，较为少见，发病率约为0.04%。近年来由于免疫功能低下疾病的发病率升高和影像学技术的进展，腹腔淋巴结结核的检出率也有所上升。

1. 腹腔淋巴结结核的病理改变

腹腔淋巴结结核的病理改变如下：①结核性肉芽肿。②结核性淋巴结炎病灶出现干酪样坏死。③病变淋巴结进一步发展融合形成脓肿。④肉芽肿、坏死、脓肿病灶内形成钙化灶。受累的腹腔淋巴结于急性期出现渗出、肿大，进一步出现坏死和液化，并可粘连、融合呈团块状，有时会和邻近的组织、器官发生粘连。干酪坏死物质还可以破溃至腹腔、肠管，或通过腹壁向外破溃形成窦道。病变后期可存在广泛或分散的腹腔内的钙化性病灶。

2. 腹腔淋巴结结核的CT影像学表现

（1）*受累的部位*　CT平扫可有助于明确腹腔淋巴结的受累范围和分布情况。据统计，受累及的部位主要分布于肠系膜及其根部、大小网膜、肝门、胰周及大血管周围，以及腰2～3椎体以上平面淋巴结；血行播散常累及腰2～3椎体以下腹膜后间隙淋巴结。腹膜后淋巴结主要分布于腹膜后间隙、腰2椎体下缘以上中线大血管周围，腰2椎体下缘以下中线大血管周围较少，这主要是与空肠、回肠、十二指肠、右半结肠的淋巴流向在腹膜后间隙主要位于腰2椎体以上区域的解剖结构密切相关。

（2）*CT异常征象*　淋巴结肉芽肿性炎主要表现为平扫密度均匀，液化坏死少，增强后为轻至中度强化。有研究认为，直径<1.5cm的淋巴结容易出现均匀强化，可能与淋巴结小、干酪样物质形成少、扫描厚度大、不易显示其低密度有关，进一步行MSCT或HRCT重建有助于发现病灶内的低密度坏死。亦有研究发现，0.2～4.3cm的淋巴结均可出现均匀强化，因此认为与病灶大小无关，可能与淋巴结结核不同的病理分期有关。呈环形强化的淋巴结处于干酪坏死期，因周围淋巴组织有血供，中心干酪坏死物缺乏血供，而呈现中心密度低而周边密度高的环状强化征象。淋巴结越大，中心密度越低，边缘强化越明显，这种中心低密度的环状强化是淋巴结结核比较特征性的表现。由于淋巴结极易互相粘连、融合成块状，数个环状强化的淋巴结呈现花瓣状或多房样CT征象，表现为蜂窝状强化。

（3）*MSCT增强扫描和三维重建技术*　有利于明确腹腔淋巴结与周围组织的关系，以及是否合并淋巴结外器官结核。适用于：①结核性腹膜炎：在CT强化图像上，可见壁层腹膜、大网膜、肠系膜等普遍增厚，腹腔积液，肠管粘连聚集。②腹部实质器官结核：血行播散型结核可累及肝脏或脾脏，CT增强扫描显示肝、脾轻至中度增大，内有散在的、大小不等的圆形或椭圆形低密度灶，周边组织常可见强化。

（四）其他部位的浅表淋巴结结核

其他部位的浅表淋巴结结核还包括：腋窝淋巴结结核、腹股沟淋巴结结核等。其发病机制多与淋巴系统引流、血行播散、局部扩散有关。CT 平扫亦可发现局部淋巴结肿大，MSCT 增强可更清晰地显示淋巴结与周围组织的关系。根据不同的病理类型，强化方式可分为是无明显强化、不均匀强化、环形强化和分隔样强化等。

（曾谊　张侠　张向荣　唐晨虎）

第五节　核磁共振诊断

一、MRI 的成像原理

1. MRI 成像技术

（1）MRI 早期应用

1）原子核的磁矩。

2）电四极矩和自旋的测量。

3）随后被广泛地用于确定分子结构，用于对生物组织与活体组织的分析，病理分析，医疗诊断产品无损检测等；还可以用来观测一些动态过程，如生化过程、化学过程的变化。

（2）MRI 物理基础

1）MRI 是一种物理现象，作为一种分析手段被广泛应用于物理、化学、生物等领域。1973 年将其发展用于医学临床检测。为了避免与核医学中放射成像混淆，把它称为核磁共振成像术。

2）MRI 是一种生物磁自旋成像技术，这是利用原子核自旋运动的特点，在外加磁场内，经射频脉冲激后产生信号，用探测器检测并输入计算机，经过处理转换在屏幕上显示图像。MRI 提供的信息量不但大于医学影像学中的其他成像术。而且不同于已有的成像术，因此，它对疾病的诊断具有潜在优越性。它可以直接做出横断面、矢状面、冠状面、各种斜面的体层图像，不会产生 CT 检测中的伪影；且无电离辐射，对机体没有不良影响。

二、MRI 的临床应用

1. MRI 优点

（1）MRI 对人体没有损伤。

（2）MRI 能获得脑和脊髓的立体图像，不同 CT 一层一层地扫描而有可能漏掉病变部位。

（3）MRI 能诊断心脏病变，CT 因扫描速度慢而难以胜任。

（4）MRI 对膀胱、直肠、子宫、阴道、骨、关节、肌肉等部位的检查优于 CT。

2. MRI 缺点

（1）和 CT 一样，MRI 也是影像诊断，很多病变仅凭 MRI 仍难以确诊，不像内窥镜可时同获得影像和病理两方面的诊断。

（2）对肺部的检查不优于 X 线或 CT 检查，对肝脏、胰腺、肾上腺、前列腺的检查不比 CT 优越，且费用要高昂得多。

（3）对胃肠道的病变不如内窥镜检查。

（4）体内留有金属物品者不宜接受 MRI。

3. MRI 注意事项

（1）检查前须取下一切含金属的物品，如金属手表、眼镜、项链、义齿、义眼、钮扣、皮带、助听器等。

（2）装有心脏起搏器的患者禁止做 MRI 检查。

（3）做盆腔部位检查时，需膀胱充盈，检查前不得解小便。有金属节育环者须取出才能进行。

（4）体内有弹片残留者，一般不能做 MRI。

（5）手术后留有金属银夹的患者，是否能做 MRI 检查要医生慎重决定。

（6）胸腹部检查时，要保持呼吸平稳，切忌检查期间咳嗽或进行吞咽动作。

（7）MRI 对饮食、药物没有特别要求。

（8）检查时要带上已做过的其他检查材料，如 B 超、X 线、CT 的报告。

三、新型扫描仪核磁共振与 X 线相结合

1. 原理

这个新型仪器由美国加利福尼亚大学医疗研究中新研制出来，名叫 XMR，X 代表 X 射线，MR 代表核磁共振，该检测仪就是将两种检测仪合二为一。患者在进行检查时，浮床会根据患者在核磁共振检测区到 X 射线检测区之间来回移动。医生先通过核磁共振准确地找到患者的病变组织，然后通过 X 射线进行拍片分析。

2. 特点

（1）优势 ①能尽量延长检测时间，检测也就更细致。②结果更准确，摆脱了过去核磁共振仪只用于检测患者肿瘤等局部病变组织的局限，可以对患者的主要动脉血管进行检测，从而对治疗心脏病和中风有很大帮助。③另外，它还能帮助医生观察癌症病人对药物的吸收情况。

（2）缺陷 虽然 X 射线检测的辐射少，但它的精确度毕竟比核磁共振低，因此研究人员希望将来研制出更先进的硬件和软件，来代替其中 X 射线检测设备。

四、MRI 的淋巴结检查

（一）核磁共振成像方法

1. 成像参数

（1）MRI 平扫检查

1）T1：反映 T1 弛豫时间。（弛豫、弛豫时间在磁共振现象中，是指终止射频脉冲后，质子将恢复到原来的平衡状态，这个恢复过程叫弛豫。弛豫分为纵向弛豫和横向弛

豫两种。）

2）T2：反映T2弛豫时间。

3）T1加权像（T1 weighted image，T1WI）：主要反映组织间T1弛豫（纵向弛豫，是指人体在MR机磁体内和产生一个沿外磁场纵轴方向的总磁距，成为纵向磁化。）值差别。

4）T2加权像（T2 weighted image，T2WI）：主要反映组织间T2弛豫（横向弛豫，是指发射的射频脉冲还使振动的质子做同步同速运动，处于同相位，这样质子在同一时间指向同一方向，形成横向磁化）值差别。

5）质子加权像（proton density weighted image，PDWI）：主要反映的是组织间质子密度的弛豫时间差别。在DWI中通常以表观扩散系数（apparent diffusion coefficient，ADC）描述组织中水分子弥散的快慢，并可得到ADC图。将每一像素的ADC值进行自然对数运算后即可得到DWI图，因此同一像素在ADC图和DWI图中的信号强度通常相反。

（2）MRI增强检查　通过给予对比剂，人为改变组织与病变间T1值与T2值对比，即T1WI或T2WI图像的信号强度对比，以利病变的检出和诊断。

常用对比剂为钆（gadolinium）的顺磁性螯合物，其主要目的是缩短T1值，增加T1WI图像上病变与正常组织的信号强度对比。

2. 多种成像序列

（1）常用经典序列　①自旋回波（spin echo，SE）。②快速自旋回波（turbo SE，TSE；fastSE，FSE）。

（2）其他成像序列　①梯度回波（gradient echo，GRE）序列。②反转恢复（inversion recovery，IR）序列。③平面回波成像（echo planar imaging，EPI）。

3. 多方位断层图像

（1）常规位　横轴位断层图像

（2）其他　冠状位、矢状位，或任何方位倾斜面。

4. 高组织分辨力

（1）高分辨力基础　成像原理、多参数、多序列。

（2）优点　准确地识别正常结构和病变的不同组织类型，有助于病变的检出及诊断。

5. 受流动效应影像

（1）流动的液体成像原理　流体的流速、流动类型成像序列。

（2）分类　①磁共振血管成像。②时间飞跃法。③相位对比法。

6. 功能性磁共振成像

功能性磁共振成像（functional MRI，fMRI）可反映人体功能方面信息以及病变导致的功能变化，适用于：①扩散加权成像（diffusion weighted imaging，DWI）。②灌注加权成像（perfusion weighted imaging，PWI）。③脑功能定位成像。

7. MR 波谱检查

波谱（magnetic resonance spectroscopy，MRS）

（1）原理　利用磁共振化学位移现象来测定组成物质的分子成分的一种检测方法，是目前唯一可测得活体组织代谢物的化学成分和含量的检查方法。

（2）常规　氢质子波谱成像。

五、淋巴结结核核 MRI 表现

（一）颈部淋巴结结核 MRI 表现

1. 分型

根据颈部淋巴结结核不同病理阶段的成像特点，依据病理分型，可分为以下四种：

（1）Ⅰ型结核结节及肉芽肿形成。

MRI 表现病变淋巴结正常或略肿大，界清而光滑，T1WI 略低 T2WI、DWI 及 T2STIR 高信号，增强呈明显均匀实性强化，中心未见低密度区。

（2）Ⅱ型淋巴结干酪样坏死。

MRI 表现为中心呈 T1 低 T2，T2STIR 高信号，DWI 中央低周边为环状高信号；ADC 图显示病灶中央为高信号，周边环状等、稍低信号。病灶周围脂肪间隙尚清晰。MRI 增强扫描均呈环状强化，中心无强化的坏死区较 MRI 平扫更为清晰（见图2－37）。

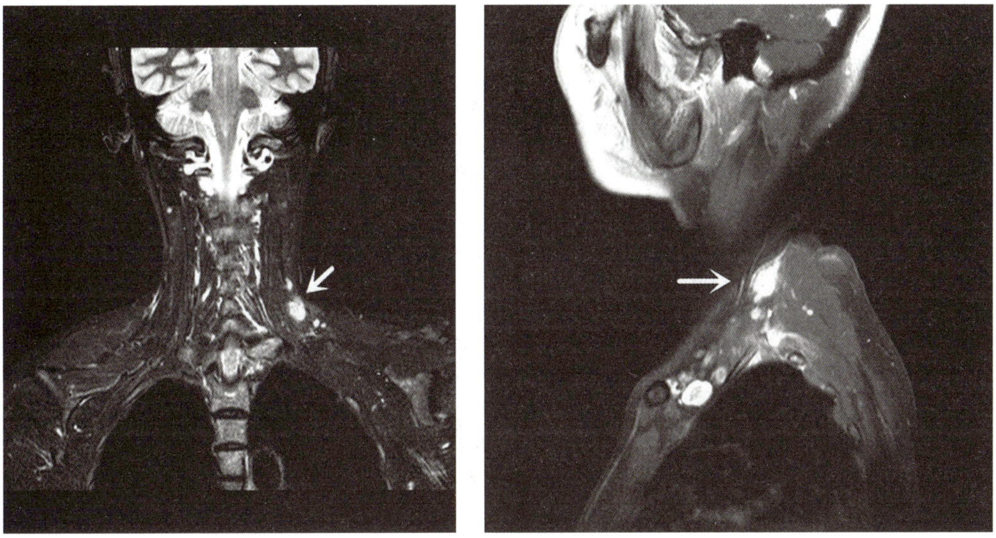

左侧颈下部见一处结节影，边界较清，大小约为 11mm，
磁共振增强后，病灶欠均匀强化，强化明显（见白箭）

图 2－37　颈部 MRI

（3）Ⅲ型淋巴结包膜破坏、融合粘连，周围可见炎性浸润，脂肪间隙模糊、消失。病灶内部结构更加混杂，各淋巴结间信号融合，周围间隙模糊伴片状炎性渗出信号，核磁增强呈周边不规则厚壁环形强化、中心无强化或中心分隔强化（见图2－38）。

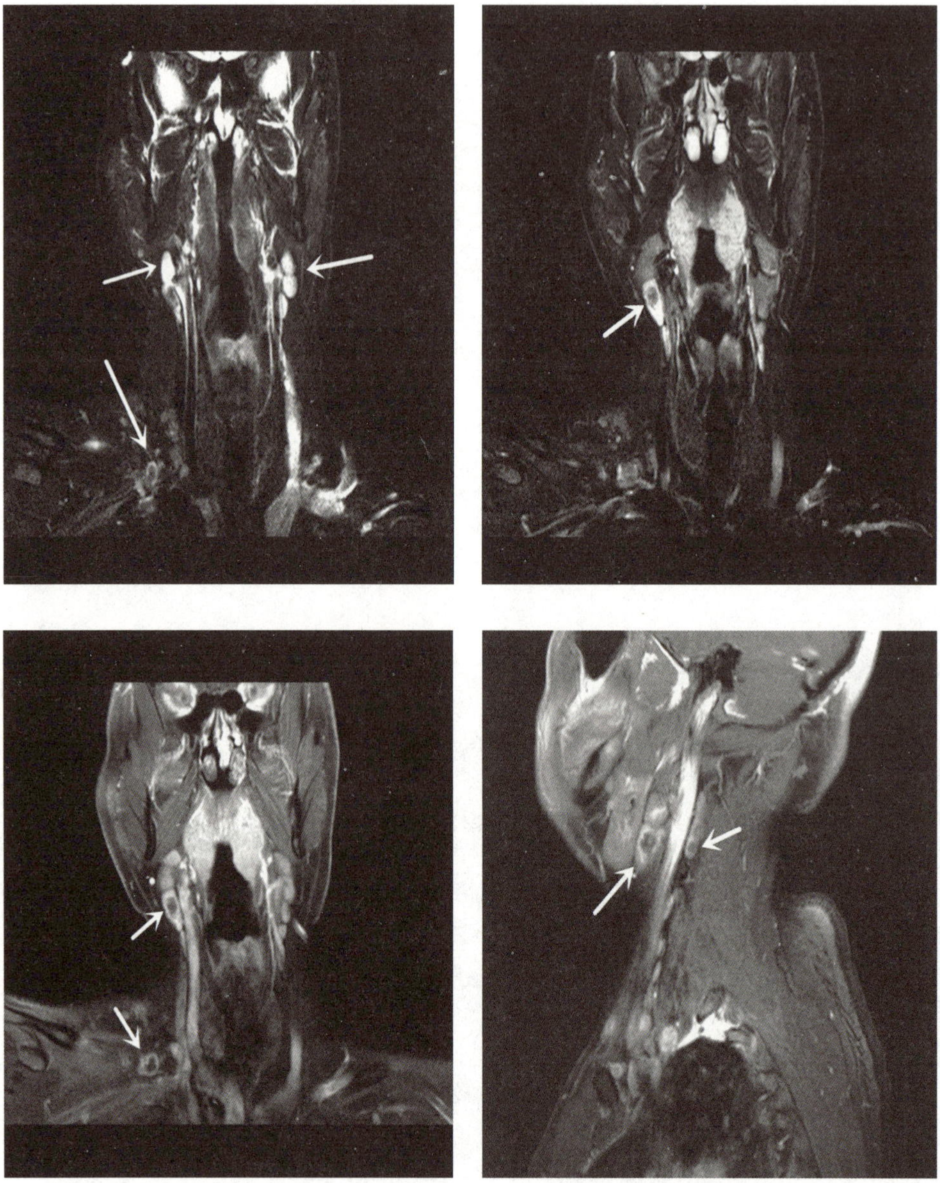

两侧锁骨上窝、双侧胸锁乳突肌旁及双侧颌下见多发结节影，聚集呈簇，核磁增强后，病灶呈环形强化，部分内部不强化（箭头处）。右锁骨上窝病灶与周围血管分界存在

图2－38　颈部MRI

（4）Ⅳ型淋巴结干酪样坏死破溃、侵及周围组织并形成窦道及冷脓肿。

MRI 表现为肿大融合且不均匀信号的淋巴结，周围结构和皮下脂肪内炎性浸润、脓肿及窦道形成，以增强显示最佳。MRI 增强扫描呈周边不规则厚壁环形强化，中心分隔强化，环不完整，中心未强化区延伸至淋巴结外，周围脂肪间隙消失（见图 2－39、图 2－40、图 2－41）。

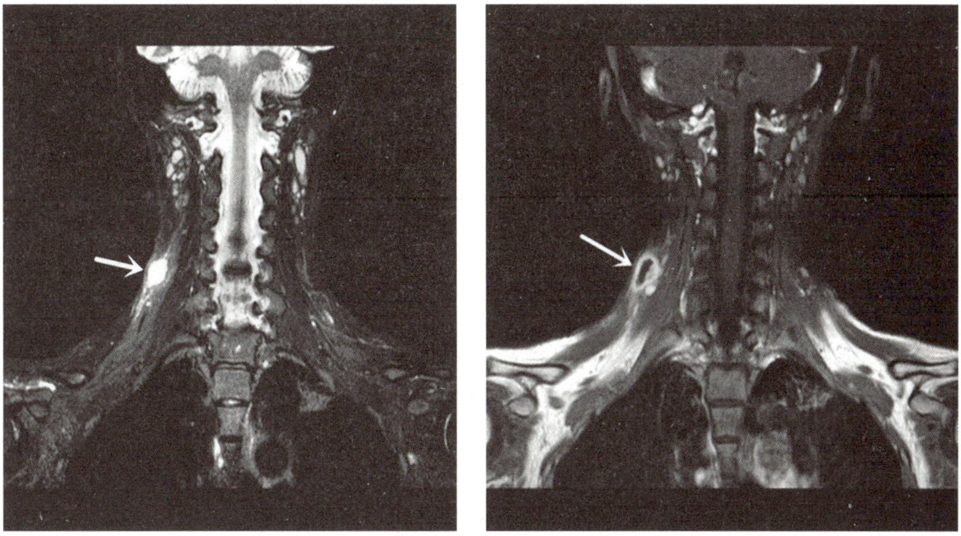

双侧颈部及双侧颌下区见多个结节，MRI 增强扫描部分病灶呈环形强化（箭头处）。周围伴少许片絮状长 T1、长 T2 信号影，累及临近表面皮肤

图 2－39 颈部 MRI

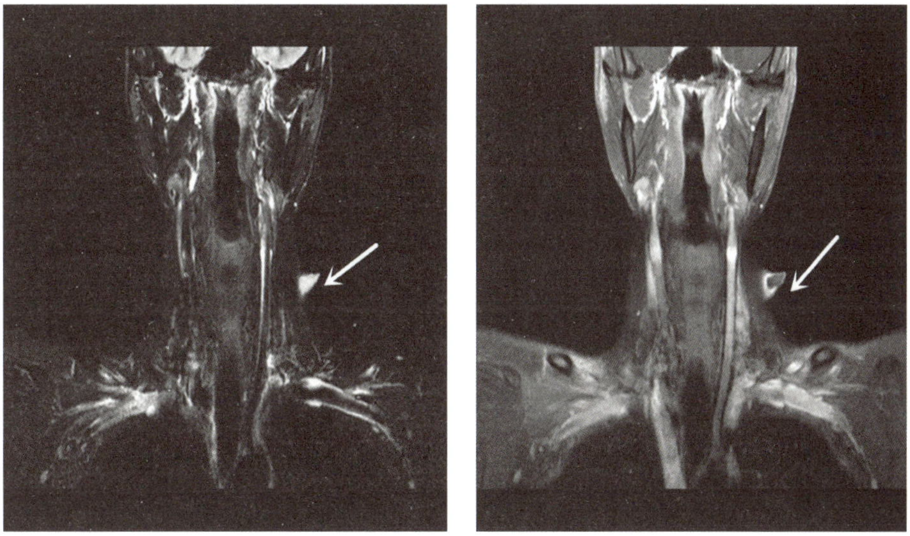

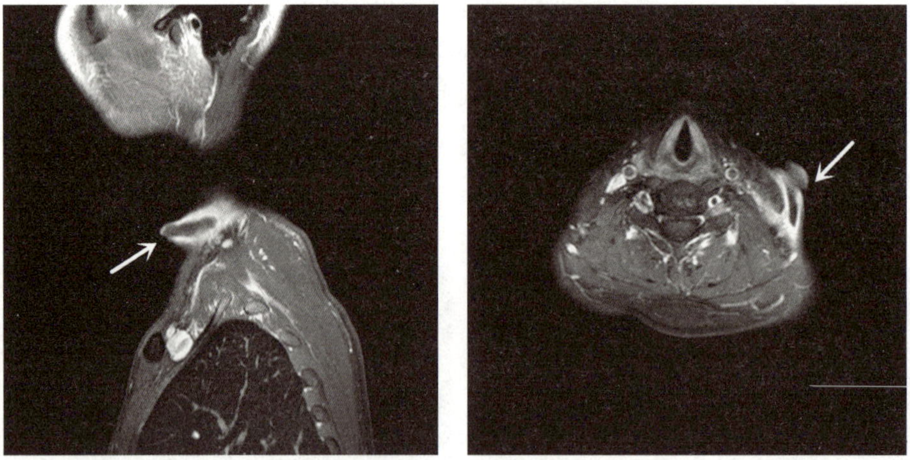

左侧胸锁乳突肌周围软组织 T2 信号增高，层次稍模糊并形成窦道（箭头处）

图 2－40　颈部 MRI 平扫

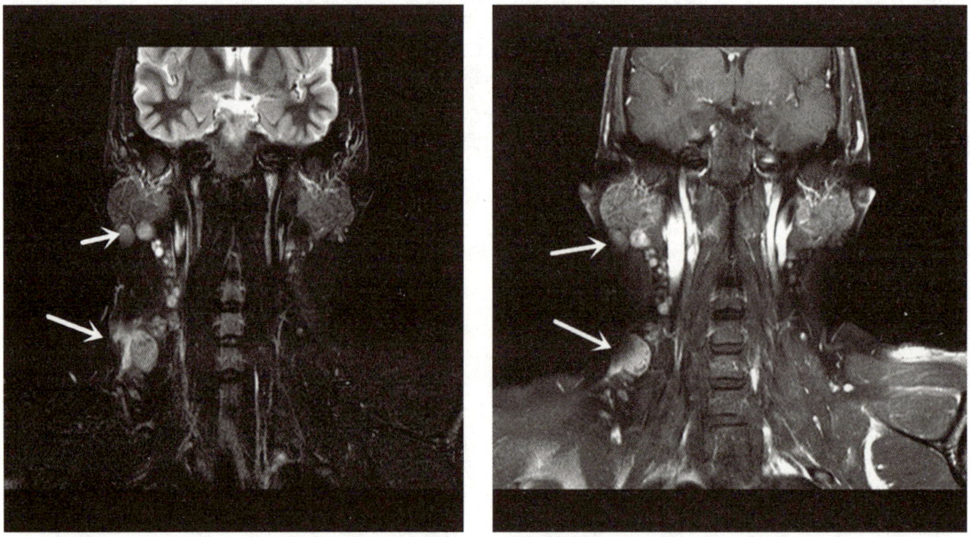

右侧颈部及右侧锁骨上窝多发肿大淋巴结，部分融合伴坏死，
右侧颈部局部病变浸润至皮下（箭头处）

图 2－41　颈部 MRI

（二）胸部淋巴结结核 MRI 表现

1. 纵隔淋巴结结核 MRI 表现

（1）*胸部淋巴结结核以纵隔内淋巴结结核居多*　①肿大淋巴结以多发为主，单侧多于双侧，右侧多于左侧以 2R、4R 及 10R 区多见。②肿大淋巴结形态较规则，边界清楚，病变早期较少融合，后期相邻区域淋巴结因包膜破溃也可融合为较大不规则团块。③MRI 对肿大淋巴结内部坏死较敏感，可在肿大淋巴结内部显示斑片状或点状长 T1、长 T2 信号。

（2）淋巴结强化表现与病理对照

1）病理：

一期：淋巴结增生，以结核结节及肉芽肿形成为主要改变。

二期：肉芽肿内部出现干酪样坏死，进而发生液化性坏死。

三期：淋巴结包膜破坏，易导致相邻淋巴结融合或淋巴结与周围组织粘连。

四期：干酪样坏死物质破溃，形成空洞，但这种表现极少发生于纵隔。

2）相应 MRI 表现

一期病变主要表现为淋巴结均匀强化，显微镜下观察淋巴结中心常无坏死或坏死范围小，影像难以鉴别。

二期及三期病变则表现为环形，分隔状或不均匀强化，显微镜下可见强化部分为富含毛细血管的结核性肉芽组织，未强化部分为无结构均匀红染的干酪样坏死物质或液化坏死物质，分隔状及不均匀强化则为较大淋巴结内部出现多中心干酪样坏死或相邻淋巴结破溃融合所致。

（三）腹部淋巴结结核 MRI 表现

腹部淋巴结结核在临床上较为少见，但腹腔内脏器是淋巴结结核最易受累部位之一。实质脏器受累多于空腔脏器。腹部结核可发生单个脏器，也可多器官、多系统同时发病。腹部结核缺乏典型临床表现，易漏诊与误诊。尤其是不伴有肺结核者，诊断较难，常需临床、影像与病理相结合才能确诊。

（1）腹部淋巴结结核　腹部淋巴结结核是腹部结核病最常见的表现，占 55%～66%。最常见的表现是肠系膜和胰腺周围淋巴结肿大，常呈多组淋巴结同时受累。

MRI 表现：①大多数腹部淋巴结结核表现为干酪样坏死特征，肿大淋巴结，中央低坏死区，MRI 增强扫描呈环形强化。②其他表现包括淋巴结融合呈混合信号肿块、密度均匀、强化均匀的肿大淋巴结及淋巴结数量增多但大小正常或稍增大。③腹部淋巴结结核所致淋巴结肿大一般不会导致胆道、胃肠道或泌尿生殖道的梗阻，一旦出现梗阻则提示其他疾病可能。

（2）结核性腹膜炎　结核性腹膜炎占全部结核病的 5%，腹膜炎可经血行、淋巴循环播散而来，亦可以是淋巴结结核破溃或者胃肠道、输卵管结核直接蔓延。结核性腹膜炎可分为四型：腹水型、粘连型、干酪型、脏层腹膜型，各型可单独出现或同时出现。

MRI 表现：①腹水型：最多见，占 90%，预后最佳，因含较多的蛋白成分和细胞成分，T_1信号呈等或稍高信号，T_2系列呈高信号，有一定特征性，腹膜钙化少见但有较高鉴别价值。②粘连型：占 60%，腹水量较少而大量纤维组织增生导致腹膜、网膜和肠系膜广泛粘连、增厚为该型重要特征。③干酪型：少见，多有前两型演变而来，但本病重型。病理上以干酪样坏死为主，伴大量纤维组织增生和粘连。MRI 表现为腹内大量多房囊样病变，囊内为干酪坏死物，MRI 增强扫描不强化，囊壁与分隔多轻度强化。④脏器腹膜结核：罕见，多表现为脏器表面粟粒性结节或脏器包膜增厚。

（3）腹部脏器结核

MRI 表现：①肠结核：为消化系统中最常见者。多累及回盲部，分溃疡型（60%）、增殖型（10%）、混合型（30%）。MRI 用于胃肠道结核越来越广泛，常表现为回盲部肠管壁增厚、典型者向心性的增厚，肠粘连，常见局部淋巴结肿大。②肝结核：临床较少见，分粟粒型、结节型、结节肿块型。③脾结核：脾脏是一个免疫器官，结核菌难以在其内生存，故脾结核很少见。分粟粒型、结节型、脓肿型、钙化型、混合型。④泌尿系、胰腺、肾上腺、胆囊、生殖系统均可发生结核，但发病率较低，在此不详细介绍。

（唐晨虎　吴雪　杨小庆）

第六节　病理学诊断

淋巴结为主要的外周淋巴器官，位于身体各处淋巴回流的通路上，有滤过病原微生物的作用，但其主要的机能是淋巴细胞在抗原的刺激下，产生细胞免疫和防御入侵机体的致病因子。结核分枝杆菌侵及淋巴结时可导致淋巴结肿大，形成以结核结节为特征的增殖性病变。组织细胞的形态学在淋巴结结核的诊断和鉴别诊断中发挥着重要的作用。淋巴结结核病理学诊断主要包含细胞学诊断、组织病理学诊断、免疫组织化学诊断和分子病理学诊断等四个方面。

一、细胞学诊断

淋巴结的细胞学诊断有细胞印片和针吸细胞学检查，临床上细胞印片应用较少，细针穿刺比较常用。淋巴结的细针吸取是人类在疾病诊断中，应用最古老的技术之一，早已成为常规的临床实验操作。细针穿刺细胞学检查（fine - needle aspiration cytology，FNAC）简单快捷、安全系数较高、实用价值高，在临床工作中应用广泛。针吸淋巴结病理是临床确诊淋巴结核的重要手段，阳性率可达 90% 以上。因此有学者提议在结核病流行率较高的发展中国家，这项检查应作为淋巴结结核诊断的首选检查项目。

FNAC 最大的优点是它能应用于几乎任何一个患者而不论其身体状况如何，除有严重凝血功能异常的患者之外，检查过程较少引起副作用且大多数可忽略，只有轻微的不适感。FNAC 应用于可触摸到的肿大淋巴结，对于浅表易触摸到肿大淋巴结可直接穿刺，不易触摸或深部位的肿大淋巴结可在超声引导下穿刺。选用一次性 10 mL 无菌注射器，针的尺寸规格可以在 22 ~27 之间（外径为 0.5 ~0.65mm），无需麻醉。细针穿刺简便易操作，但取材质量和涂片对细胞病理诊断具有重要意义，最佳的标本非常有利于诊断的精确性。患者取坐位或仰卧位，选择淋巴结暴露较好、活动度差、质地硬且直径相对偏小、无液化、坏死或继发感染的淋巴结，避开重要神经、血管。常规用酒精或碘伏消毒表面皮肤，一手食指和中指固定病变，伸展上方的皮肤并稳固地向下压，防止病变在在操作中移动，优势手持一次性 10 mL 注射器，操作时沿肿大淋巴结长轴进针，进针深度以刺入淋巴结半径 1/3 ~2/3 为宜，并保持 2 ~6mL 负压，不同方向来回抽吸5 ~20 次，有标本吸出后先解除负压，然后迅速拔出针头，穿刺部位需按压 5 ~10 分钟，将针吸物均匀涂薄片 2 ~ 4 张，针管内剩余材料或重新穿刺获取标本伸入细胞保存液中备用；晾干涂片分别行刘氏染色液染色和抗酸染色，镜检，做细胞学诊断。

（一）细胞学特征

根据细胞结构特点及病程可分为五型，如下。

1. Ⅰ型

Ⅰ型又称结核前期、淋巴细胞增生期。

Ⅰ型以成熟淋巴细胞为主，原、幼淋巴细胞增多在 10% ~ 30% 之间，单核细胞、组织细胞、浆细胞呈反应性增多，但未见坏死灶，可查到少数散在的类上皮细胞及免疫母细胞，此期缺乏特异性，结核抗体（ + ）、PPD 试验（ + ）。

2. Ⅱ型

Ⅱ型又称结核早期、淋巴结节期。

Ⅱ型以成熟淋巴细胞为主，并见到较多淋巴细胞与组织细胞聚集形成的结节称为淋巴结节，是该期主要的形态结构特征，并伴少数类上皮细胞。

3. Ⅲ型

Ⅲ型又称中期，结核结节期。

Ⅲ型以成熟淋巴细胞为主，早期上皮样细胞增多，许多晚期类上皮细胞与淋巴细胞聚集在一起形成“结核结节”，有时可见典型郎汉斯巨细胞，并伴单核细胞、浆细胞、组织细胞不同程度增多。

（1）类上皮细胞又称单核 - 组织样巨噬细胞（见彩插图 2 - 42、彩插图 2 - 43），大小为 25 ~ 35μm，多呈不规则圆形、椭圆形，核较小，核染色质疏松，颗粒网状，核仁为 1 ~ 2 个，胞质丰富，有的细胞浆相互融合在一起呈灰蓝色，有时稍带粉红色颗粒。

（2）郎汉斯巨细胞又称结核结节（见彩插图 2 - 44），是由许多类上皮细胞增殖融合形成结核结节，核 2 ~ 100 个不等，多呈卵圆形，排列呈马蹄形或半环形，胞浆呈灰蓝色，有时稍带粉红色颗粒。

（3）结核性肉芽肿以结核结节为主，伴不同干酪样坏死物及钙化，可见多核结核结节和类上皮样细胞，上皮样细胞核漂浮在坏死物中，呈胡萝卜形、梭形、卵圆形、圆形，多呈堆成片或散在。

4. Ⅳ型

Ⅳ型又称晚期、干酪样脓样坏死期。

整个淋巴结构被完全破碎，大量坏死组织及细胞碎屑（见彩插图 2 - 45），杂乱无章，可见少数残核碎影，偶见退化类上皮细胞及残碎结核结节，潜伏在藏蓝、浊蓝背影中，抗酸菌（3 + ）。

5. Ⅴ型

Ⅴ型又称恢复期、纤维组织增生期。

结核治疗恢复以纤维结缔组织增生告终。整个淋巴结坚硬，形成结节或瘢痕，穿刺困难，涂片以组织细胞、柳条状纤维细胞、网状纤维增生为主，并伴间质。

（二）鉴别诊断

若涂片中可见淋巴细胞、郎汉斯巨细胞、类上皮细胞及坏死物即可诊断淋巴结结核；若涂片中仅见淋巴细胞、多核巨细胞及类上皮细胞，则只能诊断为淋巴结肉芽肿性病变，需要与出现肉芽肿性形态特点的疾病相鉴别。

FNAC 因具有获取组织少，难以显示组织结构等局限性，在保证取材和涂片制作质量的前提下，细胞学诊断仍然会有少数病例出现误诊和漏诊。鉴别诊断主要有结节病、坏死性淋巴结炎、非结核分枝杆菌肉芽肿性病变、霍奇金淋巴瘤、猫抓病、鳞癌伴坏死及巨细胞反应等（见彩插图 2-46、彩插图 2-47、彩插图 2-48、彩插图 2-49）。结节病也是一种肉芽肿性疾病，原因不明，可累及体内任何器官，淋巴结最常累及。镜下见大量上皮细胞，偶见郎汉斯巨细胞或多核巨细胞组成，但无干酪样坏死；偶见酸性颗粒状坏死，巨细胞内可见两种包涵体：schaumann 小体或星形体，抗酸染色阴性。组织细胞性坏死性淋巴结炎，镜下见大量组织细胞和核碎片，有明显坏死，但无中性粒细胞、类上皮细胞和多核巨细胞。猫抓病由多形态的革兰氏阴性杆菌汉塞巴尔通体感染引起的化脓性肉芽肿性炎，镜下可见淋巴细胞和组织细胞增生、多量的中性粒细胞，偶见多核巨细胞，后期可有多灶性脓肿形成，类上皮细胞不明显，且抗酸染色阴性。

淋巴结结核需要与霍奇金淋巴瘤伴巨细胞反应相鉴别，后者可见诊断性双核镜影 R-S细胞等。淋巴结转移性鳞癌伴大片坏死及巨细胞反应时，易误诊淋巴结结核，前者镜下可见核大、深染的异型细胞，免疫组化上皮标记阳性，易与后者相鉴别。

（三）注意事项

为避免因穿刺操作引起的标本量不理想，减少漏诊、误诊，首先对穿刺涂片快速染色并立即显微镜下观察，必要时应增加穿刺次数以获取更多的组织，其次要选取合适的进针点，改变穿刺角度和部位，尽量多点多方向穿刺，对于有出血坏死病例应在抽掉液体坏死物后，在肿块实质部位补抽。再次抽吸操作不当同样影响细胞的吸出量，正确的抽吸方法是进针前留 1~2mL 空隙，进针后使空针内形成负压，根据肿块大小和硬度保持负压在 2~6mL 范围内抽吸 5~20 次，解除负压后再退针。应由经验丰富且受过细胞学诊断专业培训的病理医师进行穿刺操作、制片及阅片，同时密切联系临床，结合患者影像学、血液学等辅助检查综合做出诊断，对于 FNAC 诊断困难的病变不能勉强诊断，而应进一步做组织病理学检查并辅以液基薄层细胞学、免疫组织化学技术、流式细胞技术、基因重排等方法帮助明确诊断。

二、病理学诊断

淋巴结结核（tuberculosis of lymph node）为临床常见病之一，活检标本中，以颈部和颌下淋巴结结核多见。淋巴结结核病变与结核发生于其他器官时，同样以渗出性或干酪样坏死为主，亦可以形成以结核结节为特征的增殖性病变。

（一）肉眼病变

结核病变常累及某一组淋巴结，被累及的各个淋巴结反应往往不一致：可以较均匀地累及各个淋巴结，也可以使1～2个淋巴结肿大比较明显。淋巴结常成群受累，累及的淋巴结多肿大，直径为（1～2）～10cm，粘连成串，质韧，与周围组织多粘连。若形成干酪性坏死后或脓肿时变软，并有波动，皮色暗红。淋巴结切面呈孤立结节或互相融合成团，呈灰红色至黄白色，干酪化时可变成脂黄色。淋巴结结核干酪样坏死后可液化形成寒性脓肿，皮肤破溃后形成结核性窦道，排出物内含有大量的结核分枝杆菌。脓液有时潜行至其他部位形成脓肿。淋巴结结核以增殖病变为主时，病程十分缓慢，淋巴结可逐渐纤维化，部分钙化，而淋巴结周围组织无明显变化。

（二）病理变化

病变早期以炎性渗出为主，局部有嗜中性粒细胞浸润，但很快被巨噬细胞所取代，随后转变为以增生为主或以坏死为主的病变，形成结核结节，结核结节为粟粒大小，灰白，界限清楚。以渗出或以增生为主的病变均可继发干酪样坏死。肉眼观多结核坏死灶呈淡黄色，均匀细腻，质地较实，状似奶酪，故称干酪样。镜下观干酪样坏死为红染无结构的颗粒状物，是彻底的凝固性坏死，对淋巴结结核病理诊断具有重要的意义。干酪样坏死物中经抗酸染色可检出其内含结核分枝杆菌，可成为结核病恶化进展的原因。典型病变为结核结节形成伴有不同程度的干酪样坏死，即镜下观结核结节主要由类上皮细胞构成，其间散布数量不等的郎汉斯巨细胞，结节周边散布数量不等的淋巴细胞及少量反应性增生成纤维母细胞，结节中央有干酪样坏死（见彩插图2－50、彩插图2－51、彩插图2－52）。

类上皮细胞（epithelioid cell）为梭形乃至多边形细胞，常以细胞浆凸起互相连接，核呈圆形或卵圆形，淡染，甚至可呈泡状，核内有1～2个核仁，类似上皮细胞。抗酸染色亦可检出其胞浆内的结核杆菌。该细胞来源于血液中的单核细胞或组织内的巨噬细胞吞噬结核分枝杆菌后，经菌体释出磷脂，逐渐转化为类上皮细胞。多数类上皮细胞相互融合或一个细胞核分裂、胞浆不分裂形成郎汉斯巨细胞。郎汉斯巨细胞（Langhan's giant cell）主要由类上皮细胞融合而成，为胞浆丰富的多核巨细胞，直径可达300μm，其胞浆突起和类上皮细胞的胞质突起相连接，核的形态与类上皮细胞核大致相同，数量为20～40个或更多，核排列在胞浆周围呈花环状、马蹄形或密集在胞体一端。

淋巴结结核主要可分为以下三种病理类型。

1. 干酪样结核性淋巴结炎

干酪样结核性淋巴结炎多见于儿童时期的肺门淋巴结结核，但也可见于青年。肿大淋巴结切面呈灰黄色，易脆，如马铃薯（马铃薯腺）。镜下观淋巴结组织几乎全部陷于干酪样坏死，仅在被膜下还有狭窄带状的淋巴结组织残留，在干酪样坏死物的边缘，可见少数类上皮细胞和郎汉斯巨细胞的出现，综合上述组织所见可做出病理诊断。这些干酪样淋巴结有时可软化破溃形成结核性溃疡或瘘管，倘穿破血管即发生结核菌血道播散而成为引发粟粒性结核病的病灶。

2. 增殖性结核性淋巴结炎

增殖性结核性淋巴结炎是以形成增殖性结核结节为主的结核性淋巴结炎，呈慢性经过，淋巴结徐徐肿大，可达鸡蛋大或更大。多见于颈部淋巴结，也可见于腋下淋巴结及腹股沟淋巴结。肉眼观，具有包膜，切面均质无结构，灰白色带黄。镜下观可见近圆形的和由于互相融合成为不规则形的增殖性结核结节。类上皮细胞为其主要的构成成分，有的可完全由类上皮细胞构成，但通常都伴有或多或少的郎汉斯巨细胞，结节中央区域常可发现少量或微量干酪样坏死物质。陈旧性结节的周边区域可出现胶原纤维化，有时甚至整个结节可转化为玻璃样变的瘢痕组织。

3. 混合型结核性淋巴结炎

混合型结核性淋巴结炎在其淋巴结干酪样病灶周围常出现一定厚度的结核性肉芽组织，其中可夹杂着结核结节。类上皮细胞性增生性反应较干酪样型淋巴结炎时远为显著。此型多见于锁骨上淋巴结结核，如向皮肤破溃则可形成瘘管。

（三）鉴别诊断

需与淋巴结结核鉴别的淋巴结肉芽肿病变很多，如猫抓病（见彩插图 2－53）、麻风、梅毒、布氏杆菌性淋巴结炎、铍中毒、非典型结核分枝杆菌淋巴结炎、霍奇金淋巴瘤和组织细胞性坏死性淋巴结炎等。卡介苗接种引起的淋巴结炎表现为淋巴髓索和髓窦内大量胞浆呈小空泡状，吞噬含结核分枝杆菌的组织细胞，类似瘤型麻风。

结节病是一种系统性疾病，其病因至今未明。全身淋巴结均可累及，纵隔淋巴结累及率最高，浅表淋巴结中则以颈部、腋下淋巴结累及最常见。淋巴结最大直径一般 $<$ 2cm，质地较硬，切面上可能见到微小的灰黄色斑点，但其边界较结核清晰。镜下观其基本病变是由上皮样细胞、散在郎格汉细胞和淋巴细胞共同组成的小型肉芽肿，无坏死或仅局限于中央的小型纤维素样灶（见彩插图 2－54）。但其肉芽肿较小，其中偶见多核巨细胞，如果多核巨细胞数量很多则结节病的可能性比较小。有时在巨细胞胞浆中可见到 Schaumann 小体、星芒状小体和草酸钙结晶。

非典型结核分枝杆菌淋巴结炎患病率在约占结核分枝杆菌淋巴结炎患病率的 10%，是肉芽肿性淋巴结炎的常见病因，当儿童颈部淋巴结发生干酪性肉芽肿性病变而不伴有肺部受累时，很可能是由非典型分枝杆菌引起，其特点为症状轻，无结核病疫苗接种史，对抗结核药物不敏感。未经特殊治疗情况下，其炎性渗出物的流出可持续数月或数年，痊愈后可导致瘢痕和挛缩。镜下观宿主的反应与结核病变难以区分，非典型结核分枝杆菌淋巴结炎可发生与结核十分相似的各种病变，常常伴有干酪样坏死，需依靠微生物病原学鉴定细菌来确定。

干酪样结核与梅毒树胶样肿极为相似，但后者坏死常不彻底，坏死灶内可见组织及细胞轮廓和较多的细胞碎屑，其周围富含淋巴细胞、浆细胞的肉芽组织及纤维瘢痕。

对于组织细胞增生性坏死性淋巴结炎，淋巴结大小、数量不等，边界较清晰的碎屑性坏死灶，组织细胞显著增生并吞噬核碎屑（见彩插图 2－55），散在的 T 淋巴细胞主要是 CD_8^+ T 淋巴细胞，无中性粒细胞和嗜酸性粒细胞浸润，无类上皮细胞和郎罕斯巨细胞，坏死区抗酸染色为阴性。

三、免疫组织化学诊断

免疫组织化学（immunohistochemistry，IHC）是基于抗原－抗体相互识别，在光学显微镜的水平上利用抗体特异性结合，对组织或细胞内的特异性抗原进行定位的一种方法。IHC 是病理科常用的检测方法，但目前主要应用于肿瘤疾病的诊断及分型，在结核病诊断应用中非常少。主要存在的问题是缺少可用于结核病诊断的 IHC 抗体及判读标准。Tadele A、Beyene D、Hussein J 报道利用挪威卑尔根大学提供的识别结核分枝杆菌复合群特异抗原 MPT 64 的抗体，其敏感性和特异性分别为 74.5% 和 89.5%。与萋尼染色（13.7%）及分枝杆菌培养（19.6%）的阳性率相比，ICC 可以显著提高结核病的诊断阳性率。Feng GD、Shi M、Ma L 报道利用识别结核分枝杆菌分泌蛋白 ESAT－6 的抗体进行 ICC，可以有效提高结核性脑膜炎的诊断阳性率。与传统的萋尼染色阳性率（3.3%）相比，免疫细胞化学（immunocompetent cell，ICC）阳性率可以达到 75.1%。车南颖、曲杨、张晨报道了利用自主研发的识别结核分枝杆菌分泌蛋白 Ag85B 抗体进行 IHC 检测。结核病组织标本中的 IHC 结果显示，Ag85B 表达部分及强度与抗酸杆菌的分布一致，表明该抗体具有良好的特异性，并根据 Ag85B 的表达特点提出了 IHC 阳性判读标准。相比萋尼染色阳性率为 31.4%，IHC 阳性率为 50.5%，可以显著地提高结核病诊断阳性率。此外 IHC 不使用油镜，可大幅提高病理医师的阅片速度。

人体内源的免疫相关基因的表达也可以为结核病的诊断提供依据。比如 CD68、CD163 作为组织细胞特异抗原，可以帮助区分类上皮细胞与上皮来源的细胞，有助于确认肉芽肿细胞成分。胸腺素 β4（thymosinβ4，Tβ4）在初始肉芽肿及肉芽肿病变中有高表达，并只在坏死组织周围的组织细胞中有表达。免疫调节蛋白——淋巴细胞激活基因 3（lymphocyte－activation gene 3，LAG3）蛋白在结核分枝杆菌感染的恒河猴组织标本中表达，他们发现 LAG3 在活动性肺结核恒河猴的肉芽肿病变中高表达，但在潜伏感染恒河猴的肉芽组织中低表达。同时猿免疫缺陷病毒（simian immunodeficiency virus，SIV）感染引发潜伏结核感染或单独 SIV 感染中 LAG3 表达并没有激活。这些结果提示，与免疫应答或调节相关的蛋白可能与结核病的发病密切相关，具有成为结核病诊断分子标志物的潜力（见彩插图 2－56、彩插图 2－57、彩插图 2－58、彩插图 2－59）。

四、分子病理学诊断

分子病理学诊断是传统病理学诊断的重要补充，在结核病病理诊断中起着越来越重要的作用，其主要是通过核酸扩增技术在组织标本中检测是否存在结核分枝杆菌特异性基因片段。结核病组织标本的分枝杆菌培养阳性率一般比较低，多项研究结果表明，基因检测技术可以有效地诊断结核病的阳性率。虽然 PCR 技术敏感、快速，但也存在假阳性和假阴性的可能，因此结核病病理学诊断不能完全依赖分子病理学检测结果，应结合传统病理学检查结果及其他临床信息。

基因检测技术在痰标本及分枝杆菌培养物的检测中应用非常广泛，已经成为临床诊断中最为常见的诊断方法，但是这些技术在组织标本的检测中需要进一步验证其有效性。SeoAN、Park HJ、Lee HS 探索了五种 PCR 方法在结核病患者福尔马林固定、石蜡包埋（formalin fixed pareffin－embedded，FFPE）组织标本中检测阳性率，发现阳性率为 31.3%～87.5% 不等，差异性比较大。因此选择适合不同组织标本的基因检测方法，对于结核病病理学诊断是非常重要的。利用显微切割技术富集结核病变组织可进一步提高基因检测敏感性。目前最常用的组织显微切割方法是激光切割，但主要存在着成本高、耗时长的缺点。Hudock TA、Kaushal D 介绍了一种新的显微切割方法，具有快捷、廉价等优点，尤其有利于提取 FFPE 中的 RNA，通过这种方法从感染结核分枝杆菌恒河猴的 FFPE 组织中，显微切割富集了肉芽肿组织，并提取组织中的 RNA，通过 PCR 证明其中含有结核分枝杆菌的 16S RNA。

分子病理学检测技不仅有助于提高结核病确诊率，还可以帮助病理医师做出更加精细准确的病理学诊断。利用传统的组织形态学及病原学方法很难鉴别诊断结核病和非结核分枝杆菌疾病。通过检测分枝杆菌特异的基因片段，分子病理学检测技术可以有效地区分这两种近亲病。

近几年来基于 PCR 技术基础上的分子生物学诊断技术得到不断的改进和发展，使其操作更加简便、成本更加低廉、效率更高。这些分子生物学诊断技术主要集中在 Xpert MTB/PIF 技术，另外在焦磷酸测序技术、溶解曲线分析基因突变技术、质谱分析技术等得到进一步验证。

（一）Xpert MTB/RIF 技术

由美国 Cepheid 公司研发的 Xpert MTB/RIF 技术是一项基于实时 PCR 检测的快速全自动的核酸扩增技术。Xpert MTB/RIF 技术是集痰标本处理、DNA 提取、核酸扩增、结核分枝杆菌特异核酸检测、利福平耐药基因 rpoB 突变检测于一体的结核病和利福平耐药结核病快速诊断方法。手工操作部分仅需 5 分钟，并且由于整个过程在封闭的腔室内自动化完成，无须生物安全需求。Xpert MTB/RIF 技术在结核性淋巴炎等检测表现出了较高的敏感性和特异性。

1. Xpert MTB/RIF 技术在结核病诊断中的应用

对于淋巴组织及抽取物样本，Xpert MTB/PIF 与培养相比的总敏感性为 83.1%，与复合参考标准相比的总敏感性为 81.2%，因此 WHO 推荐 Xpert MTB/RIF 用于淋巴结核和结核性脑膜炎等肺外结核病的诊断。

2. Xpert MTB/RIF 技术在利福平耐药结核病诊断中的应用

Xpert MTB/RIF 是一种简便、快速、准确，且能够同时对脊柱结核临床标本结核分枝杆菌检测与利福平耐药性检测的分子检测技术，具有潜在的临床应用价值。

（二）焦磷酸测序技术

焦磷酸测序（pyrosequencing）技术是一种以检测 DNA 合成过程中产生焦磷酸为基础的实时 DNA 测序技术，操作简单、准确性高，一次能完成 96 个样品的检测。焦磷酸测序技术适于对已知的短序列的测序分析，其可重复性和精确性能与 Sanger DNA 测序技术相媲美，而速度却大大地提高。该技术采用测定 IS6110 的方法用来进行结核分枝杆菌复合群的菌种鉴定。对临床菌株的检测，其检测结核分枝杆菌复合群的敏感性达到 98.4%，耐药结果的敏感性为 95.8%。

（三）溶解曲线分析基因突变技术

利用溶解曲线分析基因突变技术既可以分析结核患者易感基因的突变情况，也可以分析结核分枝杆菌耐药基因的突变位点，后者又以耐药基因突变检测为主。2014 年该技术有了进一步的发展，主要有三个方面的内容：①利用恒温扩增联合溶解曲线分析技术（RIARD－MAC）进行分枝杆菌菌种鉴定，主要是胞内分枝杆菌的鉴定；②PCR 探针溶解曲线法（PMAA）进行病原菌的耐药基因突变检测，主要是以厦门至善开发的相关荧光 PCR 溶解曲线法检测耐药突变试剂盒为代表；③高分辨率溶解曲线（high－resolution melting，HRM）法检测耐药基因突变。

（四）质谱分析技术

利用质谱进行细菌分析技术始于 20 世纪 70 年代。临床实验室接受质谱检测技术较为缓慢，但是最近飞行时间质谱分析技术（matrix－assisted laser desorption ionization time of flight mass spectrometry，MALDI－TOF MS）得到了较为迅速的发展。最新以布鲁克公司为代表的质谱鉴定技术能够鉴定 2000 多个菌种，包括 150 余种分枝杆菌。质谱分析的另一重要内容是对结核患者的血清蛋白组进行分析，用于结核病的诊断。新的研究进展关注的是菌阴肺结核病和肺外结核病的诊断。

传统病理学诊断方法依旧在结核病与其他疾病的鉴别诊断中发挥着重要作用，同时免疫组织化学及分子病理学检测新技术目前在少数医院中应用于临床，蛋白质组学分析可以提高结核潜伏感染诊断的准确性，并为潜伏结核感染蛋白水平研究提供新的思路，也是目前结核病病理学诊断的研究热点。

（洪练青）

第七节 中医辨证

一、辨病与辨证

中医外科疾患都是以病命名，外科疾病的诊断不仅要求辨证，也要进行辨病，应当辨证与辨病相结合，是外科疾病的辨证的特点之一。大多时候外科疾病治疗时先辨病，明确诊断，再进行辨证分析，根据不同的证型采取相应的治疗。

中医外科疾病大多发生在体表，都有局部病灶，有形可及，但根源在脏腑，且有全身症状，所以外科疾病的另一辨证特点是局部辨证与全身辨证相结合。中医外科疾病都有一个发生发展和转变转化的过程，也要注意分期辨证。

淋巴结结核，中医称之为瘰疬。《疮疡经验全书》曰：“初起生于耳下及项间，并颐颔下，至缺盆，在锁子骨陷中，隐隐皮肤之内。初生如豆，渐长如李核之状，数目不等，按之则动而微痛，午后微热或夜间口干，饮食少思，四肢倦怠，则坚而不溃，溃而不合。”瘰疬是发生于颈部、腋下等部位的慢性化脓性疾病，因肿块呈串状分布，累累如贯珠，故名瘰疬。

瘰疬的发病初期多由肝气郁结，脾失健运，痰湿内生，痰气互结，形成肿块。初起肿块如豆核大小，皮色不变，不觉疼痛，累累如串珠样，多无全身症状，为硬结期，辨证气郁痰凝证。

随后郁久化热，耗伤阴津，热郁肉腐，出现周围组织肿胀，肿块增大增多，融合成团，皮色渐红，可及波动感，有疼痛不适，可有低热、盗汗等全身症状，为脓肿期，辨证为热郁肉腐证、阴虚火旺证。

脓肿破溃后脓液稀薄，夹有败絮样物质，疮口潜行，经久不愈，可有消瘦乏力、面色无华等虚损症状，为破溃期，辨证为气血两虚证。

二、辨阴阳

阴阳是八纲辨证的纲领，是中医临证思维的基础，也是一切外科疾病辨证的总纲。外科在辨别阴阳属性上根据疾病的发生、发展、症状和转归等各方面的相对性，可直接辨认为阳证或阴证。同时应注意局部和全身情况相结合，辨别真假及阴阳的消长转化。

瘰疬初期结节不红不痛，按之坚实，推之不移，皮色如常，为阴证；中期结节增大、增多，与皮肤、周围粘连，周围肿胀，推之不动，皮色暗红、微热，脓成时可及波动感，疼痛明显，转为阳证；病变后期，脓肿破溃后形成窦道，创周皮色暗红，不痛不肿，创面肉芽苍白，时流稀薄脓液，经久不愈合，为阴证表现。此乃疾病的阴证阳证自身转化。

三、四诊在瘰疬中的应用

（一）望诊

望诊就是用眼睛望患者的整体和局部的情况，观察患者的神、色、形、态的变化。“神”是精神、神气状态；“色”是五脏气血的外在荣枯色泽的表现；“形”是形体丰实虚弱的征象；“态”是动态灵活呆滞的表现。这是对患者面目、口、鼻、齿、舌和苔、四肢、皮肤进行观察，以了解患者的“神”。有神为神志清楚，精神振作，形态自如，语言流畅，反应灵敏；无神为精神萎靡，表情呆滞，反应迟钝，语无伦次。局部望诊，主要是望舌，包括望舌质和望舌苔两方面。

综合望诊在瘰疬病中的应用，可以分为以下几点。

1. 望形态

病变初期肿块多为扁平、圆球形态，呈串珠状排列，体态无明显异常；病情进展，肿块融合成团，可见局部明显肿胀；后期疮疡久病不愈者，一般体质较差，形体消瘦，溃疡疮口肉芽灰白，可见较多絮状坏死物及稀水脓。

2. 望神志

患者形态自如，精神振作，多为正气未衰，预后可；若面容憔悴，精神不振，多为正气衰，病程缠绵。

3. 望颜色

望皮色。初期大多皮色正常；形成脓肿后，皮色逐渐暗红；破溃后，脓水清稀，肉芽苍白。

4. 望舌

望舌质和舌苔。瘰疬初期舌苔大多正常；中期脓成后，苔逐渐转黄，质较红；后期气血两虚者，舌质淡，苔薄白。若舌红少津，无苔者，为气阴两虚。

（二）闻诊

闻诊就是用耳朵听，用鼻子闻。听患者说话的声音、呼吸、咳嗽、呕吐、呃逆、嗳气等的声动；闻患者的体味、口臭、痰涕、大小便发出的气味。

综合闻诊在瘰疬病中的应用，可以分为以下两点。

1. 听声音

若患者经常叹气，与肝郁气滞有关，多见于初期；在肿块脓成、破溃时或有呻吟，急性发作者疼痛呻吟加重。

2. 闻气味

脓液多无明显气味。倘若伴有感染，脓稠色黄，气味腥臭。

（三）问诊

问诊是指详细询问患者发病原因、既往病情、现在病情及自觉症状。包括寒热、汗、头身感、大小便、饮食、胸腹、耳、口等各种状况。

综合问诊在瘰疬病中的应用，可以分为以下几点。

1. 问病因

情绪急躁易怒，多与肝气郁结相关；若有继发感染者，多与肺痨病史相关，病程较长；若兼有咳嗽、头痛、耳鸣、胁痛等症，需排除其他致病因素。

2. 问汗

瘰疬可见午后潮热、夜间盗汗，多为阴虚内热。

3. 问寒热

初期多无寒热，急性酿脓后，可有寒热；中后期有午后潮热，颧红唇干，五心发热者，是为阴虚阳亢。

4. 问饮食

疾病初期一般无胃纳不振等症，后期可出现纳谷不香，形体消瘦等；如平时素喜肥厚辛辣之品，则多因脾运失健，痰湿蕴结，成核为患。

（四）切诊

切诊包括脉诊和触诊两部分。

1. 脉诊

是切脉、候脉。脉象反应了人体脏腑气血的变化。瘰疬属外科疾病，其发生、发展与脏腑功能、气血盛衰密切相关。脉象反应的意义往往与内科有所不同的含义，更应重视。瘰疬脉象常见有以下几种：

（1）弦脉，为气血不和，痰饮郁结，主疼痛。瘰疬出现弦脉，常见于肝气郁结及肿痛较重者。

（2）数脉，为邪热盛，包括实热证与虚热证。若肿核酿脓，热毒内盛见洪数脉；若病程迁延，耗津伤阴，可见细数脉象。

（3）细脉，为微弱细缓等无力脉象属之，主虚证。多见于瘰疬溃破后期气血两虚或气阴两虚。

（4）滑脉，主热证、痰湿证。瘰疬脉象滑数为热盛，为酿脓或有痰；脓疡破溃脉滑而大，为邪热未退，痰多气虚。

2. 触诊

是通过触摸病变部位，以了解病灶大小、深浅、冷热、软硬及有无疼痛、化脓，以及功能障碍等各种病理改变，以便帮助测定病变性质的一种诊断方法。瘰疬大多病变在体表有形并可触及。瘰疬初起结块，累累如串珠，质地硬，皮色不变，皮温不高，按压无疼痛；随后结块渐增大，融合成团，皮色渐红，皮温高，按压疼痛，成脓时皮色暗红，并可及波动感。

四、局部辨证

（一）辨肿

肿是由各种致病因素引起的经络阻隔、气血凝滞而形成的体表症状。肿势的缓急、集散程度，可判断病情虚实、轻重。瘰疬初期多为痰肿，肿势软如棉，或硬如馒，大小不一，形态各异，不红不热，皮色不变。溃脓后表现为热肿，肿而皮色红，皮薄光泽，焮热疼痛，肿势急剧。

（二）辨肿块、结节

肿块、结节是指体内比较大或体表显而易见的肿物，大者为肿块，小者为结节。需辨别其大小、形态、质地、活动度、位置、界限、疼痛、内容物等。瘰疬初起如花生米大小，触之质地韧，累累如串珠状，病程日久，可融合成团，渐如鸡卵，伴有疼痛不适，活动度差。

（三）辨皮温皮色

瘰疬初起表现为阴证，皮温皮色正常；渐增大疼痛，皮色微红，皮温偏高；脓肿成熟后皮色暗红，皮温正常；破溃后形成经久不愈之溃疡、窦则可见创面肉芽苍白水肿。

（四）辨病灶部位

以颈部最为多见，偶可见于颌下和耳前耳后，腋窝、腹股沟较少发病，也可发生于胸内、腹腔。

（五）辨疼痛

痛是气血凝滞、阻塞不通的反应。通则不痛，不通则痛。瘰疬初起多无疼痛，溃脓时有化脓痛，痛势急胀，痛无止时，如同鸡啄，按之中软应指。

（六）辨脓

脓为病理产物，皮肉之间热盛肉腐酿脓而成。辨别脓的有无、部位深浅，可及时处理；依据脓液性质、色泽、气味等变化，判断疾病的走向。瘰疬成脓时局部肿胀疼痛明显，皮温增高，脓液略带腥味，质地清稀，色黄白，可夹有干酪样坏死物质。

（七）辨溃疡

瘰疬溃后疮面色泽多黯淡，脓液清稀，腐肉不脱，新肉不生。疮口多呈凹陷形或漏管，疮面肉色不鲜，脓水清稀，并夹有败絮状物，疮口愈合较慢或反复破溃，经久难愈。

五、辨证分型

（一）分期辨证

1. 硬结期

多见于瘰疬病程初期，颈部结块大小不一，一个或多个数目不等，皮色无明显改变，按之肿物坚实，推之活动度尚可，不发热，局部肿痛也不明显，无明显全身症状。舌质淡红，舌苔腻，脉弦滑。继则融合成块，推之不移，皮色变暗，身低热。舌质淡红，舌尖红，苔薄黄，脉浮数。瘰疬早期多属肝气郁结，横逆伤脾，脾失健运，痰湿内生，痰气互结，气血凝滞。

2. 脓肿期

见于瘰疬病程中期，肿块数月余，逐渐增大融合，与皮肤粘连，皮色暗红，可有酸胀疼痛，触之应指，有波动感。可伴有全身低热、盗汗、心烦失眠。舌质红，舌苔黄，脉滑数或细数。脓肿期根据正气虚衰与否，又分正气未虚，毒邪亦盛和正虚邪实两种情况。前者表现为肿块如鸡卵，中央皮色微红或鲜红，按之应指，周边质地偏硬，触痛明显；后者则表现为肿块皮肤薄软，皮色暗红，波动感明显，无明显触痛。

3. 破溃期

见于瘰疬病程中后期，脓肿破溃后流脓清稀，夹有败絮样或干酪样物质，周围皮色暗红，多为潜行性空腔，或呈哑铃型脓肿，伴有窦道，细长迂曲，创面脓水淋漓，久不愈合，或假性愈合后反复发作。伴有形体消瘦，精神倦怠，面色少华，纳谷不香，。舌淡质嫩，苔薄，脉细。

（二）分型辨证

1. 气郁痰凝型

由于情志不畅，肝气郁结，横逆犯脾，脾失健运，痰湿内生，痰气互结，气血凝滞，结于颈项部，而成本病。明·陈实功《外科正宗·瘰疬论第十九》指出："夫瘰疬者……饮食冷热不调，饥饱喜怒不常，多致脾气不能传运，遂成痰结。"清·陈士铎则认为"瘰疬之症，多起于痰，而痰块之生，多起于郁，未有不郁而生痰者，未有无痰而成瘰疬者"。均提到本病与肝、脾之关系。此型多表现多枚肿核，成串珠状，按之坚实，推之可移，皮肤颜色不变，温度不高，未感到明显疼痛。患者平素性情抑郁，甚至多忧多虑，沉闷欲哭，嗳气纳呆，胸胁胀闷，女性可伴有月经不调，舌苔白腻，脉弦滑或濡缓。

2. 热郁肉腐型

肝气郁结，气机不畅，郁久化热，煎熬津液，灼为痰火，气火郁滞，经络受阻，不通则痛。故《医学心悟·瘰疬》中说"瘰疬，颈上痰瘰疬串也，此肝火郁结而成。"《医宗金鉴·外科心法要诀·瘰疬》描述"或形长如蛤蜊，色赤而坚，痛如火烙，肿势甚猛，名为马刀瘰疬"，即为此证。表现为肿核渐增大，融合成团，活动受限，皮温稍热，皮色微红，按之疼痛，触之偏硬，轻微波动感。病程中或伴有性急易怒，口干苦，失眠多梦，大便秘结，小便短赤，舌红，苔黄腻，脉滑数。

3. 阴虚火旺型

多先有肺肾阴虚，或全身痨病，以致阴虚火旺，肺津不布，虚火内生肉腐成脓。清·梁希曾《疬科全书》曰："疬之成症，原与痨瘵相表里也，同一阴火也，痰也。其痰其火，行之肺脏，初期咳嗽吐血，随成痨瘵，行之经络，则为瘰疬"。表现为局部肿块肿硬或脓肿破溃，流出稀薄脓液，夹有败絮状物，日久不愈合，周围皮肤暗红，疼痛不显。患者多伴有午后潮热，盗汗，遗精，两颧潮红，心烦失眠，口燥咽干，小便短黄，大便干结，舌质红，少苔，脉细数。

4. 气血两虚型

素体正气不足，或久病耗伤，气血亏虚，无力抵御外邪，毒邪留滞，蕴蒸化脓，溃破成漏，脓水淋漓不尽，腐肉郁结局部，气血难以化生，病程缠绵，迟迟不愈。元·齐德之《外科精义·论瘰治法》曰："……经久不差，或愈而复发……"麻瑞亭《医林五十年》指出瘰疬溃后"脓水浅淡，状如粉浆，极难愈合……"此型多在疾病后期，表现为脓水稀薄淋漓，创周皮色暗红，局部形成窦道，或潜行性空腔，久不愈合，或愈后复发。患者伴有身体羸弱，神疲乏力，面色苍白，气短懒言，语声低微，常自汗，头晕目眩，心悸，舌质淡红，苔薄白，脉细弱。

（李辉斌　吴澎）

第三章 鉴别诊断

第一节 西医鉴别诊断

一、淋巴结炎

淋巴结炎是由淋巴结所属引流区域的急慢性炎症累及淋巴结所引起的非特异性炎症，是最为常见的一种淋巴系统疾病，根据起病缓急、病程长短，分为急性和慢性淋巴结炎。

（一）病因及发病机制

淋巴结分布全身，是人体重要的免疫器官，淋巴结有过滤、吞噬与清除进入淋巴液中的微生物（细菌、病毒等）、颗粒物质（如尘埃、异物、含铁血黄素等）及组织细胞（如肿瘤细胞等）的功能，而且还有破坏毒素、参与人体体液和细胞免疫等功能。当致病菌从损伤破裂的皮肤或黏膜侵入，或从其他感染性病灶，如疖、足癣等处侵入，经组织的淋巴间隙进入淋巴管，并进而累及所属淋巴结，可引起淋巴结肿大。

因每一组群淋巴结收集相应引流区域的淋巴液，所以上肢、乳腺、胸壁、背部和脐以上腹壁的感染易引起腋窝淋巴结炎；下肢、脐以下腹壁、会阴和臀部的感染，可以引起腹股沟淋巴结炎；头、面、口腔、颈部和肩部感染，引起颌下及颈部淋巴结炎。口腔、颌面、颈部的淋巴结和淋巴管非常丰富，共同构成了区域性的防御系统，因此颈部淋巴结炎发病率最高。

颈部急性淋巴结炎常见的致病菌为金黄色葡萄球菌和溶血性链球菌。感染来源可以是任何口腔、面部、头皮和颈部的化脓性炎症，如牙源性感染（根尖周炎、牙周炎、冠周炎和牙龈炎等）、颌周间隙感染、颌骨炎症、口腔黏膜感染和溃疡、扁桃体炎、咽炎、面部皮肤和头皮的疖痈等，感染也可来源于口腔及颌面部的损伤，其中以牙源性感染和口腔感染者最为常见。尤其婴幼儿及儿童的全身抵抗力较低，淋巴结的屏障防御结构不完善，上呼吸道感染和扁桃体炎很容易引起急性淋巴结炎。慢性淋巴结炎可以是急性淋巴结炎的一种转归，也可以是原发于面颈部低毒性感染的刺激及机体抵抗力较强的一种反应。

（二）临床表现

1. 急性淋巴结炎

早期病症轻者仅有淋巴结肿大、轻度疼痛，肿大的淋巴结边界清楚，与周围组织无粘连，质地变硬，活动度尚可。当炎症波及淋巴结包膜外，周围出现蜂窝织炎时，则肿胀弥漫，界限不清，疼痛加重，全身反应轻微或有低热，体温一般在38℃以下，此时如未有效地控制，可迅速发展成为化脓性淋巴结炎。淋巴结坏死成脓，突破包膜，侵及周围软组织，形成广泛的肿胀，疼痛加剧，淋巴结与周围组织粘连，不能移动，皮色鲜红，波动感明显。进而全身症状加重，出现高热、寒战、头痛、全身乏力、食欲减退，实验室检查白细胞计数急剧上升，中性粒细胞比率升高。如不及时治疗可并发颌周间隙蜂窝织炎、静脉炎、败血症，甚至出现中毒性休克。临床上小儿的症状较成人更加严重，反应更加剧烈。

2. 慢性淋巴结炎

淋巴结肿大、变硬，大小不等，与周围组织无粘连，活动度良好，有轻度压痛，无明显全身症状。慢性淋巴结炎可持续很长时间，甚至有些病例在肿大的淋巴结消退到一定程度后，仍有一定硬度，但无任何其他症状。此外慢性淋巴结炎在遇到新的致病因子的侵袭或机体免疫力突然下降时，可突然急性发作。

（三）检查

1. 实验室检查

（1）急性淋巴结炎　外周血中白细胞计数高于正常值，中性多核细胞比例增加，重者出现核左移现象。

（2）慢性淋巴结炎　血液检查无明显异常。

2. 影像学检查

（1）超声检查

1）急性淋巴结炎：淋巴结不同程度肿大，多呈椭圆形，L/T＞2多见，包膜光滑，边界清楚，淋巴结之间无融合；皮质增厚呈低回声，髓质居中、增厚，呈高回声；淋巴结内血流信号明显增多，沿门部呈放射状、树枝状分布，动脉血流为低阻型频谱。脓肿形成时淋巴门消失，结内可见液性暗区，严重时可突破包膜。

2）慢性淋巴结炎：淋巴结体积常轻度至中度增大，形态呈规整的椭圆形，边界清楚，包膜完整，淋巴结之间无融合，L/T＞2多见，皮质均匀增厚呈低回声，髓质居中、无明显增厚，部分可偏移、消失，淋巴门型血流信号多见，血流密度稍增多。

（2）CT或MRI

1）急性淋巴结炎：CT常表现为实性的淋巴结肿大，MRI T2压脂序列呈不均匀高信号，CT、MRI增强扫描均呈不均匀强化，肿大淋巴结边缘可见渗出液。如淋巴结化脓，则中间可见均质或不均质低密度坏死区，与周围组织边界不清。

2）慢性淋巴结炎：大多数为椭圆形或长椭圆形，极少数为长条形、球形。淋巴结内为均匀的软组织密度，增强后的CT值略高于周围肌肉的CT值，低于周围大血管的CT值。淋巴结的周边通常是光滑的，周围有清晰的脂肪组织相衬托。在一些较大的淋巴结有时可见其内部密度略有不均，偶有偏心性脂肪化生存在。

3. 病理学检查

（1）急性淋巴结炎的病理变化是变质和渗出。早期为淋巴结充血，窦腔扩张，网状内皮细胞脱落，淋巴结边缘窦和副皮质区的淋巴窦内有嗜中性粒细胞和单核细胞浸润。这些细胞吞噬细菌后，发生变性而崩溃，形成细胞碎片和变性的物质。与此同时，淋巴窦扩大并可有不同程度的窦细胞增生，深皮质区也有免疫母细胞增生。由于这些细胞增多，细胞之间的网眼缩小，窦和索不易辨认。晚期伴有细胞溶解坏死，淋巴结结构遭到破坏，脓肿形成后见大量中性粒细胞浸润。

（2）慢性淋巴结炎除有变质和渗出改变外，常表现为多种反应性增生，形态极其复杂，尤其此时临床上的炎症症状并不明显，故在鉴别诊断上也较困难。其病理形态上的反应性增生大致可分为五型：①坏死碎片型。②弥漫增生型。③滤泡增生型。④血管增生型。⑤纤维结节型。

总体说来，淋巴结炎早期的炎症以渗出和坏死为主，中期以淋巴组织反应性增生为主，后期以血管增生、纤维化为主。

（四）治疗及预后

1. 急性淋巴结炎

急性淋巴结炎予以抗感染治疗，如脓肿形成，脓液较多，需行脓肿切开引流术，根据脓液细菌培养及药敏选择抗生素；如伴有全身症状，如高热、寒战等，应对症处理，并给予全身支持疗法及维持水、电解质平衡。如不及时治疗可并发颌周间隙蜂窝织炎、静脉炎、败血症，甚至出现中毒性休克。临床上小儿的症状较成人更加严重，反应更加剧烈。

2. 慢性淋巴结炎

慢性淋巴结炎一般不需治疗，但淋巴结增大明显经久不能缩小，或有疼痛不适，也可采取外科手术方法将肿大淋巴结摘除。

急性淋巴结炎和慢性淋巴结炎都应尽早查明病因，并积极治疗原发病灶，如牙槽脓肿、牙周炎、智齿冠周炎、扁桃体炎、毛囊炎等。

二、坏死性淋巴结炎

坏死性淋巴结炎又称组织细胞坏死性淋巴结炎，是由两位日本学者Kikuchi和Fujimoto在1972年几乎同时分别报道，故又称为菊池藤本病（Kikuchi－Fujimoto disease，KFD），是一种以颈部淋巴结肿大伴发热为主要表现的良性疾病。本病多见于日本及其他亚洲人群，好发于40岁以下青年人，女性发病多见。

（一）病因及发病机制

KFD的病因尚不明确，但随着对KFD的进一步认识，其明确的临床表现及其特定的组织病理学特点均提示该病与病毒感染有关，且 KFD 患者淋巴结内发生坏死的部位主要在副皮质区，该区是机体对病毒发生细胞免疫应答的场所，也支持 KFD 发病与病毒感染有关。但患者受累淋巴结内未找到明确的病毒存在，且针对 EB 病毒（epstein－barr virus，EBV）、巨细胞病毒、人类疱疹病毒 6 型（human herpes virus－6，HHV6）、人类疱疹病毒 8 型（human herpes virus－8，HHV8）、人类细小病毒 B19（human parvovirus B19）等多种病毒的血清学检测结果无法提供病毒感染的有力证据。因此 EB 病毒及其他病毒在 KFD 发病中的作用仍有争议。

有学者指出坏死性淋巴结炎的发病机制主要是细胞凋亡，他们采用原位末端标记技术研究发现：受累淋巴结的坏死区及周边区域的淋巴细胞内有核碎片，这是细胞凋亡早期的典型特点。Takano 等在油镜下发现了受累组织中确有凋亡细胞的典型形态学改变，如核染色质的凝聚及凋亡小体的形成等。Kikuchi 病坏死区的原位免疫组化分析显示细胞凋亡因子 Fas 及 FasL 存在于许多组织细胞和某些淋巴细胞中，穿孔素（perforin）的淋巴细胞亦多见。研究显示 CD_8^+ 的细胞多表达 Fas 及 FasL，CD_4^+ 则较少表达，而本病损害区以外的组织或反应性淋巴结增生组织中，Perforin 及 Fas 和 FasL 的细胞均难以见到。免疫组化显示 Bcl－2 在本病损害区中的表达明显降低，相反 bax 的表达则升高。Bcl－2 能抑制细胞凋亡，而 bax 则有相反作用。

（二）临床表现

1. 本病多见于青年女性，以春夏发病较多，部分患者发病前常有病毒感染史，或伴有上呼吸道感染症状。

2. 发热最高可达 39～40℃，亦可呈间歇性发热，部分患者体温可正常。发热持续 1～2周，个别患者可持续高热达 1～2 个月或更长，一般可自行消退。

3. 淋巴结肿大多位于颈部，亦可累及腋下、肺门、腹股沟等部位，质地较软，串状排列。病情较重者则融合成团，与周围组织粘连，伴或不伴有疼痛，不化脓。

4. 皮疹部分患者可出现皮疹，表现为丘疹、结节、多形红斑等，往往为一过性，持续 3～10 天后消退。

5. 肝脾肿大。

（三）检查

1. 实验室检查

（1）多数病例外周血白细胞计数下降，分类提示淋巴细胞计数增高，部分患者可见异形淋巴细胞，如合并嗜血细胞综合征，则可出现全血细胞减少。

（2）肝功能异常、乳酸脱氢酶升高。

（3）骨髓穿刺，多数呈感染性骨髓象伴粒细胞退行性变，个别患者可见到粒细胞成熟障碍及反应性组织细胞增多。

2. 影像学检查

（1）*超声检查* 彩超显示低回声结节，形态饱满，L/T＜2 多见，皮质明显增厚，回声减低，淋巴门变窄，中央型或淋巴门型血流信号多见，血流密度增多，阻力指数较低，其周围软组织稍增厚，回声模糊增强。

（2）CT 和 MRI　KFD 的 CT 表现复杂多样，缺乏特征性，受累淋巴结常见为多发性，易被误诊为恶性淋巴瘤或淋巴结结核。颈部淋巴结受累以Ⅱ～Ⅴ区为主，淋巴结长径多数超过 2.5 cm。CT 平扫时密度均匀或不均匀，以均匀者多见。CT 增强扫描显示淋巴结强化方式多样，部分呈不均匀强化，可表现为环形强化或强化淋巴结内见局灶性低密度影。受累淋巴结边界多欠清晰，周围脂肪间隙模糊。MRI T2 压脂序列呈不均匀高信号，增强扫描均呈不均匀强化，肿大淋巴结边缘可见渗出液。

3. 病理学检查

组织病理学表现为：受累淋巴结结构可被破坏，副皮质区出现不规则的凝固性坏死灶，坏死程度不一，其中可见大量凋亡细胞和核碎片，凋亡细胞吞噬核碎片，坏死区周围大量不同类型的组织细胞反应性增生，无中性粒细胞浸润，浆细胞少见或缺如。病理可分为三型：增生型、坏死型、黄色瘤样型。

（四）治疗及预后

本病的治疗无特殊方法，多数患者的症状及体征可在 1～4 个月内缓解。病情较重者主要表现为持续发热或高热，给予抗生素及抗病毒药物治疗无效，糖皮质激素治疗有效，症状缓解后激素应逐渐减量。发热、淋巴结肿痛时应对症治疗，白细胞计数下降时予以升白细胞药物。KFD 伴发系统性红斑狼疮时，给予糖皮质激素和羟氯喹等药物联合应用。对于重症患者可加用免疫球蛋白。

本病为自限性疾病，一般预后较好，但也可有多脏器受损的并发症及演变为系统性红斑狼疮或其他免疫性疾病的情况，极少数患者病情进展可致死亡，故应尽早治疗及长期随访。

三、传染性单核细胞增多症

传染性单核细胞增多症（infectious mononucleosis，IM）是由 EB 病毒（EBV）感染引起的急性自限性传染病。青少年及年轻成年人较易发生。潜伏期 4～15 天，一般为 9～11天。起病急缓不一，约 40% 的患者有前驱症状，如全身不适、乏力、头痛、纳差、恶心、稀便、畏寒等，历时 4～5 天。经口密切接触是本病的主要的传播途径，如亲吻、共用餐具或咀嚼食物喂食婴儿；飞沫传播也有可能。

（一）病因及发病机制

传染性单核细胞增多症是由 EBV 感染引起，发病原理尚未完全阐明，目前我国学者公认的发病机制是 EBV 在儿童口腔的咽部淋巴组织中进行复制，然后侵入血液循环，进而累及淋巴结系统的各种组织和器官。由于 B 淋巴细胞表面有 CD21，为 EBV 受体，是 EBV 感染的主要宿主细胞。B 淋巴细胞受 EBV 感染后可引起很多不同类型的抗体分泌以及增殖，包括 EBV 特异性抗体、嗜异性抗体及自身抗体（例如类风湿因子、抗核抗体等），导致B细胞抗原性发生改变，然后引发T细胞产生强烈反应，活化的T细胞可以直接影响EBV感染的B细胞，诱导体内产生各种细胞免疫反应，进而引起各种临床表现。

（二）临床表现

典型临床三联征为发热、咽峡炎、淋巴结肿大，可合并多器官、多系统受累的并发症。

1. 发热

体温多在38～40℃之间，热程自数日至数周，甚至数月，可伴有寒战和多汗，中毒症状多不严重。

2. 咽峡炎

大多数病例出现咽痛、咽部充血，少数患者咽部有溃疡及伪膜形成，可见出血点，齿龈也可肿胀或有溃疡。

3. 淋巴结肿大

淋巴结肿大见于70%的患者，以颈淋巴结肿大最为常见，腋下及腹股沟次之，肿大淋巴结质地中等，分散无粘连，无明显压痛，不化脓，消退需数周至数月。肠系膜淋巴结肿大可引起腹痛。

4. 并发症

其他系统并发症中，肝功能损伤是最为常见的，但转为慢性肝损伤或出现肝功能衰竭少见。儿童并发肺炎也较常见。部分患者会出现形态不一的皮疹，如丘疹、斑丘疹或类似麻疹及猩红热皮疹。少数严重病例可以出现脑膜炎、心肌炎、肾炎、溶血性贫血等并发症。

（三）检查

1. 实验室检查

（1）外周血检查早期白细胞计数多在正常范围或稍低，发病1周后，白细胞总数增高，一般为（10～20）$\times 10^9$/L，高者可达60×10^9/L，单核细胞增多为主，占60%以上，白细胞一般可在发病第2～3周降至正常。

（2）骨髓象骨髓与外周血异型淋巴细胞的比例增多，其特点为外周血异型淋巴细胞比例往往高于骨髓异型淋巴细胞比例，且一般情况下，外周血异型淋巴细胞的比例大于10%，大部分传染性单核细胞增多症的异型淋巴细胞形态学特征为不规则形异型淋巴细胞、浆细胞型异型淋巴细胞及幼稚型异型淋巴细胞，且在同一病例中均可见到细胞成分复杂而不是单形性的异型淋巴细胞。异性淋巴细胞大多出现在临床症状发病的3周内。

（3）嗜异性凝集试验阳性。

（4）EBV抗体阳性。

2. 影像学检查

（1）*超声检查*　B超表现病灶多发，形态规则，L/T＜2，多呈类圆形，之间多有融合，边界不清，皮质回声不均，淋巴门回声减低不均且与皮质分界不清，部分淋巴门消失，CDFI 可见中央门样血流。超声检查无特异性。

（2）CT 和 MRI　CT 及 MRI 显示病变处淋巴结常多发，呈簇状，淋巴结大小形态一致，且明显肿大的情况不多见，较少发生融合及坏死。除淋巴结的病变外，MRI 常发现肝脾肿大等结外表现。

3. 病理学检查

镜下见淋巴结基本结构部分破坏，胞膜均无增厚，淋巴结内未见明显纤维化和基质增多。病理改变表现：淋巴滤泡缩小和减少，T 区明显增宽，可见斑驳状区域，大小细胞混杂，种类多样，可见 B 细胞分化谱（活化淋巴样母细胞、免疫母细胞、浆样细胞、浆细胞），常见少量核碎片，少数病例可见小片状单核样 B 细胞，可见呈霍奇金样单核大细胞。

（四）治疗及预后

本病具有自限性，病程多为 1～3 周，少数可迁延数月。偶有复发，复发时病程短，病情轻。临床给予抗病毒及退热、护肝、保护心肌等对症治疗。本病预后良好，病死率仅为 1～2%，多由严重并发症所致。

四、非结核分枝杆菌病

非结核分枝杆菌（nontuberculosis mycobacteria，NTM）是指分枝杆菌属中，除结核分枝杆菌复合群（人型、牛型、非洲型和田鼠型结核分枝杆菌）和麻风分枝杆菌以外的分枝杆菌。非结核分枝杆菌可侵犯全身许多脏器和组织，其中以肺部最为常见，肺外病变主要累及淋巴结、皮肤、软组织、骨骼等。由非结核分枝杆菌引起的淋巴结炎远比淋巴结核多见，致病菌以鸟－胞内分枝杆菌、瘰疬分枝杆菌及海分枝杆菌多见，多见于 12 岁以下儿童，以 2～4 岁儿童为主。

（一）流行概况及传播途径

世界各国由于地理、环境、气候的不同，各国经济、文化水平、医疗技术水平的差异和对疾病调查方法、标准不同，NTM 病的流行情况千差万别。总体来看，结核病倾向于减少，NTM 病有逐渐增加趋势（如荷兰、德国、匈牙利）。尽管结核病前些年的发病率逐年下降，但 NTM 病的发病率几乎一直保持在同一个水平上。

NTM 是一种环境分枝杆菌，大部分 NTM 是腐物寄生菌，主要存在于自然环境中，现在普遍被接受的观点是：人可从环境中感染 NTM 而患病，水和土壤是重要的传播途径。迄今尚未证实 NTM 可以通过人进行传播，但可通过动物传染给人。

（二）NTM 的致病性

致病性 NTM 主要侵犯肺部，不同菌种的侵犯部位趋向性不尽相同。

1. 引起肺部病变的菌种

主要菌种：鸟－胞内分枝杆菌复合体（mycobacterium avium complex，MAC）、堪萨

斯分枝杆菌、脓肿分枝杆菌、蟾蜍分枝杆菌。次要菌种：猿猴分枝杆菌、苏加分枝杆菌、玛尔摩分枝杆菌、偶然分枝杆菌、龟分枝杆菌。

2. 引起淋巴结炎的菌种

主要菌种：MAC、嗜血分枝杆菌。次要菌种：瘰疬分枝杆菌、猿猴分枝杆菌、戈尔登分枝杆菌、龟分枝杆菌、偶发分枝杆菌、堪萨斯分枝杆菌和玛尔摩分枝杆菌。

3. 引起皮肤病变的

主要菌种：海分枝杆菌、偶然分枝杆菌、龟分枝杆菌、脓肿分枝杆菌、溃疡分枝杆菌。次要菌种：MAC、堪萨斯分枝杆菌、土地分枝杆菌、耻垢分枝杆菌、嗜血分枝杆菌。

4. 引起播散性病变的菌种

主要菌种：MAC、堪萨斯分枝杆菌、龟分枝杆菌、脓肿分枝杆菌、嗜血分枝杆菌。次要菌种：偶然分枝杆菌、蟾蜍分枝杆菌。

值得注意的是，海分枝杆菌、偶然分枝杆菌、龟分枝杆菌和脓肿分枝杆菌还趋向侵犯医源性创伤或注射部位引起院内感染。

（三）临床表现

NTM 病具有与结核病临床表现相似的全身中毒症状和局部损害表现，主要侵犯肺，在无菌种鉴定结果的情况下，可被误诊为结核病。NTM 肺病多发生于原有慢性肺部疾病，如支气管扩张、尘肺、肺结核愈后的患者等。NTM 病皮肤和骨骼的病变多发生于创伤后或使用皮质类固醇的患者。而在获得性免疫缺乏综合征（acquiredimmunodeficiencysyndrome，AIDS）、免疫受损宿主中，NTM 病通常表现为播散性。NTM 病因感染菌和受累组织不同，其临床表现各异。

1. NTM 肺病

NTM 肺病为类似肺结核的慢性肺部疾病。胸片显示炎性病灶及单发或多发薄壁空洞，纤维硬结灶、球形病变及胸膜渗出相对少见。病变多累及上叶的尖段和前段。患者可无任何临床症状或仅有咯血。

2. NTM 淋巴结病

NTM 淋巴结病多见于儿童，是儿童中最常见的 NTM 病。病变主要位于颈部、颌下，腹股沟、腋下淋巴结、肠系膜淋巴结也可受累。病变单侧多见，双侧少见，大多数患者无全身症状和体征，仅有局部淋巴结受累的表现，淋巴结肿大，疼痛不明显或伴轻度压痛，淋巴结逐渐增大融合，与周围组织粘连，化脓、破溃后形成窦道，经久不愈。PPD 试验对儿童淋巴结病的诊断具有重要价值，NTM 淋巴结病患儿的结核 PPD 试结果呈弱阳性，而 NTM 抗原试验为强阳性。

3. NTM 皮肤病

NTM 可引起皮肤组织感染，局部脓肿多由偶然分枝杆菌、龟分枝杆菌引起，海分枝杆菌可引起游泳池肉芽肿和类孢子丝菌病，溃疡分枝杆菌可引起 Bairnsdale 溃疡，堪萨斯、苏加、嗜血分枝杆菌可引起皮肤播散性和多中心结节病灶。

4. NTM 骨病

堪萨斯分枝杆菌和 MAC 可引起滑膜、滑囊、腱鞘、关节、手深部、腰椎感染和骨髓炎，土地分枝杆菌引起滑膜炎和骨髓炎，次要分枝杆菌引起化脓性关节炎，偶然分枝、龟分枝杆菌引起牙感染。

5. 播散性 NTM 病

可表现为播散性骨病、肝病、心内膜炎、心包炎及脑膜炎等。

6. 其他 NTM 病

可由 MAC 引起泌尿生殖系感染，偶然分枝杆菌引起眼部感染，林达分枝杆菌（M. linda）引起胃肠道疾病，副结核分枝杆菌和斑尾林鸽分枝杆菌与克隆病有关。

（四）诊断标准

1. NTM 感染

全国感染 NTM 者估计在 1 亿以上，但只有极少数人发病，当然发病后未被发现的事实也是客观存在的。同时具备以下两项条件者可诊断为 NTM 感染：①NTM 皮肤试验阳性。②缺乏组织、器官受到非结核分枝杆菌侵犯的依据。

2. NTM 病可疑者

经正规抗结核治疗无效的结核病患者：①痰抗酸杆菌检查阳性而临床表现与肺结核不相符者。②痰液显微镜检查发现菌体异常的分枝杆菌。③标本分枝杆菌培养阳性，但其菌落形态和生长情况与结核分枝杆菌复合群有异。④初治结核患者首次分离出的分枝杆菌对抗结核药物耐药。⑤接受正规抗结核治疗无效而反复排菌的患者。⑥经支气管卫生净化处理后痰分枝杆菌不能阴转者。⑦有免疫缺陷但已排除肺结核的肺病患者。⑧医源性或非医源性软组织损伤或外科术后伤口长期不愈且原因不明者。

具备以上条件之一，即为 NTM 病可疑者。

3. NTM 病

NTM 肺病按肺内、肺外分述。

（1）肺内 NTM 病　有呼吸系统和（或）全身性症状，经放射影像学检查发现有肺内病变，已排除其他疾病，在确保标本无外源性污染的前提下，符合以下条件之一者，结合影像学和临床做出 NTM 肺病的诊断：①痰 NTM 培养 3 次均为同一致病菌。②痰 NTM 培养 2 次为同一致病菌，1 次抗酸杆菌（acid fast bacilli，AFB）涂片阳性。③支气管灌洗液 NTM 培养 1 次阳性，阳性度 2 + 以上。④支气管灌洗液 NTM 培养 1 次阳性，AFB 涂片阳性度 2 + 以上。⑤支气管肺组织活检物 NTM 培养阳性。⑥肺活检见与 NTM 改变相似的肉芽肿，痰或支气管灌洗液 NTM 培养阳性。

（2）肺外 NTM 病　具有局部和（或）全身性症状，经相关检查发现有肺外组织、器管病变，已排除其他疾病，在确保标本无外源性污染的前提下，病变部位组织 NTM 培养阳性，即可做出肺外 NTM 病的诊断。

无论肺内 NTM 病，还是肺外 NTM 病，均需进行 NTM 菌种鉴定。

（五）检查

1. 实验室检查

细菌培养及菌种鉴定。

2. 影像学检查

（1）超声检查　非结核分枝杆菌淋巴结炎的超声表现与淋巴结核相似，根据病变不同时期，表现不同，可分为炎症增殖型、干酪样坏死型、寒性脓肿型及钙化愈合型，临床上常常不同型同时存在，但可能以某一型发病为主。

（2）X线及CT检查　胸部CT，尤其是高分辨CT（HRCT）可清楚地显示NTM肺病的胸部影像学特点：①肺部病变可持续数年无变化，或抗结核治疗无明显吸收甚至呈缓慢进展病程。②两肺多叶或单叶均可受累，且一般多叶多于单叶、上叶多于下叶。③肺部病灶形态复杂，斑片状或大片状浸润影、纤维条索影、空洞及结节影均可见，并常为几种病变形态同时存在。④可继发支气管扩张和支气管播散。⑤可伴有肺毁损、肺气肿或肺大泡、胸膜粘连肥厚及纵隔内淋巴结肿大等征象。⑥病灶干酪样坏死和钙化少见。

NTM肺病最常见的菌种为MAC，MAC相对其他NTM感染有一定的特征性表现，影像学以上叶空洞和结节、支气管扩张较为常见，病灶多位于右肺中叶和左肺舌段。长期接触被MAC污染的水蒸气可导致类似过敏性肺炎的“热水浴肺”，仅见于MAC感染。MAC还可出现肺部孤立性结节，比较少见。

NTM颈部淋巴结病的增强CT显示，非对称性肿大的淋巴结中央密度减低，边缘强化，其周围组织炎症反应较轻。

3. 病理学检查

非结核性分枝杆菌淋巴结炎病理学特征为肉芽肿性炎症，而类上皮细胞及朗格汉斯巨细胞形成的结核结节少见，不伴有中心干酪样坏死。

（六）治疗及预后

由于大多数非结核性分枝杆菌对常用的抗结核药物耐药，所以需要根据特异性菌种鉴定及药敏情况制订出治疗方案。总的治疗原则是：①联用。②足量。③疗程足（至少12个月）。④尽可能选用利福平（RFP）。非结核性分枝杆菌淋巴结炎除药物治疗，应尽可能完整切成肿大淋巴结，如已形成窦道及皮肤病变时，应将皮肤病变区及窦道一并切除。

各种NTM引起的非结核分枝杆菌肺病预后不同，原发非结核分枝杆菌肺病合并敏感药物治疗、有手术适应证、年龄较轻的非播散型、未与人型结核菌或HIV等混合感染者预后较好；反之，继发缺少敏感药物治疗、没有手术适应证、年龄较大的播散型的、与人型结核菌或HIV等混合感染者预后较差。

五、猫抓病

猫抓病（cat－scratch disease，CSD）是人体被猫抓伤、咬伤或与猫密切接触后，感染了巴尔通体而导致的急性自限性传染性疾病。

（一）病原学及流行病学

研究认为猫抓病是由巴尔通体（bartonella）感染引起的。巴尔通体是一种革兰阴性短小棒状杆菌，常为突发疾病的流行病学原因。近年来发现的巴尔通体物种明显增多，目前证实对人类有致病性的巴尔通体种类有：汉赛巴尔通体（bartonella henselae）、五日热巴尔通体（barto - nell aquintana）、杆菌样巴尔通体（bartonella bacilliformis）及克氏巴尔通体（bartonella clarridgeiae）。猫抓病主要是由 henselae 菌和 clarridgeiae 菌感染所致。

猫抓病的传染源主要是带菌的猫，尤其是 1 岁以内的幼猫。病原体存在于猫的口咽部，猫受感染后，可形成菌血症，并通过猫身上的跳蚤在猫群中传播。人类感染猫抓病的途径仍然不清，有人认为可能是被猫抓伤或咬伤后病原菌直接传播引起的，也有人认为可能是病原体随着猫蚤的粪便侵入人体所致。据调查，90 % 以上的猫抓病患者有与猫密切接触史，57%～83% 的患者有被猫抓伤史，少数病例无与猫接触史，可通过皮肤损伤或刺伤而感染。狗在猫抓病传播中的作用尚待查明，曾有报道疑似狗抓伤引起的猫抓病病例。

（二）临床表现

猫抓病典型症状为原发性皮损和淋巴结肿大。被猫抓咬后局部出现红斑性丘疹，疼痛不明显，少数丘疹转为水疱或脓疱，偶可穿破形成小溃疡，经 1～3 周留下短暂色素沉着或结痂而愈合。皮损多见于手、前臂、足、小腿、颜面等处，可因症状轻微而被忽视。约 4 周后，引流区淋巴结肿大，以颈部、腋窝、肱骨内上髁、腹股沟等处常见，淋巴结质地较硬，伴疼痛，可在数周后自行消散或化脓，偶尔穿破形成窦道或瘘管。除此之外，部分患者可出现发热、厌食和乏力等全身症状。由于此病为一自限性疾病，多数患者在 6～8 周内自愈。大约 5%～13% 的患者临床表现特殊且较严重，应引起重视。

1. 肝脾型

临床表现为超高热（>40℃），全身不适和厌食，只有 50% 的患者出现淋巴结肿大，腹部超声或 CT 扫描在肝脏和（或）脾脏上可见多个低回声、低密度区。

2. 脑病型

脑病型主要表现为癫痫样抽搐，进行性昏迷，数日后意识可完全恢复。

3. 眼病型

眼病型主要表现有 leber 视神经视网膜炎、parinaud 眼腺综合征、葡萄膜炎、结膜炎及视网膜血管炎等。患者可出现眼前一过性黑影或中心视力下降，有人称之为眼巴尔通体病。

目前与猫抓病有关的疾病谱仍在不断扩大，有的表现为腮腺炎、肠炎、骨髓炎，还可表现为乳房肿块。

（三）检查

1. 实验室检查

（1）外周血检查白细胞计数正常或轻度升高。

（2）从患者血液、淋巴结脓液和原发皮肤损害处可分离培养出巴尔通体，则可以明确诊断。

2. 影像学检查

（1）超声检查　超声表现：淋巴结单个多见，也可多发，边界清楚，形态饱满，L/T<2 多见，皮质明显增厚，回声减低，后方回声可增强，淋巴门结构存在；当发生化脓时可融合，边界模糊；彩色多普勒血流规则而丰富，周围软组织回声基本正常。

（2）X 线、CT 和 MRI

1）猫抓病性淋巴结炎：X 线表现为皮下异常软组织肿块，并伴有局部区域的软组织水肿；CT 表现为边界欠清晰的分叶状肿块，周围皮下软组织水肿，肿块边缘有强化，中央呈坏死、液化的低密度影，提示有脓肿形成；MRI 表现为皮下异常肿块，T1WI 呈中等信号，强度大致与肌肉相同，其附近区域有广泛的皮下水肿，T2WI 上肿块及周围水肿区域均呈高信号，增强后见环形强化，中央无强化区域为脓肿。

2）猫抓病乳腺表现：CT 上呈软组织密度，边缘欠清晰，部分病灶内可见低密度影，周围脂肪间隙内可见条索状高密度影，增强后可见轻度或环形强化；MRI 表现为病灶边界欠光整，早期强化，曲线呈平台型。

3）猫抓病肝脾表现：CT 表现为肝脏或脾多发的圆形低密度病灶，注入对比剂后病灶显示的更清楚；MRI 表现为肝脾多发的 T1WI 低、T2WI 高信号类圆形病灶，边界清楚，增强后可见环形强化。

4）猫抓病骨髓炎表现：X 线表现为骨的弥漫性溶骨性病变；CT 表现为骨的溶骨性病变伴软组织肿块，增强后可见环形强化，中央未见明显强化区为坏死灶；MRI 表现为受累骨病灶 T1WI 呈低信号，T2WI 呈高信号，周围伴脓肿形成，后者增强后可见边缘环形强化。

3. 病理学检查

（1）淋巴结表现早期为组织细胞、淋巴细胞增生，中期为灶性肉芽肿形成，晚期为免疫母细胞及浆细胞浸润，受累淋巴结内，用 Warthin – Starry 银染色可找到巴尔通体。

（2）肝脏或脾脏标志性的病理改变是由四层结构组成的肉芽肿：中心为微脓肿，边缘最内层为栅栏状排列的组织细胞中间，中层为淋巴细胞，最外层为致密的纤维化，病变最终由肉芽组织机化取代。

（3）结膜活检显示结膜溃疡形成、新生厚壁血管增生，随着病变进展，结膜内可形成炎性肉芽肿，可找到巴尔通体。

（4）骨髓活检少有见到肉芽肿性炎和星形微脓肿改变，往往是非特异性的中性粒细胞局灶性聚集。

（四）治疗及预后

本病多为自限性，一般2～4个月内自愈，治疗以对症疗法为主，淋巴结化脓时可穿刺抽脓以减轻症状，淋巴结肿大1年以上未见缩小者可考虑进行手术切除。巴尔通体对很多抗菌药物及其衍生物、氨基糖苷类、利福平、环丙沙星等敏感或高敏感。本病预后良好，除并发严重脑病者，少致死，病死率<1%。

六、结节病

结节病是一种原因不明的多系统受累的肉芽肿性疾病，常见的病变为双侧肺门淋巴结肿大、纵隔淋巴结肿大、肺部浸润、皮肤和眼的损害，病变也可侵犯全身其他器官和组织，如肝、脾、周围淋巴结、腮腺、心脏、神经系统、肌肉和骨骼等。80%发病年龄在25～45岁，儿童和老年人罕见，女性发病率稍高于男性，欧洲发病率最高，我国发病率较低。

（一）病因及发病机制

结节病的病因目前尚不清楚，曾有学者提出过许多假设，如结核分枝杆菌、伯氏疏螺旋体、肺炎衣原体以及理化环境因素等，但至今缺乏确切的证据。多数学者认为结节病的发病从大体上讲，应该是在一定的遗传易感性基础上，受到环境因素的影响而引起的一系列异常的免疫反应。

（二）临床表现

结节病属多脏器疾病，其症状随受累器官的不同而不同。该病临床表现缺乏特异性，约有40%病例无临床症状，是在健康体检做胸部X线检查时发现。大多数病例起病缓慢，全身症状轻微。

1. 胸内结节病

90%以上的结节病患者可累及肺部，呼吸道症状一般比较轻，以干咳多见，30%～50%的患者临床上有呼吸困难、干咳和胸痛的表现，个别病例可出现咯血等症状。

2. 肺外表现

（1）*周围淋巴结肿大* 周围淋巴结受累以颈部及锁骨上多见，腹股沟、腋窝、肘窝次之，肿大的淋巴结边界清楚，与周围组织无明显粘连，活动度可，质地较韧，无明显压痛，不化脓。

（2）*皮肤改变* 结节病的皮肤表现有结节性红斑、冻疮样狼疮、斑丘疹、红皮病、皮肤萎缩等。结节性红斑最为常见，多为结节病的早期表现，多发于女性。

（3）*心脏结节病* 是结节病患者突然死亡的重要原因。结节病的心脏表现并无特异性，主要临床表现是充血性心力衰竭、心律失常、心包疾病、瓣膜病变和心肌病等，但最常见的表现是束支传导阻滞。

（4）*眼部表现* 主要表现为虹膜睫状体炎，典型表现为视觉模糊、畏光、泪液分泌过多等。

（5）其他结节病　还可表现为多发性神经炎，脾脏肿大，腮腺、颌下腺、泪腺肿大，关节炎等。

（三）检查

1. 实验室检查

①Kveim 试验阳性反应。②血清血管紧张素转换酶活性升高。③高血钙、高尿钙症。④碱性磷酸酶升高。⑤血浆免疫球蛋白增高。

2. 影像学检查

（1）超声检查　B 超显示：肿大淋巴结呈椭圆形，L/S > 1.8，内部回声呈不均匀云雾状，中等回声，无钙化，部分淋巴结髓质回声增宽，包膜回声中不均匀增强、增厚，包膜完整。彩色多普勒表现为规则居中的门样或棒状血流信号，血流速度、阻力指数呈相对低速、低阻。超声检查对于结节病的诊断无特异性，需结合临床表现、实验室检查及胸部 X 线检查等多方面来考虑。

（2）CT 和 MRI　影像学在胸内结节病的诊断中起着决定性的作用。

1）根据胸部影像学表现，结节病的胸内病变可分为五期：①0 期：胸部 X 线检查未见异常。②I 期：双侧肺门淋巴结对称性增大，有时纵隔淋巴结亦增大。③Ⅱ期：肺门淋巴结肿大，同时肺内有浸润。④Ⅲ期：肺内浸润，肺门淋巴结正常。⑤IV 期：肺纤维化改变。胸内结节病的不典型表现有：单侧或不对称淋巴结肿大、结节和团块、空洞、肺实变、结节聚集、磨玻璃密度影和胸膜异常。

2）CT：纵隔或肺门淋巴结肿大是结节病的常见影像学表现，可孤立性或与肺实变合并存在。肿大的淋巴结呈典型的对称性分布，常累及肺门、气管旁、主动脉窗、或隆突下淋巴结，肺门淋巴结肿大最具特征。结节病除胸内淋巴结病变之外还可累及肺部，主要表现为肺间质和呼吸道的肉芽肿，进而发展为肺纤维化。高分辨率 CT（HRCT）可以更为清晰地显示肺内的异常表现，包括支气管血管束或胸膜下呈簇状分布的淋巴管周围结节，双侧胸膜下散在分布的磨玻璃影、团块影或肺实变，伴有小气道的狭窄或闭塞还可以出现空气潴留和“马赛克灌注”，20% 的结节病晚期患者会出现两上肺为主的肺门和支气管血管周围的纤维化改变，是预后不良的表现。

3. 病理学检查

结节病的病理变化缺乏特异性，因而病理诊断必需和临床相结合，以下形态特点支持结节病病理诊断。

（1）病变主要为上皮样细胞组成的肉芽肿性结节，结节体积较小，大小形态比较一致，边界清楚。

（2）结节内无干酪样坏死，结节中央偶尔可见小灶性纤维素样坏死。

（3）结节内常有多核巨细胞及少量散在的淋巴细胞，周围有较多淋巴细胞浸润，后期为纤维组织包绕，结节多时可彼此融合，但通常仍保留原有结节轮廓。

（4）巨细胞内出现包涵物舒曼小体。

（5）镀银染色可见结节内及结节周围有大量网状纤维增生。

（6）特殊染色未见结核菌或真菌等病原微生物。

（7）结节内可偶见薄壁小血管。

（四）治疗及预后

无症状和肺功能正常的Ⅰ期患者一般不需治疗。肾上腺皮质激素是治疗结节病的首选药物，可以缓解症状，控制炎症和抑制肉芽肿的形成。皮质激素用于治疗结节病时，原则上开始用量要充分，目的在于控制结节病活动，有效地改善临床症状和控制胸内病变的发展，保护重要脏器功能，以选用短效的泼尼松或泼尼松龙为好。

结节病的预后与起病方式和病程有关。急性起病伴有结节性红斑或无临床症状的单纯双侧肺门淋巴结肿大者，病情常能自行缓解，可以不需治疗，但应追踪观察；而隐袭起病、病程呈慢性经过且伴有肺外多脏器损害者，或伴有肺纤维化、神经系统及心脏病变者则预后不良。

七、巨大淋巴结增生病

巨大淋巴结增生病又称血管滤泡性淋巴结增生，castleman 病（CD），临床较为少见。以深部或浅表淋巴结显著肿大为特点，部分病例可伴全身症状和（或）多系统损害。临床上按肿大淋巴结分布和器官受累情况分为单中心型（unicentric castleman's disease，UCD）和多中心型（multicentric castleman's disease，MCD）。病理分为透明血管型（HVV）、浆细胞型（PCV）和兼有二者特征的混合型。

（一）病因及发病机制

本病病因和发病机制不清，可能与病毒感染（如 EB 病毒、HHV－8）、血管增生，细胞因子调节异常［如白介素－6（IL－6）表达增加等］有关。近年来学者们更注重对 HHV－8 感染和 IL－6 过度表达的研究。

1. 病毒感染

EB 病毒是否会引起 CD，尚有争论。多数学者认为，淋巴结内 EBV 基因组的整合可见于大多数淋巴细胞增殖性疾病，并非 CD 特有，故 EBV 作为 CD 的病因缺乏证据。

1994 年首次从与 HIV 相关的 Kaposi 肉瘤（KS）患者中发现一种新的 γ－疱疹病毒，即 HHV－8。近年来学者们不断探索 HHV－8 与 CD 的关系，有证据表明 MCD 的发病与 HHV－8 感染有关：MCD 症状轻重与 HHV－8 病毒负荷量呈正相关，MCD 患者体内 HHV－8 呈高度复制状态，抗病毒治疗可能会缓解 MCD 患者的病情。

2. 白细胞介素 6（IL－6）

细胞因子 IL－6 能作用于多种靶细胞，对细胞的生长、分化及某些基因的表达有调节和诱导作用。近年来不断有学者研究 IL－6 与 CD 的关系。多项研究发现，CD 患者血清、淋巴结生发中心的 B 细胞及部分滤泡树突状细胞中 IL－6 表达增加，而且血清 IL－6 升高水平与患者全身症状的轻重有关，经过淋巴结切除或化疗等治疗后，血清 IL－6

水平下降且全身症状好转。有学者在转基因鼠模型中发现 IL－6 增高可引发一系列 CD 样症状，IL－6 失活则可阻止症状发展，提示 IL－6 可能是引发 CD 的重要细胞因子。CD 患者 IL－6 水平升高可能与 HHV－8 感染有关。

3. 血管增生

HVV 型 CD 病理表现为生发中心大量毛细血管增生，并呈玻璃样变，滤泡间隙血管化等，故有学者认为 CD 发生的可能与血管增生有关。其中最重要的细胞因子为血管内皮生长因子（vascular endothelial growth factor，VEGF）。VEGF 在 CD 患者的血清、淋巴结生发中心、滤泡间区浆细胞及淋巴结培养上清液中表达增加，且 IL－6 能刺激浆细胞旁分泌 VEGF，提示 VEGF 可能通过刺激滤泡间区和生发中心的血管增生参与 CD 发病。

（二）临床表现

1. 单中心型

单中心型在青年人中多见，发病的中位年龄为 20 岁。90% 病理上为透明血管型。患者呈单个淋巴结无痛性肿大，生长缓慢，形成巨大肿块，直径约为 20cm，可发生于任何部位的淋巴组织，但以发生于纵隔淋巴结最为多见，其次为颈部、腋部及腹部淋巴结。偶见于结外组织，如喉、外阴、心包、颅内、皮下、肌肉、肺、眼眶等均有个例报道。大部分无全身症状，当肿物较大，可出现局部压迫症状，从而表现为气短、咳嗽、腹痛等。肿块切除后可长期存活，呈良性病程。10% 病理为浆细胞型，腹腔淋巴结受累多见，常伴全身症状，如长期低热或高热、乏力、消瘦、贫血等，手术切除后症状可全部消退，且不复发。

2. 多中心型

多中心型较单中心型少见，发病年龄靠后，中位年龄为 57 岁。患者有多部位淋巴结肿大，易波及浅表淋巴结，伴全身症状（如发热）及肝脾肿大，常有多系统受累的表现，如肾病综合征、淀粉样变、重症肌无力、周围神经病、颞动脉炎、干燥综合征、血小板减少性紫癜及口腔、角膜炎性反应。20%～30% 的患者在病程中可并发卡波西肉瘤或 B 细胞淋巴瘤。少数患者若同时出现多发性神经病变、肝脾肿大、内分泌病变、血清单株免疫球蛋白和皮肤病变，则构成 POEMS 综合征的临床征象。此外多中心型临床常呈侵袭性病程，易伴发感染。

（三）检查

1. 实验室检查

实验室检查可见贫血、高丙种球蛋白血症、血沉加快、肝肾功能异常，多见于 MCD。

2. 影像学检查

Castleman 病的影像学表现与瘤灶发生部位、临床类型和病理学特征密切相关。肿大淋巴结可发生于淋巴组织存在的任何部位，但以胸部纵隔多见，其次为颈部、腹部，盆腔相对少见。

（1）*超声检查透明血管型* ①孤立性单发病灶多见，主要表现为中低回声实性团块，呈类圆形及椭圆形，边界清楚、部分肿块内见钙化灶。②多中等大小，平均5cm左右。③多为圆形或类圆形，边界清楚，有完整包膜。④内部多均匀低回声、透声好，后方回声轻度增强。⑤多无淋巴结淋巴门样结构消失。⑥彩色多普勒血流显像多显示丰富彩色血流，呈淋巴门样树枝状分布或中心放射状分布。如能显示粗大血管进入肿块内，可提示本病。浆细胞型的二维声像图表现除病灶多发外，其余表现与透明血管型相似。

（2）CT检查

1）透明血管型大多为单发性肿块，较小的病灶为等密度影，较大病灶多为界线清晰的混杂密度影。CT增强扫描病灶广泛强化，以明显强化最多见。直径小于5cm的病灶呈均匀明显强化，直径大于5cm的较大病灶常显示不均匀强化。其动态过程呈早期明显强化延迟后消失，类似动脉的特点。约40%的患者其病灶与周围结构粘连，脂肪间隙受浸润。胸部病灶10%出现钙化，腹部病灶的钙化率可达30%～50%，病灶越大钙化率越高，具有典型意义的征象是病灶中心粗大的向外周放射状生长的树枝样钙化。

2）浆细胞型显示1个或多个区域多发的大小相近的肿大淋巴结，淋巴结直径为1～2.5cm，最大达到6cm，边界不清。几乎都是均一的软组织低密度影，增强后均匀强化，多为中等以下。双肺可见界限不清的小叶中心性结节、薄壁囊泡、小叶内增厚的间隔、增粗的血管气管束；还可见肺实质毛玻璃样密度影、气腔实变、细支气管炎、胸膜下结节，以及双肺弥漫性的网状结节状间质浸润。肝、脾、肾脏等实质脏器中等程度增大，可伴胸、腹水形成。

（3）MRI检查

1）透明血管型病灶信号多不均匀。T1WI为低信号灶，T2WI为显著的高信号灶，中心可出现星形低信号区。约40%的病灶侵犯邻近结构，显示周围脂肪筋膜界限不清。增强后少数病灶均匀强化，多数强化不均匀，可见中等至强的高信号影，其中还能见到低信号的纤维间隔。另外几乎所有的病灶都可见其周边有血管流空影并进出病灶。

2）浆细胞型显示大小相近的多发性淋巴结肿大。T1WI为略低于肌肉或肝脏的低信号，T2WI为中等偏高信号影，增强后中等程度均匀强化，边界可欠清晰。可见肝脾、肾脏等实质脏器的中等程度增大及腹水。

3. 病理学检查

本病临床表现与病理分型相关，其病理学分型主要包括三种：透明血管型、浆细胞型和混合型，其中透明血管型占90%以上，临床表现多为单中心型；浆细胞型及混合型少见，约占10%，临床表现为多中心型。

（1）透明血管型　淋巴滤泡增生，多数滤泡生发中心较小，其内常无明显的生发中心细胞，代之以树突状网状细胞，滤泡间和副皮质区的小血管增生，管壁增厚，内皮细胞肿大，部分间质血管插入滤泡中心，并出现玻璃样变性。在滤泡间小血管周围可见较多的小淋巴细胞、少许嗜酸性粒细胞、免疫母细胞和浆细胞，淋巴窦常被挤压而消失。有时滤泡周围的小淋巴细胞围绕滤泡中心呈环层状排列似葱皮样结构，此小淋巴细胞呈套区B淋巴细胞形态。

（2）浆细胞型　以淋巴滤泡间大量成熟浆细胞浸润为主，可伴有增大的淋巴滤泡，淋巴窦常存在。

（3）混合型　为上述两种病变同时存在。

（四）治疗及预后

单中心型 CD 均行手术切除，绝大多数患者可长期存活，复发者少。多中心型 CD，如病变仅侵及少数几个部位者，也可行手术切除，术后加用化疗或放疗，病变广泛的多中心型 CD 只能选择化疗，或主要病变部位再加局部放疗，预后较差。化疗通常选用治疗恶性淋巴瘤的联合化疗方案。

八、木村病

木村病（Kimura' s disease，KD）又称嗜酸性粒细胞增生性淋巴肉芽肿，有明显的地域性，在中国、日本及亚洲中部国家多见，年龄多在 20～40 岁，男性发病率明显高于女性。CD 是一种病因未明的慢性炎症性病变，以淋巴结、软组织和唾液腺损害为主要表现，可能与自身免疫、过敏、肿瘤、昆虫叮咬或寄生虫感染有关。

（一）病因与发病机制

木村病病因与发病机制目前仍不明确。目前研究及文献报道中因患者外周血和病理检查中嗜酸性粒细胞、肥大细胞、IgE、IL－3、IL－5 等升高，学者倾向认为 CD 发病是由免疫介导的。其病因可能是 I 型超敏反应、自身免疫、寄生虫感染等引起的免疫功能紊乱。而在最近的研究中学者认为 CD_4^+ T 细胞、Th2 细胞、CD_8^+ T 细胞释放 IL－4、IL－5 等细胞因子，可导致嗜酸性粒细胞增多及血浆 IgE 水平的增高，因此在其发病过程中扮演重要角色。

（二）临床表现

木村病起病缓慢，有以下临床特点：①长期存在并易反复的无痛性皮下软组织肿块，主要发生于头、颈部，腮腺和颌下腺等大涎腺及周围淋巴结常受累，眼睑、眼眶、泪腺及腋窝、腹股沟、躯干、肢端亦可受累。②肿块特点为无痛性，边界不清，与周围组织粘连，活动度差，早期质地较软，随病程延长质地变硬韧。③肿块增长缓慢，可多年无变化。④肿块亦可伴轻度瘙痒或疼痛，表面皮肤多肤色正常，不伴皮损，偶见色素沉着、皮疹等皮肤改变，可有发热、乏力等非特异性全身症状。⑤12%～16% 患者可伴蛋白尿，蛋白尿患者中 59%～78% 为肾病综合征，肾脏损害几乎总是在淋巴结或肿块之后数月出现。

（三）检查

1. 实验室检查

外周血嗜酸性粒细胞计数升高，血清免疫球蛋白 IgE 明显增高，并发肾脏损害者可出现蛋白尿。

2. 影像学检查

本病影像学无特异性表现。

（1）超声检查　有学者将木村病的超声表现分为两型：①Ⅰ型：病变表现为圆形或类圆形的肿大淋巴结，边界清楚，整体呈低回声，淋巴结门样结构消失或稀疏可见，可探及短支样血流回声。②Ⅱ型：病变表现为团块样或斑片状混合回声，边界不清，内部回声不均匀，低回声中夹杂条索样高回声，类似“木纹”结构可探及点样或短线样血流回声。

（2）CT 检查　发病部位以腮腺、颌下、颊部、耳后等常见，病灶多呈低密度或等密度肿块影，边缘模糊，与周围组织无明显边界，受累腮腺呈弥漫性增大，腮腺周围及颈部、颌下可见串珠样淋巴结，病灶多呈实质性，可单发也可多发，CT 平扫呈等密度影，增强 CT 可显示病灶有轻度或中等度的强化，肿大的淋巴结多呈明显强化。

（3）MRI 检查　病灶在 T1WI 呈等、稍高信号，T2WI 呈和 STIR 呈等、高信号。MRI 增强扫描中度或明显强化，囊变、坏死或钙化罕见。原发病灶动态增强 MRI 表现为渐进性强化，MR 扩散成像呈稍高信号，淋巴结动态增强 MRI 则表现为早期明显强化。

3. 病理学检查

病理学检查是诊断木村病的主要依据。病理特点为：以淋巴滤泡样增生为主，伴有炎性细胞的增生、浸润。淋巴滤泡间区可见大量嗜酸性粒细胞浸润及嗜酸性微脓肿形成，亦可见毛细血管及毛细血管后微静脉增生。血管壁硬化及周围纤维化也较为常见。

（四）治疗及预后

木村病为良性病变，无恶变倾向，预后较好，但仍存在着局部再发和全身多发的情况。对于单发、肿块较小、部位易切除的病变，主张手术治疗。对于病变范围大、边界不清或局部浸润，以及术后复发的病例主张放射治疗。对于多发性病变及肾脏受累的可予以糖皮质激素治疗，初始给予较大剂量，稳定后缓慢减量，亦可加用免疫抑制剂，如环孢素等。两种方法联合使用可减少复发，手术后加小剂量放疗或手术后联合糖皮质激素治疗可明显提高治愈率。

九、恶性淋巴瘤

恶性淋巴瘤（malignant lymphoma，ML）是原发于淋巴结和（或）淋巴结外的恶性肿瘤，是淋巴组织内原有的淋巴细胞和组织细胞恶性增生而形成的肿瘤。按病理组织学的不同可以分为霍奇金淋巴瘤（Hodgkin's lymphoma，HL）和非霍奇金淋巴瘤（non－Hodgkin lymphoma，NHL）。临床以无痛性、进行性淋巴结肿大为主要临床表现，虽然好发于淋巴结，但是由于淋巴系统的分布特点，使得淋巴瘤属于全身性疾病，几乎可以侵犯到全身任何组织和器官。

（一）分布特点

恶性淋巴瘤在各地区的分布有明显的差异，NHL 在发达国家，如西欧、北美和澳大利亚发病率比南美、亚洲等发展中国家要高；中国恶性淋巴瘤的发病率明显低于欧美各国及日本，城市发病率高于农村。恶性淋巴瘤的年龄分布也有一定的特点，HL有2个发病年龄高峰，分别在15~34岁和50岁后，NHL也有2个发病年龄高峰，分别在10岁和40岁以后。不论HL或NHL，均以男性发病居多，在我国恶性淋巴瘤发病率男女之比约为1.65∶1。

（二）病因与发病机制

恶性淋巴瘤的病因至今未明，近年一些学者提出了淋巴瘤的发病机制，认为人体感染上某些病毒（如EBV）后，病毒侵入人体正常细胞内，可以引起基因融合或自发突变，也可引起机体的抗原受体基因变异和免疫功能缺陷，在合适的环境因素作用下就会诱导肿瘤的发生。但是目前大部分的学者认为恶性淋巴瘤的病因可能与下列因素有关。

1. 病毒与细菌

EB病毒自从1964年被Epstein及其合作者Barr在研究赤道非洲小儿Bur kitt淋巴瘤时发现以来，一直被认为是人类癌原型而受到注意。在我国，HL组织的EBV检出率在48%~57%之间。人类T淋巴细胞病毒-Ⅰ（human-lymphotropic virus-Ⅰ，HTLVⅠ）被证明是T细胞淋巴瘤的病因，HTLV-Ⅱ近年来被认为与皮肤淋巴瘤的发病有关。人类免疫缺陷病毒（human immunodeficiency virus，HIV）引起的艾滋病（AIDS）易发生NHL，被认为HIV感染与NHL发病有关。

近年来有研究显示幽门螺杆菌（helicobacter pylori，Hp）引发原发性胃恶性淋巴瘤（primary gastric malignant，PGML）及胃B细胞黏膜相关淋巴样组织（mucosaasso-ciated lymphoid tissue type，MALT）淋巴瘤有关，Hp感染所致的炎症、淋巴增殖很可能是PGML发生的基础。

2. 免疫缺陷

原发性免疫缺陷和获得性免疫缺陷是NHL主要危险因素之一。25%的原发性免疫缺陷患者最终发展为B细胞淋巴瘤。因肾移植、心脏移植及骨髓移植所致的免疫抑制也增加了恶性淋巴瘤危险。国外还有学者认为长期应用免疫抑制剂治疗疾病，如系统性红斑狼疮、类风湿性关节炎、干燥综合征等，亦可并发NHL。

3. 环境因素及职业暴露

环境因素是许多研究关注的重点，许多流行病学研究者提出职业暴露与恶性淋巴瘤的发生有关。例如，农民使用杀虫剂、除草剂、杀真菌剂等，有些职业工人长期接触溶剂、皮革、染料及放射线等，都与NHL的发生有关。

4. 遗传因素

近年来有研究证实有淋巴瘤家族史的个体患有NHL的危险性将增高。HL在家庭成员中群集发生的现象已得到证实，有HL家族史者患HL的危险性较其他人高。HL在世界各地的发病情况差异较大，且与年龄有关，提示遗传易感性可能起了一定作用。

（三）临床表现

恶性淋巴瘤的临床表现既具有一定的共同特点，同时按其不同的病理类型、受侵部位和范围又存在着很大的差异。

1. 淋巴结和淋巴组织起病

浅表淋巴结发病占多数，而 HL 患者浅表淋巴结发病又多于 NHL 患者，受累淋巴结以颈部最为多见，其次是腋下、腹股沟，一般表现为为无痛性，进行性肿大，中等硬度，早期可活动，晚期多发生粘连和多个肿大淋巴结融合成块。

深部淋巴结发病，以纵隔淋巴结为多见，肿大的淋巴结可压迫上腔静脉，引起上腔静脉综合征，也可压迫气管、食管、喉返神经继而引起呼吸困难、吞咽困难和声音嘶哑等症状。纵隔 NHL 并发淋巴肉瘤细胞白血病者较多见。

原发于腹膜后淋巴结的恶性淋巴瘤，以 NHL 为多见，可引起长期、不明原因的发热。

首发于咽淋巴环的淋巴瘤，多见于 NH，且常伴随膈下侵犯，症状有咽痛、异物感、呼吸不畅和声音嘶哑等。

2. 结外起病

除淋巴组织以外，身体任何部位都可发病，其中以原发于胃肠最为常见，胃及高位小肠淋巴瘤可有上腹痛、呕吐等症状，小肠淋巴瘤好发于回盲部，常有慢性腹泻，也可发生脂肪泻，还可引起肠梗阻。

3. 全身症状

常有全身无力、消瘦、食欲不振、盗汗及不规则发热，少数 HL 可有周期性发热。

（四）恶性淋巴瘤组织病理学分型

恶性淋巴瘤组织病理学分型如下。

1. 霍奇金淋巴瘤

（1）结节性淋巴细胞为主型霍奇金淋巴瘤。

（2）典型霍奇金淋巴瘤：①结节硬化型霍奇金淋巴瘤。②富于淋巴细胞典型霍奇金淋巴瘤。③混合细胞型霍奇金淋巴瘤。④淋巴细胞削减型霍奇金淋巴瘤。

2. 非霍奇金淋巴瘤

（1）B 细胞性淋巴瘤：①前 B 淋巴细胞性白血病/淋巴瘤。②B 慢性淋巴细胞性白血病。③B－前淋巴细胞性白血病。④毛细胞白血病。⑤弥漫大 B 细胞淋巴瘤。⑥滤泡性淋巴。⑦套细胞淋巴瘤。⑧伯基特淋巴瘤。⑨淋巴浆细胞性淋巴瘤。⑩淋巴结边缘区 B 细胞淋巴瘤。⑪脾边缘区淋巴瘤。

（2）T 细胞和 NK 细胞淋巴瘤：①T 淋巴母细胞性淋巴瘤/白血病。②T 前淋巴细胞性白血病。③T 大颗粒淋巴细胞性白血病。④侵袭性 NK 细胞白血病。⑤成人 T 细胞白血病/淋巴瘤。⑥外周 T 细胞淋巴瘤。⑦血管免疫母细胞性 T 细胞淋巴瘤。⑧间变性大细胞淋巴瘤。

（五）检查

1. 实验室检查

（1）外周血白细胞计数减少、血小板减少、血红蛋白减少、血清乳酸脱氢酶升高、血沉升高、血清 β2 - 微球蛋白升高及白蛋白水平降低、转氨酶升高等。

（2）骨髓象骨髓未受淋巴瘤侵犯之前，一般无异常；恶性淋巴瘤患者合并骨髓侵犯大多数处于疾病的晚期，所以骨髓检查对恶性淋巴瘤的分期及治疗效果、预后判断十分重要。

2. 影像学检查

（1）*超声检查* 超声特点：若发生于淋巴结，则表现为全身浅表部位、腹腔大血管周围、肝门、脾门等部位圆形、椭圆形低回声结节，淋巴结正常解剖结构消失，皮质增厚，髓质结构紊乱、消失或呈强线状变形移位，体积明显增大，呈类圆形，最大长径与厚度之比值 <2，呈堆积状或排列成串，有融合现象，彩色多普勒血流信号十分丰富，阻力指数较低。若脏器受累，则多见该脏器肿大，内部回声不均质，见弥漫片状低回声区或边界清晰的圆形结节状回声，无明显包膜。不同病程时期和不同恶性程度的淋巴瘤超声表现不同，早期或低度恶性肿瘤呈低回声、边界清楚、血流分布少；中晚期或高度恶性肿瘤呈中等增强回声、边界模糊、血供丰富呈树根样。

（2）*CT、MRI 检查* 淋巴瘤累及浅表淋巴结，CT、MRI 均能显示其大小、范围以及对相邻脏器血管的推挤、包埋情况，MRI 的冠状成像有其显示优势。纵隔淋巴结受累主要为血管前间隙和支气管周围淋巴结，次为肺门、隆突下淋巴结，较少累及后纵隔。CT、MRI 均能判断淋巴结肿大的部位、大小、范围。对主肺动脉窗及隆突下淋巴结，CT 可显示肿大或融合的淋巴结团块，增强扫描可显示低密度坏死区；MRI 由于其冠、矢状面的显示，比 CT 更具优势。对于腹腔淋巴结受累，MRI 诊断腹膜后、盆腔淋巴结是依据淋巴结的异常肿大，而不是根据任何特征的信号强度。肿大淋巴结往往信号均匀，当有钙化或坏死也可使信号不匀。肠系膜淋巴结受累大于 1cm，尤其是大于 2cm 时，CT、MRI 都可能识别，但要口服肠道对比剂以区别小肠。增强 CT 可见肿瘤包埋肠系膜上动、静脉，周围再绕以脂肪的三层结构，即“三明治征”，为特征性表现。对于恶性淋巴瘤的诊断，CT、MRI 的共同特点是可清楚地显示病变的范围，而共同不足是对肿大淋巴瘤的定性尚有困难，MRI 是依据肿瘤的信号改变规律和内部情况来进行判断，较 CT 的优势是无需对比剂就能区别淋巴结与流空血管。

3. 病理学检查

为确诊依据，根据病理分型确定治疗方案。

（六）治疗及预后

恶性淋巴瘤的治疗方法有化疗、放疗、靶向药物、免疫治疗、干细胞移植等。治疗的目的是治愈最大数量的患者，同时减少并发症。

影响恶性淋巴瘤患者的预后因素主要有病理分型、临床分期、国际预后指数（IPI）

等。霍奇金淋巴瘤中淋巴细胞为主型预后最好，其次是结节硬化型、混合细胞型，淋巴细胞耗竭型预后最差。非霍奇金淋巴瘤预后较霍奇金淋巴瘤差，其中淋巴母细胞型淋巴瘤预后最差。

十、淋巴结转移癌

淋巴结转移是肿瘤最常见的转移方式，是指浸润的肿瘤细胞穿过淋巴管壁，脱落后随淋巴液被带到汇流区淋巴结，并且以此为中心生长出同样肿瘤的现象。大约60%的淋巴结转移癌首先发现在颈部的淋巴结肿大，开始时单一肿大，慢慢则数目增加，且越来越大。淋巴结转移癌可发生于全身淋巴组织，如颌下、颈部、锁骨上、腋下、纵隔腔或腹腔等。

（一）转移过程

淋巴结转移一般首先到达距肿瘤最近的一组淋巴结（第一站），然后依次在距离较远者（第二站、第三站），当肿瘤细胞在每一站浸润生长的同时也向同组内邻近的淋巴结扩展。但是也有例外的情况，部分患者也可绕过途径中的淋巴结直接向较远一组淋巴结（第二站或第三站）转移，临床上称这种转移方式为跳跃式转移。例如，宫颈癌在盆腔腹膜后，纵隔淋巴结未发生转移的情况下，首先出现颈淋巴结转移。

另外还可出现逆淋巴汇流方向的转移，转移到离心侧的淋巴结，这可能是由于顺流方向的淋巴管已有阻塞的结果。例如，宫颈癌转移到腹膜内淋巴结，胃癌转移到髓窝淋巴结或腹膜内淋巴结。

（二）临床表现

1. 局部表现

（1）淋巴结肿大包括浅表淋巴结和深部淋巴结，其特点是肿大的淋巴结呈进行性、无痛性增大，质硬，早期彼此不粘连，多可推动，晚期则互相融合，质地坚硬如石，并可破溃，疮面如翻花状，有血性液体渗出。浅表淋巴结以颈部为多见，其次为腋下及腹股沟。深部以纵隔、腹主动脉旁为多见。鼻咽癌、喉癌、甲状腺癌转移到颈侧部淋巴结；肺癌转移到右锁骨上淋巴结、纵隔淋巴结；食道癌、胃癌转移到左锁骨上淋巴结、腹腔淋巴结；乳腺癌转移到腋窝淋巴结、锁骨上淋巴结；泌尿系统、生殖系统恶性肿瘤转移到腹股沟淋巴结、腹腔淋巴结等。

（2）淋巴结肿大引起的局部压迫症状主要是指深部淋巴结，如肿大的纵隔淋巴结压迫食道可引起吞咽困难，压迫上腔静脉引起上腔静脉综合征，压迫气管导致咳嗽、胸闷、呼吸困难及紫绀等。

2. 全身症状

多数患者体重明显减轻，同时伴有原发病灶引起的一些症状，如鼻咽癌转移，出现头痛、耳鸣、鼻衄；喉癌转移则可伴有声音嘶哑；甲状腺癌转移可伴有声嘶及气管受压症状；肺癌转移可伴有咳嗽咯血；食道癌转移可伴有进食梗阻感；胃癌转移则可伴有食欲减退等。

（三）检查

1. 细针穿刺细胞学检查。

2. 生化指标、肿瘤指标、纤维鼻咽喉镜、B 超、X 线、CT、MRI 及 PET－CT 等检查寻找原发病灶。

3. 如经多次检查仍未能明确诊断时，可进行淋巴结活检术，手术时应将单个淋巴结完整取出，以防病变扩散。

（四）治疗及预后

积极寻找原发灶，治疗原发灶。根据原发灶、转移情况，预后各不相同。

【总结】

综上所述，淋巴结肿大常用病鉴别如下（见表 3－1）。

表 3－1　淋巴结肿大常见病鉴别诊断表

	局部症状	全身症状	实验室检查	病理表现
淋巴结炎	慢性期淋巴结活动度好，无疼痛，不化脓；急性期淋巴结活动度差，疼痛明显，易化脓	慢性期体温正常，急性期部分患者高热	急性期外周血中白细胞计数高于正常值，中性多核细胞比例增加，重者出现核左移现象	淋巴结炎早期的炎症以渗出和坏死为主，中期以淋巴组织反应性增生为主，后期以血管增生、纤维化为主
坏死性淋巴结炎	初起淋巴结活动度好，病情较重者淋巴结互相融合，活动度差，疼痛明显，不化脓	可伴高热，持续 1～2 个月，常伴咽痛等上感症状及肝脾肿大、皮疹	多数病例外周血白细胞减少，分类提示淋巴细胞增高，部分患者可见异形淋巴细胞；肝功能异常、乳酸脱氢酶升高	可分为三型：增生型、坏死型、黄色瘤样型
传染性单核细胞增多症	淋巴结活动度好，疼痛，不化脓	高热，可伴皮疹、咽痛，部分患者伴肝功能损伤等其他系统疾病	外周血检查，早期白细胞总数多在正常范围或稍低，发病 1 周后，白细胞总数增高，单核细胞增多为主；嗜异性凝集试验阳性，EB 病毒抗体阳性	淋巴滤泡缩小和减少，大小细胞混杂，种类多样，常见少量核碎片，可见呈霍奇金样单核大细胞
猫抓病	轻度者淋巴结活动度好，病情重者活动度差，伴疼痛，部分患者淋巴结化脓	轻度者不发热，病情严重者高热；猫抓处有丘疹、疱疹样皮损；可伴有肝脾肿大、昏迷、眼病等	外周血检查白细胞计数正常或轻度升高；从患者血液、淋巴结脓液和原发皮肤损害处可分离培养出巴尔通体，则可以明确诊断	早期为组织细胞、淋巴细胞增生，中期为灶性肉芽肿形成，晚期为免疫母细胞及浆细胞浸润，受累淋巴结内，用 Warthin－Starry 染色可找到巴尔通体

（续表）

	局部症状	全身症状	实验室检查	病理表现
结核分枝杆菌病	早期淋巴结活动度好，随着病情进展，淋巴结粘连，伴或不伴疼痛，后期化脓，破溃后形成窦道，久不愈合	可伴发热，皮肤可有溃疡，疮面久不愈合；可有肺部感染、泌尿系统感染、骨髓炎、脑膜炎等其他系统病变	细菌培养及菌种鉴定	病理学特征为肉芽肿性炎症，而类上皮细胞及朗汉斯巨细胞形成的结核结节少见，不伴有中心干酪样坏死
巨大淋巴结增生病	早期淋巴结活动度好，逐渐增大成巨大肿块，活动受限，无疼痛，不化脓	不发热，可有肝脾肿大、肾病综合征、干燥综合征、重症肌无力等多系统受累表现	可见贫血、高丙种球蛋白血症、血沉加快、肝肾功能异常	病理学分型主要包括三种：透明血管型、浆细胞型和混合型，其中透明血管型占90% 以上
结节病	淋巴结活动度好，无疼痛，不化脓	不发热，可伴有结节性红斑、斑丘疹、冻疮样狼疮等表现；可合并胸内结节、心脏结节、脾肿大、虹膜睫状体炎等	Kveim 试验阳性反应；血清血管紧张素转换酶活性升高；高血钙、高尿钙症；碱性磷酸酶升高；血浆免疫球蛋白增高	病变主要为上皮样细胞组成的肉芽肿性结节，结节内无干酪样坏死，偶尔结节中央可见小灶性纤维素样坏死
木村病	淋巴结与周围组织粘连，活动度差，轻度疼痛，不化脓	可伴有发热，偶见色素沉着、皮疹等皮肤改变；少数可伴有肾病综合征等其他系统病变	外周血嗜酸性粒细胞计数升高，血清免疫球蛋白 IgE 明显增高，并发肾脏损害者可出现蛋白尿	以淋巴滤泡样增生为主，伴有炎性细胞的增生、浸润，淋巴滤泡间区可见大量嗜酸性粒细胞浸润及嗜酸性微脓肿形成。
恶性淋巴瘤	早期淋巴结活动度好，晚期互相融合活动度差，无明显疼痛，不化脓	可伴有不规则发热、皮疹、瘙痒、消瘦、乏力等；各脏器均可受侵	白细胞减少、血小板减少、血红蛋白减少、血清 LDH 升高、ESR 升高、血清 β2 - MG 升高及白蛋白水平降低、转氨酶升高等；疾病晚期	根据病理分型确定治疗方案
淋巴结转移癌	早期淋巴结活动度好，晚期互相融合，坚硬如石，早期无疼痛，晚期伴疼痛，不化脓，但晚期会有坏死，有血性渗液	伴或不伴发热，如原发于皮肤，则可有皮肤局部症状；伴有原发病灶相应症状	无特异性表现	不同原发灶，病理表现不同
淋巴结结核	早期淋巴结活动度好，随着病情加重，活动度变差，可伴有疼痛，化脓破溃后形成窦道瘘管，久不愈合	可伴有发热，可伴其他系统结核病症状，多伴有肺结核、骨结核	结核抗体阳性，PPD 试验阳性，结核 T 细胞检测阳性；脓液培养见抗酸杆菌	类上皮细胞、朗汉斯巨细胞及干酪样坏死

（薛倩一　曾谊　李亚洲）

第二节　中医鉴别诊断

一、痈

痈是一种发生于皮肉之间的急性化脓性疾病。在中医文献中，痈是气血为毒邪壅塞而不通之意。痈之名，首见于《内经》，如《灵枢·痈疽》曰："营气不从，逆于肉理，乃生痈肿。""痈者，其皮上薄以泽。""热胜则肉腐，肉腐则为脓，然不能陷，骨髓不为焦枯，五藏不为伤，故命曰痈。"临床上有"内痈""外痈"之分，内痈生于脏腑，外痈生于体表。外痈发无定处，随处可生，因发病部位不同，有各种不同的命名。如发于体表肌肤间的称体表痈，颈部的称颈痈，腋下的称腋痈，肘部的称肘痈，脐部的称脐痈，腘窝的称委中毒等。瘰疬应与体表痈、颈痈、腋痈相鉴别。

（一）体表痈

体表痈是一种发生于体表皮肉之间的急性化脓性疾病。其临床特点是所患浮浅，局部光软无头，红肿疼痛（少数初起皮色不变），结块范围多在 6 ~ 9cm，发病迅速，易肿、易溃、易脓、易敛，或伴有恶寒、发热、口渴等全身症状，一般不会损伤筋骨，也不易造成陷症。相当于西医学的皮肤浅表脓肿。

1. 病因病机

体表痈是因外感六淫邪毒，或皮肤受到外来伤害感染毒邪，或过食膏粱厚味，聚湿生浊，邪毒湿浊留阻肌肤，郁结不散，营卫不和，气血凝滞，经络壅遏，郁而化热化火，邪热壅聚肌肤，聚而成形，发为痈肿。如内有湿热蕴结，再复感六淫之邪或外来伤害者，多易发病。五气皆能化热生火，痈之成，火热之毒是主要原因。按发病部位的不同，常有各种不同的兼夹。病变在上部者，多风温、风热；在中部者，多气郁、火郁；在下部者，多湿火、湿热。

2. 诊断要点

（1）发病部位可发生于体表的任何部位。

（2）初起在患处皮肉之间突然肿胀，光软无头，迅速结块，表皮焮红，少数病例初起皮色不变，到酿脓时才转为红色，灼热疼痛，边界清楚，触痛明显。日后逐渐扩大，突变高肿坚硬。轻者，无全身症状；重者，可有恶寒发热，头痛，泛恶，口渴，舌苔黄腻，脉象弦滑或洪数等症状、体征。

（3）成脓成脓多在 7 日左右，即使体质较差，亦不超出 2 周。化脓之际，则肿势高突，疼痛加剧，痛如鸡啄，若按之中软有波动感者，为脓已成熟，多伴有发热持续不退，口渴，便秘，溲赤等全身症状。

（4）溃后溃后出脓，脓液多数呈稠厚、黄白色；若为外伤血肿化脓，则可夹杂赤紫色血块。若溃后排脓通畅，则肿消痛止，全身症状随之消失。若溃后脓出不尽，收口迟缓者，多为疮口过小或袋脓，而致脓流不畅所致；若溃后脓水稀薄，疮面新肉不生，多属气血虚弱所致。

（二）颈痈

颈痈是发生在颈部两侧的急性化脓性疾病，俗名“痰毒”。其临床特点是初起局部皮色不变、肿胀、疼痛、灼热，肿块边界不清。多发生于儿童，于冬春两季多发，相当于西医的颈部急性化脓性淋巴结炎。颈痈之名见于《黄帝内经素问·病能论》。古代文献中有夹喉痈、急性瘰疬、风痰毒、风热痰等记载。清《疡科心得集》曰：“颈痈生于颈之两旁，多因风温痰热而发，盖风温外袭，必鼓动其肝木，而相火亦因之俱动，相火上逆，脾中痰热随之。颈为少阳络脉循行之地，其循经之邪至此而结，故发痈也。"

1. 病因病机

本病多因外感风温、风热，蕴而化火，或内伤情志，气郁化火，或过食膏粱厚味，脾胃传化失司，痰热内生，以致外邪内热挟痰蕴结于少阳、阳明之络而成；或因肝胃火毒挟痰上攻，循经蕴结于颈部而致；亦有因乳蛾、口疳、龋齿或头面疖肿等感染毒邪而诱发。

2. 诊断要点

（1）多发生于儿童，发病前多有乳蛾、口疳、龋齿或头面疮疖等，或附近有皮肤黏膜破伤病史。

（2）本病多发生于颈部两侧，但颌下、耳后、颏下等部位亦可发生。

（3）初起局部肿块形如鸡卵，皮色正常，肿块肿胀，灼热疼痛，活动性不大，逐渐漫肿坚实，疼痛加剧。经 7～10 天，如不消散即欲成脓，此时肿块处皮色变红，肿势高突，疼痛加剧，痛如鸡啄，按之中软而有波动感。溃后流脓黄白稠厚，肿痛减轻，约 10～14 天左右愈合。

（4）多伴有轻重不同的全身症状，如恶寒、发热、头痛、口干、便秘、溲赤。舌质红，苔黄腻，脉多滑。化脓时则全身症状加剧，溃脓之后症状大多消失。

（5）部分病例当急性炎症控制后，往往形成慢性迁延性炎症，导致肿块坚硬，日久难消。

（三）腋痈

腋痈是一种发生于腋窝部的急性化脓性疾病。其临床特点是腋下暴肿、灼热、疼痛而皮色不变，发热恶寒，溃后易形成袋脓，相当于西医学的腋下急性化脓性淋巴结炎。腋痈之名首见于明《外科正宗》，曰：“腋痈俗称夹痈，此肝脾二经为患。肝经血滞，脾经气凝，其结为肿。初起皮色不变，漫肿无头，日久方疼，乃生寒热。此患难消，终必作脓。”

1. 病因病机

本病由上肢皮肤破损染毒，或有疮疡等感染病灶，毒邪循经流窜至腋部所致。或因肝脾郁热，兼忿怒气郁，导致气滞血壅，经脉阻滞而成。

2. 诊断要点

（1）发病前多有手部或臂部皮肤皲裂、破损或疮疡等病史。

（2）初起初起多暴肿，皮色不变，灼热疼痛，同时上肢活动不利，多伴有轻重不同的恶寒发热，纳呆。舌苔薄，脉滑数。

（3）成脓若疼痛日增，寒热不退，势在酿脓。经10～14天肿块中间变软，皮色暗红，按之波动感明显时，此为内脓已成熟。化脓时则全身症状加剧。

（4）溃后一般脓出稠厚，肿消痛止，容易收敛；若溃后脓流不尽，肿势不退，多因切口太小；或因任其自溃而疮口过小；或因疮口位置偏高，引起袋脓，以致引流不畅，影响愈合。溃脓后全身症状大多消失。

二、锁喉痈

锁喉痈是指发生在结喉正中处的急性化脓性疾病，属中医“发”的范畴。“痈之大者名发”说明发的病变范围较痈为大。故一般把来势迅猛而病变范围大于痈的外疡称之为发。《外科精义》云：“夫五发者谓疽发于脑、背、肩、髯、鬓是也。”其特点是在皮肤疏松的部位突然红肿蔓延成片，灼热疼痛，红肿以中心最为明显，而四周较淡，边缘不清，3～5天后皮肤湿烂，随即变成褐色腐溃，或中软而不溃，伴有明显的全身症状。生于结喉处称为锁喉痈；生于臀部称为臀痈；生于手背部称为手发背；生于足背称为足发背。锁喉痈与瘰疬相鉴别的是症状发生变化很快，可并发喉风、重舌等险证

（一）病因病机

本病多因外感风温毒邪，客于肺胃，循经上攻；或因痧痘之后，体虚余毒未清，挟痰热凝结而成；或因体弱，口唇齿龈生疳，咽喉糜烂感染邪毒而继发。

（二）诊断要点

1. 初起

本病初起红肿绕喉，肿势散漫不聚，坚硬灼热疼痛，经2～3天后，肿势可延及颈部两侧，甚至上至腮颊，下至胸前。因肿连咽喉、舌下，可并发喉风、重舌，以致汤水难下，严重者可引起窒息。伴壮热口渴，头痛颈强，纳差，大便干燥，小便短赤；甚至气喘痰壅，发生痉厥。

2. 成脓

肿势渐趋局限，根盘渐收，按之中软者，为成脓之象；如按之中软应指者，为脓已成熟。

3. 转归

经治疗，本病转归以根脚渐收，肿势高起，渐趋局限，易溃脓的为顺症；如根脚不收，漫肿平塌，色转暗红，难以溃脓的，则为逆证。溃后脓出黄稠，热退肿消者轻；脓出稀薄，疮口有空壳，或内溃脓从咽喉部穿出，全身虚弱者重，收口亦慢。

三、发颐

发颐是热病后余邪热毒结聚于颐颌之间引起的急性化脓性疾病。因肿势如发，生于

颐颔之间，故名发颐，又名“汗毒”。其临床特点是多一侧发病，颐颔部肿胀疼痛，张口受限，全身症状明显，甚者发生邪毒内陷。发颐之名首见于晋代《刘涓子鬼遗方》，曰：“下颐发者为发颐，肥人多有此疾。”明《疮疡经验全书》云：“发颐乃伤寒发汗未透而成。”

（一）病因病机

本病多由伤寒或温病后汗出不畅，以致余邪热毒未能外达，结聚于阳明、少阳之络，气血凝滞，经络阻塞，热盛肉腐成脓而发病。或饮食不节，恣食膏粱厚味，火毒内生，脾胃积热上蕴，阻于阳明、少阳之经为病。

（二）诊断要点

1. 好发于成年人，尤见热病后、大手术后，或体质虚弱者。

2. 多数为单侧发病，亦可双侧同时发病。

3. 初起颐颔之间发生疼痛及紧张感，轻微肿胀，形如结核，张口稍感困难。继则肿胀逐渐显著，并延及耳之前后。如压迫局部，在患侧上颌第二臼齿相对的颊黏膜腮腺导管开口处有黏稠的分泌物溢出，张口困难，唾液分泌大为减少。发病7～10天，若病情发展，颐颔部疼痛加剧，呈跳痛性，皮色发红，肿胀更甚，按压局部有波动感，是已成脓，口内腮腺导管开口处能挤出混浊黄稠脓性分泌物。若不及时切开，脓肿可在颐颔部皮肤或口腔黏膜处或向外耳道溃破，脓出臭秽。

4. 初起有轻度发热，酿脓时可伴有高热，口渴纳呆，大便秘结等。如患者极度衰弱，或失于调治，或因过投寒凉攻伐之品，可使肿势漫及咽喉而见痰涌气塞、汤水难下、神识昏迷等毒邪内陷之证。

四、瘤

瘤是瘀血、痰滞、浊气停留于体表组织中所形成的肿物。其临床特点是体表局限性肿物，不痛不痒，推之可动，生长缓慢。隋代《诸病源候论》曰：“瘤者，皮肉中忽肿起，初梅李大，渐长大，不痛不痒，又不结强，言留结不散，谓之为瘤。”明《薛氏医案·外科枢要》和《外科正宗》等书，按瘤所生部位，配合五脏，分为气瘤、血瘤、肉瘤、筋瘤、骨瘤五种，为后世所沿用。除上述五种瘤外，尚有不能归于五脏所属的肿瘤，如脂瘤、胶瘤、胎瘤等。瘰病应与血瘤、肉瘤、脂瘤相鉴别。

（一）血瘤

血瘤是因体表血络扩张，纵横丛集而形成的一种良性肿瘤。其临床特点是病变发生于血管，局部皮肤鲜红或黯紫，或呈局限性柔软肿块，边界不清，触之如海绵状。血瘤病名首见于《外台秘要》，曰：“肘后云皮肉中忽肿起，初如梅李，渐长大，不痒不痛，又不坚强，按之柔软，此血瘤也。”血瘤又名“血丝瘤”。

1. 病因病机

本病的发生与先天禀赋异常、脏腑功能受损相关。心主血脉运行，肾为先天之本，肝藏血主疏泄。血瘤发病多与火邪密切相关。肾中伏火胎毒，引动心、肝之火，致血中有热，血行失常，脉络扩张所致。亦可因劳累过度，耗伤阴血，或肾水不能上济心火，导致心火亢盛，煎熬阴血，迫血离经妄行而成血瘤；或郁怒伤肝，肝气郁结，气郁化火，迫血妄行，离络溢肤而成。

2. 诊断要点

（1）毛细血管瘤多见于女婴，在出生后 1 ~ 2 个月内出现，部分患者毛细管瘤于 5 岁左右自行消失，好发于颜面、颈部，可单发，也可多发。多数表现为在皮肤上有红点或小红斑，逐渐增大，边界清楚，大小不等，可隆起，色泽为鲜红色或紫红色，压之可退色，抬手复原。

（2）海绵状血管瘤多生长在皮下，表现为质地柔软似海绵，常呈半球形、扁平或高出皮肤的肿物，皮色正常或青紫，肿物有很大的压缩性，可因体位下垂而充盈，或随患肢抬高而缩小，在瘤内有时可扪及颗粒状静脉石硬结，外伤后可引起出血，继发感染。血管造影或 B 超检查有助于确定其病变范围和程度。

（二）肉瘤

肉瘤是发生于皮里膜外，由脂肪组织过度增生而形成的良性肿瘤。其临床特点是皮下肿物，大小不等，按之稍软，皮色不变，无痛。《外科正宗》云：“肉瘤者，软若绵，肿似馍，皮色不变，不紧不宽。”

1. 病因病机

脾主肌肉，主运化，由于思虑过度或饮食劳倦，郁结伤脾，脾失健运，津液聚而为痰，痰气郁结而成肉瘤；或郁怒伤肝，肝失疏泄，肝克脾土，肝脾不和，气机不畅，瘀血阻滞，逆于肉理，乃生肉瘤。

2. 诊断要点

（1）一般见于成年人，好发于肩、颈、背、腹、臀部及前臂等处。

（2）皮下肿物，大小不一，呈扁平团块状或分叶状，边界清楚，皮色不变，生长缓慢，触之柔软，推之可以移动，与皮肤无粘连，基底较广阔，一般无疼痛。

（3）另有一种多发性肉瘤，常发生于四肢、胸或腹部皮下，呈多个圆形或卵圆形结节，质地较一般肉瘤略硬，压之有轻度疼痛。

（三）脂瘤

脂瘤是皮脂腺中皮脂潴留郁积而形成的囊肿，又称粉瘤。其临床特点是皮下圆形肿块，质软，边界清楚，中央有粗大的毛孔，破溃后有脂质粉渣样物。《外科真诠·瘿瘤》云：“先用线针于瘤头上针一分深，用手捻之，若是白浆，便是粉瘤。”

1. 病因病机

汗腺堵塞，疏于洗涤，腠理津液滞聚不散，积以成瘤；或肝郁脾虚，运化失司，湿浊化痰，痰气凝结而成；若骚抓染毒，痰湿化热，则脂瘤红肿热痛，甚则酿脓破溃。

2. 诊断要点

（1）好发于头面、背部、臀部等皮脂腺分布密集的部位。

（2）肿块位于皮肤表层内，呈圆形或椭圆形，小者如豆粒，大者如柑橘，边界清楚，质地柔软，基底可以推动，但表面与皮肤粘连。在肿块表面皮肤中央，常可见一针头大凹陷小坑，略带黑色，用力挤之，有粉渣样内容物溢出，略带臭气。肿块生长缓慢，一般无自觉症状。

（3）脂瘤继发感染后可出现红肿热痛，并形成脓肿，破溃后可自愈或形成瘘管。

五、瘿病

瘿病是以颈前喉结两旁结块肿大为主要临床特征的一类疾病。古籍中有称瘿、瘿气、瘿瘤、瘿囊、影袋等名者。本病主要由情志内伤，饮食及水土失宜引起，并与体质有密切关系。气滞、痰凝、血瘀壅结颈前是瘿病的基本病理。临床常见证型有气滞痰阻型、痰结血瘀型、肝火旺盛型、心肝阴虚型，以上四种证型之间常发生转化。对本病的预防应防止情志内伤并注意饮食调摄。

（一）气瘿

气瘿是以颈前漫肿，边界不清，皮色如常，按之柔软，可随喜怒而消长为主要表现的甲状腺肿大性疾病，俗称“大脖子”病。《诸病源候论》云：“气瘿之状，颈下皮宽，内结突起，膇膇然亦渐大，气结所致也。”本病多流行于缺碘的高原山区，如云贵高原及陕西、山西、宁夏等地；但平原地带亦有散发。

1. 病因病机

（1）病因多与情志内伤、居住地区水质过偏有关。

（2）病机忧恚气结，情志抑郁，肝失调达，肝郁气滞，横逆犯脾，脾失健运，痰浊内生，痰气互结，循经上行，结于喉结之处而成；或居住高山地区，久饮沙水，入于脉中，搏结颈下而成；或妇女经期、产后、绝经期，肾气受损，正气不足，外邪乘虚侵入，亦能引起本病。

2. 诊断要点

气瘿从肿块的形态上可分为弥漫性和结节性两种。

（1）弥漫性肿大者颈部两侧呈弥漫性肿大，但仍显示正常甲状腺形状，肿势逐渐增大，边界不清，无疼痛感，皮色如常，按之柔软，有的肿胀过大而呈下垂，感觉局部沉重。

（2）结节性肿大常一侧较显著，囊肿样结节若并发囊内出血，结节可在短期增大。一般来说，结节性肿大者，结节常为多个，表现凹凸不平，随吞咽上下移动，可继发甲状腺功能亢进，也可发生恶变。

若肿块进一步发展可成巨大甲状腺肿，并压迫气管、食道、血管、神经，产生一系列压迫症状：①气管受压，发生呼吸困难。②压迫食道，引起吞咽不适。③压迫颈深静脉，面部呈青紫色浮肿和颈、胸有浅静脉曲张。④压迫喉返神经，出现声音嘶哑。

（二）肉瘿

肉瘿是以颈前结喉正中附近出现半球形柔软肿块，能随吞咽而上下移动为主要表现的甲状腺良性肿瘤。好发于青年及中年人，女性发病率高于男性。

1. 病因病机

本病因忧思郁怒，气滞痰浊，瘀血凝结而成。

由于情志抑郁，肝失调达，遂使肝郁气滞，肝旺侮脾，脾失健运，饮食入胃，不能化生精微，形成痰浊内蕴，湿痰留注于任、督，汇集于结喉，聚而成形，遂成本病。

2. 诊断要点

（1）本病多见于 30 ~ 40 岁女性。

（2）在颈前正中一侧或双侧出现圆形或椭圆形肿块，表面光滑，质韧有弹性，可随吞咽而上下移动，生长缓慢，一般无任何不适，多在无意中发现。若肿块增大，可感到憋气或有压迫感。部分患者可发生肿物突然增大，并出现局部疼痛，是因乳头状囊性腺瘤囊内出血所致。

（3）巨大的肉瘿可压迫气管，使之移位，但少有发生呼吸困难和声音嘶哑者，有可伴性情急躁、胸闷易汗、心悸、手颤等症。极少数病例可发生癌变。

（三）瘿痈

瘿痈是以急性发病，结喉两侧结块、肿胀、疼痛为主要表现的急性炎症性病变。

1. 病因病机

本病多因风温、风火客于胃，或肝郁胃热所致。风温、风火客于肺胃，或内有肝郁胃热，积热上壅，灼津为痰，蕴阻经络，以致气血运行不畅，气血痰热凝滞于肺胃之外系，结于喉部而成。

2. 诊断要点

（1）多发生于中年人，女性较男性多见。

（2）发病前 1 ~ 2 周多有咽痛、鼻塞、头痛、全身酸痛等上呼吸道感染病史。

（3）突然出现颈前肿大和结块；局部疼痛，常波及耳后、颌下、枕部等处，触痛明显；皮色不变；常伴有发热。

（4）大部分患者初期伴有甲亢，少许患者后期出现短暂甲减。

（四）石瘿

石瘿是以颈前肿块坚硬如石，推之不移，凹凸不平为主要临床表现的恶性肿瘤。多见于 40 岁以上的妇女，本病较常见，约占全身恶性肿瘤的 1% 。

1. 病因病机

本病多因情志内伤、痰湿、瘀血所致。情志内伤，肝气郁结，脾失健运，痰湿内生，气郁痰浊结聚不散，气滞则血瘀，积久瘀凝成毒，气郁、痰浊、瘀毒三者痼结，上逆于颈部而成。

2. 诊断要点

（1）初期颈前肿块较小，常被忽视，偶然发觉时肿块已质硬，表面高低不平，推之不移，吞咽时肿块上下移动度减少，或存在多年的颈前肿块短期迅速增大、变硬。

（2）晚期常压迫气管、食管、神经，伴有呼吸困难、吞咽困难或声音嘶哑等症状。

六、失荣

失荣多见于中青年、老年人，是以颈部肿块初起结核，形如堆粟，按之坚硬如石，顶突根收，推之不移，皮色不变，面容正常或憔悴，形体消瘦，状如树木失去荣华为症状的恶性肿瘤。日久肿块破溃之后，疮面如石榴，流臭秽血水。近年来失荣全身症状多不明显，以颈部肿块坚硬如石为主要辨证特点。常由口腔、喉部、鼻咽部的恶性肿瘤转移而来，多伴有头痛、鼻衄等症。

明《外科正宗》对失荣描述颇详，曰："失荣者，先得后失，始富终贫，亦有虽居富贵，其心或因六欲不遂，损伤中气，郁火所凝，隧痰失道，停结而成。""其患多生肩上，初起微肿，皮色不变，日久渐大，坚硬如石，推之不移，按之不动，半载一年，方生隐痛，气血渐衰，形容瘦削，破烂紫斑，渗流血水，或肿泛如莲，秽气熏蒸，昼夜不歇，平生疙瘩，愈久愈大，越溃越坚，犯此俱为不治。"

清《医宗金鉴》曰："失荣证，生于耳之前后及肩项。其症初起，状如痰核，推之不动，坚硬如石，皮色如常，日渐长大。由忧思、恚怒、气郁、血逆与火凝结而成。日久难愈，形气渐衰，肌肉削瘦，愈溃愈硬，色现紫斑，腐烂浸淫，渗流血水，疮口开大，簧肉高突，形似翻花瘤证。古今虽有治法，终属败证，但不可弃而不治，初宜服和荣散坚丸，外贴阿魏化坚膏，然也不过苟延岁月而已。"

《外证医案汇编·失荣证附论》，实为吾人辨证方略之指南，记载了"其起之始，不在藏府，不变形躯，正气尚旺。气郁则理之，血郁则行之，肿则散之，坚则消之；久则身体日减，气虚无精，顾正消坚散肿，其病日深；外耗于卫，内夺于营，滋水淋漓，坚硬不化，温通气血，补托软坚。此三者，皆郁则达之义也。不但失荣一症，凡郁症治法，俱在其中矣"。

（一）病因病机

颈部为足少阳、足阳明经循行之处。由于情志不畅，忧思郁怒，脾伤气滞，运化失常，水湿停留，聚而为痰；肝失条达，气机不舒，郁久化火。脾与胃、肝与胆互为表里，痰火凝结于少阳、阳明经脉，发于颈部则阻隔经络而生本病。溃后破烂出血，外耗于卫，内夺于营，气血耗极，终成败证。

1. 正虚方面

本病因先天不足，禀赋不耐（基因遗传缺陷、免疫功能不全）；后天不调，郁怒伤肝，忧思伤脾，日久损肾，五脏失调，气血衰败（工作劳累、职场压力、心志不遂、熬夜耗神日久）所致。

2. 邪实方面

本病因风温、邪热、寒湿、痰癖、浊毒蕴结所患。外感之邪，风温者，冬春易发（相当于病毒、细菌、毒素的感染）；四时之邪系风寒暑湿燥火诸邪（不仅有病毒、细菌、毒素的侵扰，亦有环境污染等因素）；而内生蕴毒，多与脏腑经络，气血失调有关，如肝郁侮脾，内生痰湿，致气血乖逆，经隧癖滞，日久痰湿成浊，结聚成毒。湿、痰、浊、毒交结，终成瘤核。

（二）诊断要点

本病有原发性和继发性两类，除少数原发者外，大多数为继发性。根据病程进展，症状改变，临床分为三期。

1. 初期

初期见颈部或耳之前后肿块，形如栗子，顶突根深，按之坚硬，推之不移，皮色不变，局部无热及疼痛。全身无明显不适。

2. 中期

中期见肿块渐渐增大，微微作痛，肤色紫黯，肿块如石硬，表面不平，固定。伴形体消瘦，疲乏无力。

3. 后期

后期见肿块溃破，并无脓液，只流血水，其味臭秽。肿块虽腐溃，但坚硬不消，反愈溃愈坚，疮口凹凸不平，形如岩石。此时疼痛剧烈，彻心引脑，或疮口出血如喷射状，可危及生命。伴夜不安寐，胸闷烦躁，面色无华，形体极度消瘦，终至衰竭。若由其他部位转移者，可伴鼻孔出血，视力模糊，耳窍失聪，吞咽困难，声音嘶哑等。

（许费昀　丁继果　靳汝辉）

第四章 治 疗

淋巴结结核的治疗包括内科抗结核化学治疗、中医药治疗、外科治疗及免疫治疗，以及多学科联合的治疗措施。治疗目的为杀灭淋巴结内的结核分枝杆菌，清除坏死组织及瘘管，减轻淋巴结炎性反应并且减少并发症及后遗症。

第一节 化学治疗

一、抗结核药物化学治疗的原则

（一）早期

结核病早期病变以炎性渗出和浸润为主要表现，病灶局部充血，血供丰富，有利于药物的转运及渗透至病变组织，利于杀灭结核菌，而且病灶易于吸收。早期干预可减轻组织结构破坏，保护脏器功能，减少远期并发症。病变早期结核分枝杆菌生长代谢旺盛，对药物敏感，易于被消灭。另外病变早期巨噬细胞功能活跃，与抗结核药物协同作用增强杀灭结核菌的作用。

（二）联合

20 世纪中叶，Mitchson 提出菌群学说，根据结核分枝杆菌生长代谢速度分为 ABCD 四群，A 菌群为快速生长菌群，多存在于巨噬细胞外的空洞或干酪性病灶中，易于传播，多数抗结核药物均对其有效，其中异烟肼作用最强，利福平次之；B 菌群为缓慢生长与代谢的菌群，存在于巨噬细胞内酸性环境中，吡嗪酰胺对该菌群最有效；C 菌群为部分休眠菌，一般处于休眠状态，但有突发快速生长的特性，利福平对该菌群有效；D 菌群为完全休眠菌，目前无针对 D 菌群的有效药物。如果使用的化疗药物不当，B 菌群、C 菌群不能被消灭，很容易造成复发。另外异烟肼可抑制细菌分枝菌酸的合成，破坏细胞壁；利福平则阻断细菌 RNA 转录过程而最终抑制蛋白合成；吡嗪酰胺能够渗入巨噬细胞并进入菌体阻止细菌脱氢作用；乙胺丁醇通过抑制细菌细胞壁合成及干扰 RNA 合成达到抑菌效果。正是由于不同药物有各自的作用机制，联合用药可以达到交叉杀菌及协同作用，所以我们在制定抗结核方案时，在没有耐药的情况下，应以异烟肼、利福平、吡嗪酰胺等覆盖各个菌群。联合用药既能杀灭不同代谢阶段的结核菌，而且还能提高杀菌效果，从而提高治疗的成功率，使耐药菌繁殖受到限制，防止产生耐药。

（三）规律

已有研究表明，规律用药可明显提高治疗成功率，减少病情迁延、恶化。不规律的用药不但影响疗效，而且体内无法保持相对稳定有效的血药浓度，诱导结核分枝杆菌产生耐药。不规则用药已经成为继发性耐药结核的重要危险因素之一，因此抗结核治疗过程中在无特殊情况下，应严格遵照执行方案所规定的给药频率，不发生遗漏，更不能中断，这是保证治疗成功的关键。

（四）适量

以适当的药物剂量治疗，既可保障疗效，又可以最大限度的避免药物副作用的发生。通过研究发现，药物剂量越大，副作用发生率越高。而药物剂量小又达不到有效的杀菌浓度，不但不能消灭结核菌，还会诱导耐药的发生。因此医生在指导患者临床用药应根据其年龄、体重、基础疾病、脏器功能等，参照抗结核药物的用量范围，给出适当的药物剂量，这是抗结核治疗成功的关键一环。

（五）全程

由于结核病为一种慢性病，而且处于不同的生长代谢阶段菌群对药物的敏感性不同，被杀灭需要的时间也不同。一般情况下，大部分 A 菌群可在化疗后 2～3 周内被杀灭，患者临床症状可明显好转，但部分非敏感菌、细胞内菌及持留菌可能依然存活，如在此时停止用药，会造成治疗失败、结核复发甚至耐药的严重后果，所以必须按照制定的抗结核化疗疗程完成，达到最大程度的杀菌效果。

二、抗结核药物概述

（一）分组

抗结核药物可分为一线药物和二线药物，一线抗结核药物有异烟肼、利福平、乙胺丁醇、吡嗪酰胺、利福布汀、利福喷丁及链霉素，其他治疗药物归类于二线抗结核药物。为了方便结核病化学治疗药物的选择和方案的设计，世界卫生组织（word health organization，WHO）根据药物的杀菌活性、临床疗效、安全性，在一线抗结核药物和二线抗结核药物分类的基础上，将抗结核药物进一步划分为五组（见表 4－1）。

表 4－1　不同组别抗结核药物一览表

组别	药物分类	药物名称
1	一线口服药	异烟肼、利福平、乙胺丁醇、吡嗪酰胺、利福喷丁、利福布汀
2	注射用药	链霉素、卡那霉素、阿米卡星、卷曲霉素
3	氟喹诺酮类	左氧氟沙星、莫西沙星、加替沙星

续表

组别	药物分类	药物名称
4	二线口服药	乙硫异烟胺、丙硫异烟胺、环丝氨酸、特立齐酮、对氨基水杨酸钠、对氨基水杨酸异烟肼
5	其他种类药	氯法齐明、利奈唑胺、阿莫西林克拉维酸钾、克拉霉素、亚胺培南西司他丁、美罗培南、氨硫脲、贝达喹啉、德拉马尼

（二）常用抗结核药物介绍

1. 异烟肼（isoniazid，INH，H）

（1）用法用量 每日用药剂量为4～6mg/（kg·d）。成人服药剂量为0.3g/d；儿童服药剂量为10～15mg/（kg·d）。每日服药量不宜超过0.3g/d，一次顿服，一般采用口服法，可静脉推注或滴注。

（2）不良反应 ①可出现周围神经炎。②肝脏损害一般认为与药品过敏或药品中毒有关，严重药物性肝损害者少见。药物性肝损害大多在用药2个月内出现。与利福平合用时肝毒性增加。③异烟肼的不良反应还包括过敏反应、血液系统反应（如粒细胞减少、嗜酸粒细胞增多、高铁血红蛋白血症等）、内分泌障碍（如性欲减退、痛经、男子乳房发育、甲状腺功能障碍等）。老年患者偶见排尿困难、便秘，还可见视神经炎、关节痛、神经精神症状、药物性狼疮、腹泻等。

（3）注意事项 ①肝功能异常、有精神病和癫痫病史者、孕妇等慎用。②空腹吸收效果最好。

2. 利福平（rifampicin，RFP，R）

（1）用法用量 每日用药剂量为8～12mg/（kg·d）。成人体重＜50kg，服药剂量为0.45g/d，体重≥50 kg，服药剂量为0.6g/d；儿童服药剂量为10～20mg/（kg·d）。成人与儿童用药剂量均不宜超过0.6g/d。一次顿服，空腹口服或静脉滴注。

（2）不良反应 ①药物性肝损害，表现为转氨酶升高、黄疸和肝脏肿大等，老年人、嗜酒、营养不良和原有肝胆疾病患者更易发生。与异烟肼合用可增加肝毒性。②消化道不良反应：常见上腹不适、厌食、恶心、呕吐、腹痛、腹泻或便秘等。③精神系统症状：可出现头痛、嗜睡、眩晕、疲乏、肢体麻木、视力障碍、共济失调等。④过敏反应：如药物热、皮疹、荨麻疹、嗜酸粒细胞增多、溶血、紫癜、急性肾功能衰竭等。⑤造血功能异常：白细胞、血小板、凝血酶原减少等。⑥流行性感冒样综合征，常在间歇给药或停药再次用药后出现。⑦体液橘红染色。

（3）注意事项 孕妇、乙醇中毒、肝功能损伤者慎用，对利福霉素类药过敏者禁用。

3. 利福喷丁（rifapentine，Rft）

（1）用法用量 ①成人：体重＜50kg，0.45g/次；体重≥50kg，0.6g/次，每周1～2次；每次量不宜超过0.6g。②儿童：10mg/（kg·次），每周1次。年龄≥12岁的儿童：体重<45 kg，0.45g/次，每周1次；体重≥45 kg，0.6g/次，每周1次。③用药途径：空腹口服，每次量顿服。

（2）不良反应　同利福平，但较轻微。

（3）注意事项　①对利福霉素类药物过敏者禁用。②肾功能衰竭和（或）血液透析时无需调整剂量。③不建议与大部分抗逆转录病毒药物合并使用。

4. 利福布汀（rifabutin，Rfb）

（1）用法用量　①每日用药。成人：体重<50kg，0.15~0.3g/d；体重≥50kg，0.3g/d。每日量一次顿服。②儿童：剂量尚未确定。③用药途径：口服。

（2）不良反应　①患者可出现皮疹、胃肠道反应、中性粒细胞减少，偶尔出现血小板机能不全。②少见的不良反应包括流感样综合征、肝炎、溶血、关节痛、骨髓炎、呼吸困难。③尚不能完全确立的不良反应包括惊厥、麻木、失语、非特异性心电图T波改变。④需要关注的不良反应还有眼部疼痛、视觉改变或畏光。

（3）注意事项　①老年人、合并严重肾功能损伤者用药时，注意调整剂量。②在结核病合并艾滋病需抗病毒治疗的情况下，宜选用利福布汀。③对利福霉素类药物过敏者禁用，孕妇慎用。

5. 吡嗪酰胺（pyrazinamide，PZA，Z）

（1）用法用量　①每日用药：20~30mg/（kg·d）；成人体重<50kg，1.5g/d；体重≥50kg，1.75g/d；儿童30~40mg/（kg·d）；成人与儿童用药均不宜超过2g/d；每日量1次顿服或分次服用。②肾功能不全患者每日服药量25~35mg/kg，每周3次。③用药途径：口服。

（2）不良反应　①药物性肝损害：转氨酶升高，肝脏肿大。长期大剂量应用时可发生中毒性肝炎，造成严重肝细胞坏死、黄疸、血浆蛋白减少、凝血因子消耗等。肝损害与剂量和疗程有关，老年人、酗酒、营养不良、原有肝胆疾病者、肝损害的发生率增加。②高尿酸血症：可导致痛风发作及关节疼痛。③胃肠道反应：可有食欲不振，恶心呕吐。④过敏反应：偶见发热及皮疹，个别患者可发生光敏反应，皮肤暴露部位呈红棕色。

（3）注意事项　糖尿病、痛风、严重肝功能减退者、孕妇慎用；对本品过敏者禁用。

6. 乙胺丁醇（ethambutol，EMB，E）

（1）用法用量　①每日用药：15~25mg/（kg·d），不超过1.5g/d。上限剂量仅在强化期使用，继续期推荐15mg/（kg·d）。成人体重<50kg，0.75g/d；体重≥50kg，1.0g/d；儿童15~25mg/（kg·d）。每日量一次顿服或分2次服用。②肾功能不全患者15~25 mg/kg，每周3次用药。③用药途径：口服。

（2）不良反应　①主要不良反应是视神经毒性，早期表现为视物模糊、眼球胀满感、异物感、流泪、羞明等。严重者可出现视力减退、视野缺损、辨色力减弱．也可引起失明，视神经毒性与剂量呈正相关，及时停药大多可恢复。②其他不良反应有过敏、瘙痒、皮疹、头痛、眩晕、关节痛、胃肠道反应、全身不适、精神反应、肝功能异常、粒细胞减少等。

（3）注意事项　①本品不宜用于小儿，婴幼儿禁用。②有痛风、视神经炎、不能准确表达症状者慎用。③肾功能减退或肾衰竭患者发生视神经炎风险加大。因肾功能减退时排泄减少，可引发蓄积中毒，故肾功能减退者慎用。④治疗期间应注意检查视野、视力、红绿鉴别力等。

7. 阿米卡星（amikacin，Am）

（1）用法用量　①成人：强化期 15～20mg/（kg·次），不超过 1g/d，每周 5～7 次，继续期治疗采用 15mg/（kg·次），每周 3 次。年龄 >59 岁者，推荐强化期 10mg/（kg·次）（不超过 750mg/d），每周 5～7 次，继续期每周 2～3 次。中国成人常规用量 0.4～0.6g/d，一般不超过 0.8g/d。②儿童：强化期 15～30mg/（kg·次），不超过 1g/d，每周 5～7 次，继续期 15～30 mg/（kg·次），不超过 1 g/d，每周 3 次。需注意的是，继续期如无必要不推荐使用。③用药途径：深部肌肉注射或静脉滴注，肌内注射时注意变换注射部位以避免局部不适。本品禁止静脉推注。

（2）不良反应　①注射部位疼痛。②肾毒性（蛋白尿、肾功能受损）。③耳毒性（听力减退甚至丧失），前庭毒性（眩晕、共济失调、头晕），老年患者及长期使用都可增加耳毒性。与髓袢利尿剂（速尿）合用可加重耳毒性。④电解质紊乱特别是低钾和低镁。⑤外周神经炎和皮疹。⑥增加非去极化肌松剂的效力。

（3）注意事项　①与卡那霉素有完全性双向交叉耐药，不可用于对卡那霉素耐药患者。②不宜用于孕妇。③慎用或禁用于肾功能减退、脱水、使用强利尿剂者，特别是老年患者。④使用本品期间注意定期复查尿常规及肾功能。⑤本品干扰正常菌群，长期应用可导致非敏感菌过度生长。⑥使用前建议行遗传性耳聋基因检测（GJB2、GJB3、12S rRNA、SLC26A4 基因的 9 个突变位点）。

8. 链霉素（streptomycin，Sm 或 S）

（1）用法用量　①每日用药：15～18 mg/（kg·d），不超过 1g/d。成人 0.75g/d，儿童 20～40mg/（kg·d），每日服药量不宜超过 1g/d。年龄 >59 岁，10mg/（kg·d），每日服药量不宜超过 750mg/d。②肾功能衰竭透析患者：12～15 mg/（kg·次），每周 2～3 次，不可每日使用。③用药途径：肌内注射（有病灶局部注射的报道）。

（2）不良反应　①常见的不良反应有口唇麻木、肌肉抽搐，注射后不久即可出现。②对前庭神经的损伤是链霉素的严重不良反应，可引起眩晕、恶心、呕吐、共济失调、步履蹒跚等前庭功能受损症状；其次是耳蜗损伤，可出现耳鸣、耳聋，此毒性常为永久性损伤。出现此类症状应立即停药。③肾毒性一般为轻度损伤，多见管型尿和蛋白尿，血尿素氮、肌酐升高。严重者必须停药。④过敏反应：轻者仅出现皮疹、发热、关节痛等，应停药，以免引起更严重毒性反应。重者可有过敏性休克，大多于注射后 1～2 分钟或 10 分钟之内出现，表现为突然发作的呼吸困难、面色先苍白后发绀、昏迷、抽搐、口吐白沫、大小便失禁等，严重者可致死。过敏性休克比青霉素发生率低，一旦发生则死亡率高。⑤可出现电解质紊乱。

（3）注意事项　①本品与阿米卡星和卷曲霉素具有单向交叉耐药性，对阿米卡星或卷曲霉素耐药时使用链霉素无效。②老年人应减量。儿童慎用，孕妇禁用，病情特别需要时，可采用间歇应用，每周 2 ~ 3 次。③与利尿剂合用时，耳毒性风险增加。④条件允许情况下可对患者的血药浓度进行密切随访，并可监测遗传性耳聋基因。定期复查尿常规及肾功能。

9. 卡那霉素（kanamycin，Km）

（1）用法用量　①成人：15 ~ 20mg/（kg·d），不超过 1g/d。体重≥50kg，0.75g/d；体重 <50kg，0.5g/d。年龄 >59 岁，0.5g/d。②儿童：15 ~ 30mg/（kg·d），每日服药量不超过 1g/d，每周 5 ~ 7 次。③肾功能衰竭透析患者：12 ~ 15 mg/（kg·次），每周 3 次，不可每日使用。④用药途径：深部肌内注射。

（2）不良反应　①发生率较高者有耳毒性（听力减退、耳鸣或耳部饱满感等）、肾毒性（血尿、排尿次数减少或尿量减少）、前庭神经功能障碍（步履不稳、眩晕、恶心、呕吐等）。②发生率较少者有呼吸困难、嗜睡或软弱。

（3）注意事项　①不可用于听神经障碍及肾功能不全者。禁止与强利尿剂并用，禁止做胸腔、腹腔注射，避免呼吸抑制。②禁用于氨基糖苷类药物过敏者。③由于与链霉素有单向交叉耐药，故链霉素耐药时可考虑使用本药。④使用本品需注意定期做尿常规、肾功能和电解质检测。⑤停药后也可发生听力减退、耳鸣或耳部饱满感，提示可能为耳毒性，必须引起注意。

10. 卷曲霉素（capreomycin，Cm）

（1）用法用量　①成人：15 ~ 20mg/（kg·d），不超过 1g/d。体重 < 50 kg，0.75g/d；体重 ≥50 kg，1g/d。年龄 >59 岁，10mg/（kg·次），每周 5 ~ 7 次；或 15mg/（kg·次），每周 3 次；每次最大剂量 0.75g。②儿童：15 ~ 30mg/（kg·d），每日服药量不超过 1g/d。③肾功能不全患者慎用。肾功能衰竭透析患者：12 ~ 15 mg/（kg·次），每周 2 ~ 3 次，不可每日使用。④用药途径：一般深部肌内注射，或静脉滴注。

（2）不良反应　①较常见的不良反应：血尿、尿量或排尿次数显著增加或减少，食欲减退或极度口渴。②少见的不良反应：过敏反应、耳毒性、神经肌肉阻滞等。③其他不良反应：电解质紊乱，尤其是低钾血症，部分患者停药后仍有顽固性低钾血症。

（3）注意事项　①用药期间应监测电解质、肾功能、尿常规检查。有电解质紊乱的患者，需在电解质获得纠正后使用。②本品与阿片类镇痛药并用，有抑制呼吸的作用。③与抗真菌药、万古霉素、杆菌肽、抗癌药合用，可增加肾毒性和耳毒性。④禁止应用于有听力障碍或肾功能障碍、重症肌无力、帕金森症患者。禁用于妊娠和哺乳期妇女及对本品过敏者。

11. 左氧氟沙星（levofloxacin，Lfx）

（1）用法用量　①成人：10 ~ 15 mg/（kg·d）；体重 < 50 kg，0.4g/d；体重 ≥50 kg，0.5g/d，可用至 0.6g/d；WHO 推荐成人剂量 0.75g/d，最大剂量可达到 1g/d。每日量 1 次或分次使用。②肾功能衰竭和（或）透析患者：当内生肌酐清除率（creatinine clearance rate，CCR）<30 mL/分钟，0.75 ~ 1g/次，每周 3 次，不可每日服用。③用药

途径：口服或静脉滴注，推荐每日 1 次。

（2）不良反应 ①中枢神经系统损伤：表现为头痛、眩晕、失眠。重者出现幻觉、抑郁、精神异常及精神错乱，甚至引发癫痫发作。有精神病史及癫痫病史者禁用。②胃肠道反应：腹部不适、腹泻、恶心或呕吐。③过敏反应和光敏反应：可有皮肤瘙痒、皮疹（多为麻疹样斑丘疹），偶可发生渗出性多形性红斑。光敏反应较少见。④肝肾损伤，不同品种的氟喹诺酮类药物对肝肾影响程度不一，如氧氟沙星和左氧氟沙星偏重于对肾脏的影响，莫西沙星则偏重于对肝脏的影响。⑤血液系统损伤：可引起白细胞减少、血小板减少、贫血等。⑥肌腱炎：表现为肌腱疼痛、肿胀甚至断裂等。⑦QT 间期延长：可能导致尖端扭转型室性心动过速，从而危及生命。不同品种的氟喹诺酮类药物对 QT 间期延长作用有差异，本品此作用相对较轻。⑧糖代谢异常：氟喹诺酮类药物可影响糖尿病患者的血糖控制水平，需注意调节降糖药用量。

（3）注意事项 ①18 岁以下青少年、尤其是儿童不宜应用本品。②应用本品时，注意不与含铝、镁、铁、锌、钙制剂同服，防止干扰氟喹诺酮类药物吸收。亦不可与茶碱、咖啡因同服，预防茶碱中毒。③用药后避免日光照射，也可涂抹防晒霜预防光敏毒性。④禁用于对任何氟喹诺酮类药物过敏者。⑤肾功能障碍者慎用，必须使用者需调整剂量。老年患者应用此药需检测肾功能。哺乳期妇女应用此药时需暂停授乳。⑥禁止非甾体消炎镇痛药（阿司匹林、丁苯羟酸、双氯芬酸）与氟喹诺酮类药物并用，防止加剧中枢神经系统毒性反应和诱发癫痫发作。

12. 莫西沙星（moxifloxacin，Mfx）

（1）用法用量 ①每日用量：7.5～10mg/（kg·d）；成人 0.4g/d。每日 1 次或分次服用，以 1 次顿服为佳。②用药途径：口服或静脉滴注。

（2）不良反应 不良反应同氧氟沙星，但对 QT 间期延长的作用更强。

（3）注意事项 ①肾功能受损包括透析患者无需减量。②莫西沙星可以与食物一同服用，但是需要注意在服用该药前 2 小时或服用后 4 小时，不要服用乳制品、抗酸剂（尤其是含铝类药）、维生素、硫糖铝等可能影响吸收的食物或药品。

13. 加替沙星（gatifloxacin，Gfx）

（1）用法用量 ①每日用量：成人 0.4g/d。每日 1 次，顿服为佳。②肾功能不全时加替沙星需减量。当 CCR＜30 mL/分钟时，推荐 0.4g/次，每周 3 次。③用药途径：口服或静脉滴注。

（2）不良反应 同左氧氟沙星，但对糖代谢的影响更大。

（3）注意事项 可发生严重的低血糖、高血糖、血糖异常或糖尿病。合并糖尿病患者不推荐使用加替沙星。

14. 丙硫异烟胺（protionamid，Pto）

（1）用法用量 ①成人：体重＜50kg，0.5～0.6g/d；体重≥50kg，0.75～0.8g/d；不宜超过 1g/d。每日分 2～3 次服用，也可 1 次顿服，睡前或和食物同服。②儿童：12～15mg/（kg·d），不宜超过 1g/d。服用方法同成人。③用药途径：口服。

（2）不良反应 ①发生率较多的不良反应有：精神忧郁（中枢神经系统毒性），同时服用环丝氨酸可能加大神经系统毒性；胃肠道不适和食欲不振，可以通过进食和卧床休息减轻；金属味觉；肝毒性。②发生率较少的不良反应有：步态不稳或麻木、针刺感、烧灼感、手足疼痛（周围神经炎）、精神错乱或其他精神改变（中枢神经系统毒性）、黄疸。③发生率极少的不良反应有：视力模糊或视力减退、合并或不合并眼痛（视神经炎）、女性月经失调或畏寒、性欲减退及男性乳腺发育、脱发、皮肤干而粗糙、可逆性甲状腺功能减退（可予甲状腺素替代治疗）、关节疼痛、僵直肿胀。

（3）注意事项　①如持续发生以下情况者应予注意：腹泻、唾液增多、流口水、食欲减退、口中金属味、恶心、呕吐、胃部不适、胃痛（胃肠道紊乱）、眩晕（易发生于体位改变时）、嗜睡、软弱（中枢神经系统毒性）。②不适宜间歇用药。③慢性肝病患者、精神病患者、孕妇禁用。④因胃肠道反应不能耐受者，可酌情减量，或从小剂量（300mg）开始，3～5天后逐步递增用量，2周左右增至足量。同时采用抗酸药、解痉药等可减轻胃肠道反应。⑤本品亦引起烟酰胺的代谢紊乱，部分患者宜适当补充B族维生素，尤其补充维生素B_6、维生素B_2。⑥需定期检测肝功能，营养不良者、糖尿病患者和酗酒者需适当缩短检测周期。⑦长期服药者不宜长时间在阳光下曝晒，避免发生光敏反应。

15. 环丝氨酸（cycloserine，Cs）

（1）用法用量　①每日用量：成人15mg/（kg·d），常用量每日0.5g，每日量不宜超过1g。推荐体重＜50 kg，0.5g/d；体重≥50 kg，0.75g/d。每日分2～3次服用，如0.75g/d分2次使用时，推荐上午0.25g，晚上0.5g。儿童用药剂量：10mg/（kg·d），不宜超过1g/d。服用方法同成年人。②最初2周每12小时口服250 mg，然后根据情况小心加量，最大加至每6～8小时口服250 mg，并监测血药浓度。③严重肾损伤患者要减少环丝氨酸的用量，甚至不用。当CCR ＜30 mL/分钟或透析时，建议剂量为250mg/d；或500mg/次，每周3次；但上述剂量是否合适尚未确定。④用药途径：口服。

（2）不良反应　①常见不良反应：神经精神症状，如头痛、易怒、睡眠障碍、有进攻性，以及震颤、齿龈炎、皮肤苍白、抑郁、意识模糊、眩晕、不安、焦虑、噩梦、严重的头痛和嗜睡。②偶见不良反应：视觉改变、皮疹、麻木、手脚刺痛或烧灼感、黄疸、眼睛疼痛。③罕见不良反应：Stevens－Johnson综合征、惊厥、自杀意念。

（3）注意事项　①进食会轻度减少药的吸收，所以建议空腹服药。②哺乳时应同时补充婴儿维生素B_6。③严重焦虑、精神抑郁或精神病者禁用，有癫痫发作史者禁用，酗酒者禁用。④与异烟肼或丙硫异烟胺联合应用时，两药均可促进其血药浓度升高，加重中枢神经系统毒性作用，如嗜睡、眩晕、步态不稳等，并可加重精神症状。⑤与苯妥英钠联合应用，使后者代谢减慢、毒性作用增强。⑥成人剂量1g/d，建议同时服用维生素B_6，每服用250 mg的环丝氨酸可给予维生素B_6 50 mg。

16. 对氨基水杨酸（p－aminosalicylicacid，PAS）

（1）用法用量　一般不适宜间歇用药。①成人，片剂，体重＜50kg，服药剂量为8g/d；体重≥50kg，服药剂量为10g/d；针剂（对氨基水杨酸钠，PAS－Na）用量参照片剂，不宜超过12g/d。②儿童，服药剂量为200～300mg/（kg·d）。③每日1次，顿服或分2～3次服用。④用药途径：口服；静脉滴注时根据成人或儿童用量，用生理盐水或5%葡萄糖液将本品稀释成3%～4%浓度，避光下滴注，2～3小时滴完。

（2）不良反应 ①胃肠道症状：食欲不振、恶心、呕吐、胃烧灼感、腹上区疼痛、腹胀及腹泻，甚至可致溃疡和出血，饭后服药可减轻不良反应。②肝脏损害：转氨酶升高、胆汁瘀滞、黄疸等。③过敏反应：皮肤瘙痒、皮疹、剥脱性皮炎、药物热及嗜酸粒细胞升高等，应立即停药并进行抗过敏治疗。④肾脏刺激症状：如结晶尿、蛋白尿、管型尿、血尿等。⑤可逆性甲状腺功能低下：合用乙（丙）硫异烟胺时会增加甲状腺功能低下的风险。⑥大剂量能抑制凝血酶原的生成，使凝血时间延长。

（3）注意事项 ①使用本品需定期做肝、肾功能检查；本品偶可引起低血钾、低血钙、白细胞和粒细胞减少，需定期做血常规和电解质检查。②静脉滴注本品时，其药液需新鲜配置并避光保存，变色后不能使用，以避免分解成间位氨基酸引起溶血。③本品可干扰利福平的吸收，与之联用时两者给药时间宜相隔6～8小时；本药可降低强心苷的吸收，与之并用时需注意调整后者的剂量。④可促使抗凝血药、苯妥英钠作用增强，并用时注意观察是否存在出血征象。⑤与阿司匹林并用，加重肠道刺激，严重时可产生溃疡及消化道出血。⑥不宜长期与丙磺舒、氯化铵、维生素C联合应用。丙磺舒可减慢对氨基水杨酸的排泄．长期服用可提高对氨基水杨酸的血药浓度，并易引起肝功能损伤。氯化铵、维生素C可酸化尿液，长期联用易造成对氨基水杨酸结晶，引起肾损伤。⑦肝、肾功能减退者慎用。

17. 帕司烟肼（isoniazid aminosalicylate，Pa）

（1）用法用量 ①成人：10～20 mg/（kg·d）；体重＜50 kg，0.8g/d；体重≥50 kg，1g/d；不宜超过1.2g/d。②儿童：20～40mg/（kg·d）。③每日1次，顿服或分次服用。④用药途径：口服。

（2）不良反应 偶有头晕、头痛、失眠、发热、皮疹、恶心、乏力、黄疸、周围神经炎、视神经炎及血细胞减少等不良反应发生。

（3）注意事项 ①孕妇、哺乳期妇女、肝肾功能不良者和有精神病史、癫痫病史及脑外伤史者慎用。精神病、癫痫患者、严重肝功能障碍患者禁用。②治疗过程中出现视神经炎症状，需立即进行眼部检查，并定期复查。③不宜与抗酸药尤其是氢氧化铝同服。本品可加强香豆素类抗凝血药，某些抗癫痫药、降压药、抗胆碱药、三环抗抑郁药的作用，合用时需注意。

18. 利奈唑胺（linezolid，Lzd）

（1）用法用量 ①成人：300～600mg/d，不宜超过600mg/d。②儿童：10mg/（kg·次），每8小时服药1次，不宜超过600mg/d。③用药途径：口服或静滴。

（2）不良反应 ①主要不良反应有胃肠道反应（腹泻、恶心、呕吐等）；骨髓抑制（血小板减少、贫血、白细胞减少等）；周围神经炎和视神经炎。②少见的不良反应有：前庭神经功能障碍（眩晕、耳鸣）、乳酸性酸中毒、抑郁、头痛、味觉改变、肝肾功能损害等，另外还有口腔及阴道念珠菌病。

（3）注意事项　①对本品过敏者禁用；孕妇与哺乳期妇女慎用。②口服用药时如有胃部不适，与食物一起服用。③本品可能造成严重的骨髓抑制，减少剂量或停药后一般可逆。周围神经炎和视神经炎在减少剂量或停药后恢复慢。对于易出血者、有血小板减少症、与有减少血小板药物同服或使用本品超过2周的患者，均应监测血小板计数。④本品可引起伪膜性结肠炎。⑤具有单胺氧化酶抑制剂的作用，如与肾上腺素能药物同服，可引起可逆性血压增高；如与5－羟色胺神经药联合应用，应注意发生5－羟色胺综合征。

19. 氯法齐明（clofazimine，Cfz）

（1）用法用量　①成人：最初2个月200～300mg/d，以后100mg/d。每日1次或分次服用。②儿童：资料有限。③用药途径：口服。

（2）不良反应　①主要不良反应为光敏反应，皮肤黏膜着色。服药2周后即可出现皮肤和黏膜红染，呈粉红色、棕色，甚至黑色。着色程度与剂量、疗程成正比。停药2个月后色素逐渐减退，约1～2年才能退完。本品可使尿液、汗液、乳汁、精液和唾液呈淡红色，且可通过胎盘使胎儿着色，但未有致畸报道。孕妇及哺乳期妇女不宜应用本品。应注意个别患者因皮肤着色反应而导致抑郁症。②用本品治疗后，约70%～80%的患者皮肤有鱼鳞病样改变，尤以四肢和冬季为主。停药后2～3个月可好转。③本品可致食欲减退、恶心、呕吐、腹痛、腹泻等胃肠道反应。④个别患者可产生眩晕、嗜睡、肝损害、上消化道出血、皮肤瘙痒等。个别患者可产生皮肤色素减退、阿－斯综合征（Adams－Stokes综合征）。

（3）注意事项　①对本品过敏者禁用，有胃肠疾患史或肝功能损伤及对本品不能耐受者慎用。②应与食物或牛奶同时服用。③每日剂量超过100mg时应严密观察，疗程应尽可能短。④可致血红细胞沉降率加快，以及血糖、血白蛋白升高，血钾降低。⑤用药期间，患者出现胃肠道反应时应减量、延长给药间期或停药。⑥偶有服药期间发生脾梗死、肠梗阻或消化道出血而需进行剖腹探查者。因此，应高度注意服药期间出现急腹症症状者。

20. 阿莫西林克拉维酸钾（amoxicillin and clavulanate potassium，Amx－Clv）

（1）用法用量　①剂型与剂量。WHO推荐“7/1”和“8/1”的剂型。成人80mg/(kg·d)，或2600～3000mg/d，分2次给药。中国因产地不同，剂量和剂型不尽相同，注意严格参照说明书执行。②剂型有三种。阿莫西林克拉维酸钾片：875mg/125mg、500mg/125mg、500mg/62.5mg、250mg/125mg；阿莫西林克拉维酸钾口服混悬液（5mL）：400mg/57mg、500mg/62.5mg；阿莫西林克拉维酸钾针剂：1000mg/200mg。③用药途径：可以为口服、静注或静滴。

（2）不良反应　①常见胃肠道反应如腹泻、恶心、和呕吐等，可在餐时或餐后服用以减轻胃肠道反应。②皮疹，尤其易发生于传染性单核细胞增多症者。③可见过敏性休克、药物热、哮喘、骨髓抑制、多发神经炎等。④偶见血清氨基转移酶升高、嗜酸粒细胞增多、白细胞降低，以及念珠菌或耐药菌引起的二重感染。

（3）注意事项　①使用前必须行青霉素皮试。青霉素皮试阳性反应者、对本品和其他青霉素类药物过敏者及传染性单核细胞增多症患者禁用。停药超过24小时的患者每次开始服用本品前，必须先进行青霉素皮试。本品与其他青霉素类和头孢菌素类药物之间有交叉过敏性。若有过敏反应产生，则应立即停用本品，并采取抗过敏措施。②对头孢菌素类药物过敏者及有哮喘、湿疹、枯草热、荨麻疹等过敏性疾病史和严重肝功能障碍者慎用。③阿莫西林经肾脏代谢，肾功能衰竭时应调整剂量。CCR >30 mL/分钟时不需减量；CCR 为 10 ~ 30mL/分钟者，每 12 小时服用阿莫西林 250 ~ 500mg；CCR <10 mL/分钟者，阿莫西林每 24 小时服用 250 ~ 500mg。对于血液透析患者，根据病情轻重，每 24 小时，服用阿莫西林 250 ~ 500 mg。血液透析可影响本品中阿莫西林的血药浓度，因此在血液透析过程中及结束时各加用一次剂量。④本品可通过胎盘，脐带血中浓度为母体血药浓度的25% ~ 33%，故孕妇禁用。本品可分泌入母乳中，可能使婴儿致敏并引起腹泻、皮疹、念球菌属感染等，故哺乳期妇女慎用或用药期间暂停哺乳。

21. 亚胺培南西司他丁（imipenem – cilastatin，Ipm – Cln）

（1）用法用量 ①成人：体重 <50 kg，1500mg/d；体重≥50 kg，2000mg/d，不宜超过 4000mg/d。WHO 推荐每日剂量为 2000mg 亚胺培南或 2000 mg 西司他丁。由于产地不同，剂量和剂型不尽相同，注意严格参照说明书执行。②儿童：剂量为 60mg/（kg·d），不宜超过 2000mg/d。③肾功能不全患者：肌酐清除率为 20 ~ 40 mL/分钟时，剂量为 750mg/12 h，肌酐清除率 <20 mL/分钟时，剂量为 500mg/12 h。④每日分 2 ~ 3 次服用。⑤用药途径：静滴或肌注。每 500mg 本品静脉滴注时间应大于 15 ~ 30 分钟；肌内注射时本品 500mg 以 1% 利多卡因 2 mL 稀释，750mg 以 3 mL 稀释，混匀后注射。

（2）不良反应 ①常见不良反应有腹泻、恶心、呕吐等胃肠道反应。不常见的不良反应有癫痫发作（好发于合并中枢神经系统感染的患者），对于脑膜炎及儿童推荐使用美罗培南；罕见心悸、伪膜性结肠炎。②妊娠和（或）哺乳情况下，临床应用资料较少。

（3）注意事项 ①不推荐本品用于体重 <30 kg 的肾功能不全儿童患者。②有肝脏基础疾病患者使用本品可有转氨酶增高。③对碳氢霉烯类抗生素过敏者禁用，对青霉素类或其他 β – 内酰胺类抗生素过敏患者慎用。

22. 美罗培南（meropenem，Mpm）

（1）用法用量 ①成人：常用剂量为 500 ~ 1000mg，每 8 小时服药 1 次。WHO 推荐 1000mg/d，3 次/d；或 2000mg/d，2 次/d。②儿童：小于 3 个月龄和体重 < 50 kg 给药 10 ~ 20mg/kg，每 8 小时 1 次；脑膜炎患儿可增至 40mg/kg，每 8 小时 1 次。③肾功能不全患者需要减少用量，CCR 为 26 ~ 50mL/分钟：每 12 小时给 1 次常用量；CCR 为 10 ~ 25 mL/分钟：每 12 小时给半量；CCR <10 mL/分钟：每 24 小时给半量。④用药途径：静注或静滴，缓慢注射给药，每次需 3 ~ 5 分钟以上，静脉滴注需要 15 ~ 30 分钟以上。

（2）不良反应 ①过敏反应：主要有皮疹、瘙痒、药物热等，偶见过敏性休克。②消化系统：主要有腹泻、恶心、呕吐、便秘、味觉异常、牙舌变色等症状。可发生非敏感菌（如粪肠球菌、获得性耐药铜绿假单胞菌、真菌）的二重感染。可能导致轻微至危及生命的伪膜性结肠炎。对使用美罗培南后引起腹泻或腹痛加剧的患者，应确诊其是否为艰难梭菌引起的伪膜性结肠炎。③肝脏损害：偶见肝功能异常、胆汁淤积性黄疸等。④肾脏损害：偶见排尿困难和急性肾功能衰竭。⑤中枢神经系统：偶见失眠、焦虑、意识模糊、眩晕、神经过敏、感觉异常、幻觉、抑郁、痉挛、意识障碍等中枢神经系统症状，与亚胺培南比较不容易引起癫痫，更适合中枢神经系统感染的治疗。⑥血液系统：偶见胃肠道出血、鼻出血和腹腔积血等出血症状，偶可出现抗人球蛋白试验（Coomb 试验）阳性。⑦注射给药时可致局部疼痛、红肿、硬结，严重者可致血栓性静脉炎。

（3）注意事项　①对碳氢霉烯类抗生素过敏者禁用，对青霉素类或其他 β－内酰胺类抗生素过敏患者慎用。②对肾功能不全患者不必要进行剂量调整，但需监测患者的肾功能。

23. 克拉霉素（clarithromycin，Clr）

（1）用法用量　①成人剂量，体重＜50kg，500～750mg/d；体重≥50kg，750～1000mg/d，不宜超过 1000mg/d。②儿童剂量为 7.5mg/（kg·次）。③每日分 1～2 次服用。④本品经肝肾双通道代谢，对于严重肾功能不全者，给药间隔应延长，并减少使用剂量，CCR＜30mL/分钟者剂量减半，如 500mg/d，隔日使用。⑤用药途径：口服。

（2）不良反应　①胃肠道反应：食欲降低、恶心呕吐、腹泻，长期大量应用可致肠菌群失调，产生伪膜性肠炎等。②肝功能损伤：偶可见 ALT、AST、胆红素升高。③血液系统反应：白细胞减少、血小板减少、凝血酶原时间延长等。④耳毒性及前庭毒性：听力损伤、耳鸣、平衡失调或眩晕。

（3）注意事项　①孕妇及哺乳期妇女禁用或停止哺乳。12 岁以下儿童应用本品需谨慎，因为对儿童的安全试验指标还没有完全确定。②不能和贝达喹啉、西沙必利、匹莫齐特、阿司咪唑、特非那定、麦角胺及二氢麦角胺合用。③本品可抑制茶碱的正常代谢，故不宜和茶碱类药物合用，以防茶碱中毒、甚至死亡。必须使用时应行茶碱血药浓度监测，以防意外。④虽然我国《耐药结核病化学治疗指南（2015）》把克拉霉素列入广泛耐药结核的推荐方案用药，但 2016 更新版认为结核分枝杆菌在本质上对大环内酯类药物（阿奇霉素、克拉霉素）耐药，不建议把大环内酯类药物纳入耐药结核病的治疗。根据笔者经验，治疗广泛耐药结核病时可用利奈唑胺代替克拉霉素。⑤已知对大环内酯类抗生素过敏时禁用。

三、淋巴结结核抗结核化学治疗方案的制定

抗结核化学治疗是淋巴结结核治疗的基础，缺乏有效的化学治疗，将导致治疗失败以及复发等。淋巴结结核的化学治疗需要坚持早期、联合、规律、适量、全程的原则。推荐化学治疗疗程至少 1 年，根据淋巴结病变的不同分型，疗程一般为 12～18 个月，推荐化疗方案 3HREZ/9～15HRE 或 3HRSZ/9～15HRE。纵隔或肺门淋巴结可破溃入气道形成支气管淋巴结瘘，即Ⅵ型气管支气管结核，其化疗方法参照淋巴结结核的化疗方案，治疗总疗程要求不少于 12 个月。当直视下督导治疗（directly observed therapy，DOT）管理尚不完善时尽量不选用间歇疗法（隔日 1 次或每周 3 次用药），以减少耐药结核的发生。对于不同人群则可采取个体化治疗方案，这些将在以下章节中加以阐述。

而对于耐药的淋巴结结核，参照我国《耐药结核病化学治疗指南（2015）》制定化疗方案，耐多药（包括耐 R）淋巴结结核也可根据药敏结果，挑选四种敏感药物加吡嗪酰胺组成方案，疗程为 24 个月，广泛耐药患者疗程可延长至 30 个月（见表 4－2）。浅表部位的脓肿型淋巴结结核临床也有穿刺抽脓、生理盐水冲洗、注入异烟肼及阿米卡星（一般每周 2 次）等局部治疗，配合全身抗结核化疗，取得了一定的疗效。对于淋巴结结核疗效的评估，目前少有报道，但一般认为淋巴结内无明显液化坏死，完全钙化或部分钙化但在观察过程中无变化，均可认为病情稳定。

表 4－2 耐药结核病不同耐药种类的化学治疗方案推荐表

耐药种类		方案	备注
1 种	H	3S－R－E－Z/6R－Z－E	适用对象：病变范围不广泛的初治患者
		9R－Lfx－Z－E	适用对象：复治患者；病变范围广泛的初治患者；不能耐受 S 的患者
2 种	含 H	3S－R－Lfx－Z－E/9R－Lfx－Z－E	
3～4 种	含 H	3S－R－Lfx－Z－Pto/15R－Lfx－Z	
耐多药（包括耐 R）		6Cm（Am）－Lfx（Mfx）－Pto（PAS，E）－Cs（PAS，E）－Z/18Lfx（Mfx）－Pto（PAS，E）－Cs（PAS，E）－Z	
广泛耐药		12Cm－Mfx－Pto（PAS）－Cs（PAS）－Clr（Lzd）－“Amx－Clv”－Z/18Mfx－Pto（PAS）－Cs（PAS）－Clr（Lzd）－“Amx－Clv”－Z	适用对象：经济条件许可或者患者能够耐受的情况下，尤其是没有足够的二线药物可以选择的情况下，建议使用利奈唑胺或氯法齐明或二者合用

四、特殊人群的淋巴结结核患者的化学治疗

（一）老年人淋巴结结核的化学治疗

WHO 把老年人定义为：发达国家年龄≥65 岁者、发展中国家年龄≥60 岁者。随着老龄人口数量的增加，老年结核病包括淋巴结结核的问题越来越严峻，而抗结核化学治疗仍是治愈老年淋巴结结核的最有效手段。由于老年人生理机能下降，脏器储备功能也随之下降；而且老年人往往合并高血压、糖尿病、冠心病、慢性阻塞性肺病（chronic obstructive pulmonary diseases，COPD）等多种基础疾病，抗结核治疗可能需要联合多种其他药物长期使用，使药物不良反应在老年人中表现的更为突出。因此，老年淋巴结结核的化学治疗更提倡个体化方案。

老年淋巴结结核的化学治疗也需要遵从早期、联合、规律、全程、适量五大原则。一般无使用抗结核药物禁忌证的老年患者可以参照上述标准化治疗的方案，但对于无法耐受标准化方案治疗的患者，推荐个体化治疗方案。

由于氨基糖苷类抗生素有耳毒性和肾毒性，建议尽量避免使用。乙胺丁醇作为一种抑菌剂，且有引发视神经炎的副作用，建议老年患者谨慎使用，如必须使用则严密监测视力

情况及肝肾功能。氟喹诺酮类药物主要用于耐药结核的治疗，有影响血糖及延长 QT 间期的副作用，但临床实践中发现其在老年患者的使用中是比较安全的。有研究发现，Lfx 治疗老年结核近期效果与 Z 相当，而不良反应发生率明显低于 Z，故老年患者在不能耐受一线抗结核方案时，可选择氟喹诺酮类药物与一线抗结核药物组成一个相对安全有效的方案，如异烟肼、利福喷丁、氟喹诺酮类药物加或不加乙胺丁醇等组成方案。

老年淋巴结结核患者抗结核药物的使用剂量因人而异。老年人肝药酶活性减弱及肾脏代谢功能下降，均会使体内药物浓度升高，而白蛋白下降会使药物与蛋白结合少，而游离药物增多。因此对于肝肾功能异常、体弱、贫血、低蛋白血症、营养不良者，应注意所选药品的剂量，可以使用常规剂量的 50%~75%，以减少药物不良反应及提高患者的治疗依从性。

（二）儿童淋巴结结核的化学治疗

儿童机体免疫功能尚未发育成熟，对结核菌高度敏感，极易感染结核菌。儿童淋巴结结核是最常见的肺外结核。《国家结核病规划指南——儿童结核病管理（第 2 版）》为 WHO 制定的循证指南，提出了儿童淋巴结结核（胸内淋巴结结核及外周淋巴结结核）推荐治疗方案同肺结核治疗方案，即 2HRZE/4HR，使用剂量如下所示（见表 4 - 3），并提出以下几点建议：①抗结核方案中应包括服用利福平 6 个月。②链霉素因应用不便及安全性问题，不再推荐作为儿童肺结核或淋巴结结核的一线治疗药物。③全程服用抗结核药物均需为合适的剂量，药物剂量要随体重的增加而进行调整。国内尚未对儿童淋巴结结核的化疗方案形成共识，一般认为由于乙胺丁醇造成视神经损害，婴幼儿需慎用，可使用 HRZ 三联抗结核治疗，疗程为 1 ~1.5 年。

表 4 -3　WHO 推荐儿童一线抗结核药物剂量及主要副作用

药物名称	剂量 [mg/（kg·d）]	每日最大剂量（mg）	给药途径	主要副作用
异烟肼	7 ~15	300	口服或静脉滴注	肝毒性、末梢神经炎、过敏和发热等
利福平	10 ~20	600	口服或静脉滴注	肝毒性、恶心、呕吐和流感综合征
吡嗪酰胺	30 ~40	2000	口服	肝毒性、高尿酸血症、关节痛、过敏和发热
乙胺丁醇	15 ~25	1000	口服	视神经炎、皮疹

（三）妊娠期妇女淋巴结结核的化学治疗

妊娠期的妇女由于内分泌失调、代谢及自主神经功能紊乱，一定程度上影响激素水平及免疫功能，成为结核病的易患因素及结核病恶化的因素。孕妇结核病的发病率是普通人群的 5 倍，而且往往发病急，进展较快。

对于妊娠期妇女淋巴结结核的化学治疗应综合考虑疾病的严重程度、妊娠阶段、抗结核药物对胎儿的影响等因素来制定抗结核方案及决定是否终止妊娠，如发生以下情况考虑终止妊娠：①妊娠反应严重，无法耐受抗结核治疗。②妊娠结核患者发生病情恶化，出现严重结核症状和中毒症状，抗结核治疗效果差。③伴有糖尿病、艾滋病等可促进结核病进展的因素。④伴有心、肝、肾功能不全，不能耐受妊娠、自然分娩及剖宫产术。⑤耐多药结核孕妇，治疗期间使用大量可能引发胎儿畸形的药物。⑥患者出于安全考虑，要求终止妊娠。终止妊娠手术时机一般选择在抗结核治疗 4 周以上，以免造成结核病播散。

终止妊娠时间一般为孕 3 月以内（此期为敏感期，易受药物影响而致胚胎发育异常及畸形等），但以下情况可以继续妊娠：①妊娠反应轻微。②无明显耐药患者，经治疗病情逐步缓解。③能够耐受妊娠、自然分娩及剖宫产术等。④无危及孕妇及胎儿的合并症如高血压、糖尿病、艾滋病等。⑤若妊娠已超过 3 个月，胎儿所有器官初步形成，且无需使用大量可能引发胎儿畸形的药物，应当选择合适的药物治疗，并维持妊娠。⑥患者意愿要求继续妊娠者。需要注意的是，继续妊娠的孕妇需严密监测病情及胎儿情况。终止妊娠的淋巴结结核患者与一般人群患者治疗方案相同。

1979 年美国食品药品监督管理局（food and drug administration，FDA）根据药品对动物和人类所具有不同程度的致畸危险，将其分为 A、B、C、D、X 五类（见表 4－4）。A 类药物安全性高，经临床对照研究，无法证实该类药物在早期妊娠对胎儿的危害作用，对孕妇的伤害性最小。B 类药物比较安全，经动物试验研究未见对胎儿的危害，无临床对照实验资料，没有得到对孕妇早期有害的证据。C 类药物仅在动物实验研究时证明有杀胚胎或对胎儿致畸的几率，然而未在人类研究证实，只能在充分权衡药物对孕妇的益处、胎儿潜在风险的情况下谨慎使用。D 类药物有足够证据表明对胎儿有危害性，只有在孕妇有生命危险或者其他药物均无效的严重情况下使用。X 类药物对胎儿有明显致畸作用，妊娠期禁止使用。

表 4－4　常用抗结核药物 FDA 分类风险等级

药物	分类
异烟肼	C
利福平	C
乙胺丁醇	B
吡嗪酰胺	C
氨基糖苷类药物	D
卷曲霉素	C
氟喹诺酮类	C
对氨基水杨酸	C
乙（丙）硫异烟胺	C
环丝氨酸	C
氯法齐明	C
克拉霉素	C
利奈唑胺	C
阿莫西林克拉维酸钾	B

妊娠期的淋巴结结核患者在未终止妊娠的情况下选择化疗方案应权衡利弊。一般建议如果妊娠3月以内，选择FDA分类风险等级B类药物如乙胺丁醇、阿莫西林克拉维酸钾，必要时可选用异烟肼组成三种药物的治疗方案。待妊娠3个月以后停用阿莫西林克拉维酸钾，再选用一线抗结核药物利福平和吡嗪酰胺。由于对于孕妇所选方案往往杀菌性不强，建议采取1.5~2年的长程化疗。妊娠合并耐药结核病的患者建议终止妊娠，仍按照耐药结核病的方案治疗。在患者不同意终止妊娠情况下且病情较重，无法延迟到妊娠3个月以后开始进行治疗的，在妊娠3个月内可选择阿莫西林克拉维酸钾、乙胺丁醇、吡嗪酰胺、对氨基水杨酸和（或）环丝氨酸等治疗，妊娠三个月后可选用丙硫异烟胺。妊娠期间要密切监测药物不良反应。

（四）淋巴结结核合并HIV感染（TB/HIV）的化学治疗

结核病的免疫以细胞免疫反应为主，而HIV主要侵及和破坏辅助性T细胞，引起机体细胞免疫功能缺陷，所以近年来TB/HIV患者的发病率明显上升。HIV阴性者感染结核分枝杆菌后，一生中有5%~10%的机会发生结核病；而HIV阳性患者感染结核分枝杆菌后，一生中有50%的机会发生结核病。相对于非HIV患者，TB/HIV感染患者的治疗更为复杂。一方面，抗HIV病毒治疗（anti-retroviral therapy，ART）和抗结核治疗之间存在相互影响，药物之间存在相互作用，药物不良反应增加；另一方面，结核分枝杆菌感染合并HIV感染者可以使体内炎症因子分泌水平进一步降低，从而对HIV侵入靶细胞、前病毒的转录、潜伏、传播几个阶段起促进作用。这些都为结核病合并HIV感染患者的综合治疗提出挑战。

HIV阳性患者合并淋巴结结核多急性起病，病程快速进展，表现为急性化脓性淋巴结炎，并很快溃破，所以早期治疗至关重要。TB/HIV患者的治疗与非HIV感染者合并淋巴结结核的治疗原则、药物选择、方案制定等类似。但由于TB/HIV治疗后复发率高，可适当延长疗程，并注意药物的相互作用。利福平可激活代谢蛋白酶抑制剂和非核苷类逆转录酶抑制剂的细胞色素P450肝酶系统，导致蛋白酶抑制剂和非核苷类逆转录酶抑制剂血药浓度显著下降；反之，代谢蛋白酶抑制剂和非核苷类逆转录酶抑制剂也可增强或抑制细胞色素P450肝酶系统的功能，致使血液中利福平水平改变，造成药物疗效下降及毒性增加。由于利福布汀对细胞色素P450肝酶系统的诱导能力弱，所以WHO建议在抗病毒和抗结核治疗同时进行时，应用利福布汀（或利福喷丁）替代利福平。异烟肼和抗病毒药物（如齐多夫定、扎西他宾和斯塔夫定等）都有周围神经炎的副作用，两者合用可增加毒性反应，在治疗中须需监测和观察。

耐药淋巴结结核的化疗方案也参照非HIV淋巴结结核的治疗方案，但尽量避免应用链霉素、卡那霉素等注射剂，也不推荐应用氨硫脲，以免引起致死性皮炎。如使用地达诺新治疗时，应在服用氟喹诺酮6小时前或2小时后使用。乙（丙）硫异烟胺也是通过细胞色素P450肝酶系统代谢，故在耐药TB/HIV患者中避免使用。克拉霉素是CYP3A的底物和抑制剂，建议耐药TB/HIV患者避免使用。

（五）淋巴结结核合并恶性肿瘤的抗结核化疗

恶性肿瘤特别是肺癌患者外周血中自发性 E 玫瑰花环形成低下和 E 花环抑制试验异常，被认为恶性肿瘤患者存在细胞免疫的异常，而细胞免疫的异常使结核感染发展为活动性结核的几率增高 9 倍。

淋巴结结核合并肿瘤的治疗，应同时给予抗结核治疗与肿瘤综合治疗。抗结核治疗在杀灭结核分枝杆菌的同时，可改善机体的细胞免疫功能，因此对恶性肿瘤的治疗也有积极的意义，但是要考虑到恶性肿瘤对患者的危害更大，故应放在治疗的主要地位。恶性肿瘤的治疗应根据病变部位、大小、范围、分期、病理学类型及患者脏器功能情况来制定治疗方案。如肿瘤局限，可先行手术治疗，术后按淋巴结结核化疗方案进行抗结核化疗。如合并小细胞癌或者肿瘤已不适合手术，应根据患者状况综合运用包括化疗、放疗、免疫治疗、中医药治疗、靶向治疗、激光及血管介入等治疗手段，并同时行抗结核治疗。抗结核应根据淋巴结结核的化疗原则，完成疗程。

（六）淋巴结结核合并糖尿病的化学治疗

糖尿病和结核病均是临床上常见病和多发病，糖尿病患者结核患病率比非糖尿病患者高 3 倍以上。机制可能与葡萄糖、蛋白、脂类代谢紊乱，抑制吞噬细胞功能，且内环境适合于结核分枝杆菌的增殖有关。另外结核病也可使隐性糖尿病、糖耐量损害者发展为临床糖尿病，或可加重糖尿病或诱发酮症酸中毒。

淋巴结结核合并糖尿病患者治疗难度加大，异烟肼可降低糖耐量，而利福平可加速口服磺脲类降糖药代谢而影响降糖效果。部分糖尿病患者合并有视网膜病变，乙胺丁醇可引起视神经炎，加重对视力的损害。吡嗪酰胺可使糖尿病难以控制，而糖尿病又可加重部分患者的关节痛。氨基糖苷类药物可加重糖尿病肾病患者的肾功能损害。抗结核化疗和口服降血糖药物合用加重对肝脏的损害，所以结核病和糖尿病互相作用，互相促进，加速病情的发展，而且影响治疗方案的顺利进行。

淋巴结结核合并糖尿病患者控制血糖非常重要，但由于结核病是一种慢性消耗性疾病，需要营养支持，两病并存时，饮食控制应适当放宽，采用高纤维、中蛋白、中脂肪饮食，适当放宽对碳水化合物的限制，提倡患者摄入玉米面、糙米、荞麦面等粗粮，提倡蔬菜水果等高纤维饮食，适当补充维生素和微量元素，控制蛋白质、脂类的摄入，限制钠盐摄入。控制血糖一般首选胰岛素，胰岛素用量必须个体化，结核合并糖尿病治疗效果很大程度上取决于血糖的控制程度。患者空腹血糖控制在 8.3mmol/L 以下，餐后血糖控制在 11～12mmol/L 较为理想，对于年老体弱者血糖标准还可以适当放宽。淋巴结结核合并糖尿病的抗结核治疗疗程要比单纯淋巴结结核要长，一般延长 3～6 个月。无禁忌证的情况下抗结核方案仍参照单纯淋巴结结核治疗方案，但须监测血糖，观察药物副作用，及时调整方案，实行个体化治疗。

（七）淋巴结结核合并血液系统疾病的化学治疗

结核病和血液系统疾病并存的情况临床并不少见，一方面，血液系统引起自身免疫功能下降，使结核感染患者更易发展为活动性结核；另一方面，抗结核化疗药物也可引起血液系统的异常，白细胞（尤其是中性粒细胞）减少、血小板减少、继发性贫血，罕见类白血病样反应、弥漫性血管内凝血（disseminated intravascular coagulation，DIC）、急性溶血、再生障碍性贫血等。其中引起白细胞减少和（或）粒细胞减少的药物有异烟肼、对氨基水杨酸钠、氟喹诺酮类和利福霉素类。引起血小板减少的抗结核药物有链霉素、异烟肼、对氨基水杨酸钠、氟喹诺酮类、利福霉素类和利奈唑胺。引起溶血性贫血的药物主要是对氨基水杨酸钠和利福平。

对于有血液系统疾病的淋巴结结核患者的化学治疗首选对血液系统副作用小的抗结核药物，从而保证化学治疗的顺利进行。另外抗结核治疗与血液病化疗同时进行时，注意肝肾功能损伤的副作用。

淋巴结结核合并血液系统疾病的化疗方案选择：①如患者一般情况良好，血常规及肝肾功能无异常者，治疗方案与一般淋巴结结核抗结核方案一致。②如外周血白细胞计数为 $2.5\sim3.5\times10^9/L$ 和（或）血小板计数 $50\sim100\times10^9/L$，也可选择与一般淋巴结结核相同的抗结核方案，但需要密切监测血常规变化，并给予利可君、鲨肝醇、地榆升白片、咖啡酸片等升血细胞治疗。③如外周血白细胞计数为 $1.5\sim2.5\times10^9/L$ 和（或）血小板计数 $30\sim50\times10^9/L$，选择化疗方案时应避免利福霉素类和氟喹诺酮类药物。可选用方案：3HEZ/9～15HE。④如外周血白细胞计数 $<1.5\times10^9/L$ 和（或）血小板计数 $<30\times10^9/L$，暂不进行抗结核化学治疗，应给予重组人粒细胞集落刺激因子、重组人白介素-11 等升血细胞治疗，必要时输血支持治疗，待血细胞计数升高后再给予个体化抗结核治疗，并避免使用对血液系统有影响的药物。⑤对于耐药结核，多采取个体化治疗方案，治疗过程中积极监测血常规。

（八）淋巴结结核合并肝脏疾病的化学治疗

由于大多数抗结核药物都有肝毒性，对于有基础性肝病的患者治疗过程中更易发生肝功能损害，在选择抗结核方案时应慎重考虑，尽量避免加重肝功能损害。病毒性肝炎、自身免疫性肝炎、脂肪肝、乙醇性肝病、药物性肝损、肝结核、心功能不全致肝脏淤血、缺氧致肝细胞损害等均是肝功能损害的常见因素。所谓肝损害是指间隔 2 周以上，连续两次检测血清谷丙转氨酶（alanine aminotransferase，ALT）大于正常值上限或（和）血总胆红素（total bilirubin，TBIL）大于正常值 2 倍，或单次检测大于 2 倍正常值上限即可定义为肝损害。

肝功能损害按照严重程度可分为：肝功能异常、轻度肝损害、中度肝损害、重度肝损害、肝衰竭。

（1）肝功能异常　$40U/L<ALT\leq80U/L$，患者无相关症状和体征。

（2）轻度肝损害　$80U/L<ALT\leq120U/L$，或（和）2 倍正常值上限 $<TBIL\leq3$ 倍正常值上限，患者无症状或仅有轻度症状。

（3）中度肝损害　$120U/L<ALT\leq200U/L$，或（和）3 倍正常值上限 $<TBIL\leq5$ 倍正常值上限；或 $80U/L<ALT\leq120U/L$ 和 $TBIL>2$ 倍正常值上限（或伴有肝损害症状

和体征）。

（4）重度肝损害　ALT > 5 倍正常值上限，或（和）TBIL > 5 倍正常值上限，患者出现明显肝损害症状和体征。

（5）肝衰竭　①ALT > 5 倍正常值上限。②TBIL 平均每日上升≥17umol/L。③凝血酶原活动度 < 60%。④患者极度乏力、厌食、呕吐。⑤肝脏进行性缩小，黄疸进行性加深。⑥出现腹水、水肿、出血倾向。⑦发病 7 ~ 10 天出现精神症状。⑧肝性脑病，肝肾功能衰竭。以上实验室检查①②③及临床症状④⑤⑥⑦⑧中各具备两条即可判断为肝衰竭。

制定肝脏疾病合并淋巴结结核的化疗方案需综合评估患者的结核病病情、肝损伤程度、相关危险因素及全身状况等，选择合适的个体化治疗方案。对于肝功能异常者，可以继续原方案。轻度肝损害者，避免使用利福平及吡嗪酰胺等对肝功能影响较大的药物，并适当延长抗结核疗程。对于中重度肝损害及肝衰竭者，暂不行抗结核治疗，积极保肝治疗，肝功能好转后逐步加用对肝功能影响较小或无影响的药物如乙胺丁醇、注射剂、氟喹诺酮类、阿莫西林克拉维酸等。治疗过程中需加强保肝治疗，注意密切监测肝功能及凝血功能等。另外，需要根据基础肝病的病因进行积极治疗。

（九）淋巴结结核合并慢性肾病的化学治疗

慢性肾脏疾病是一组以肾单位和肾功能损害为主的慢性疾病，包括慢性肾炎、慢性肾盂肾炎、多囊肾、糖尿病肾病、结缔组织相关性肾病、肾病综合征等多种疾病。轻者一般仅有尿检结果异常，如不及时治疗可发展为慢性肾功能不全甚至尿毒症。慢性肾脏疾病往往需要使用糖皮质激素及免疫抑制剂治疗，故可引起自然杀伤细胞、单核巨噬细胞、T 淋巴细胞等的功能降低，使结核病易于发病及播散，并对抗结核疗效产生影响。

淋巴结结核合并慢性肾病患者在积极治疗慢性肾病基础上进行抗结核化疗。一般除了注射剂属于限制使用，第一组一线药物异烟肼、利福平可以按正常剂量使用，乙胺丁醇、吡嗪酰胺根据肾功能情况酌情调整剂量；部分二线药物的剂量应适当调整，建议使用时进行血药浓度监测，可根据肌酐清除率（CCR）调整药物用量。进行透析的患者可适当放宽第二组注射剂的使用，而且抗结核药物如对氨基水杨酸等应于透析结束后应用，部分药物如乙胺丁醇、吡嗪酰胺和氨基糖苷类药物应于透析前 4 ~ 6 小时用药，从而保证透析间歇期血药浓度不致过高，并减少不良反应。淋巴结结核合并慢性肾病初治患者治疗方案与普通淋巴结结核化疗方案相同，对于肾功能损害程度轻的患者，无需调整抗结核药物的剂量，但对于尿毒症患者需适当减少吡嗪酰胺和乙胺丁醇的剂量。对于复治患者及耐药患者，需根据当地耐药疫情及经验首先进行经验性治疗，然后根据药敏试验结果进行适当的调整。治疗过程中需密切观察和监测尿量、水肿情况、血压、尿蛋白、血红蛋白、血清白蛋白、肾功能等，必要时注意适当输血及补充蛋白。肾移植术后的淋巴结结核患者由于应用抗排斥药物需积极抗结核治疗，但利福平使用可降低抗排斥药物的效价，故需慎用，必要时可用利福喷丁替代。如需使用糖皮质激素无需减量。

五、抗结核化学治疗的副作用及处理措施

（一）肝功能损害

1. 仅 ALT<3 倍正常值上限，无明显症状，无黄疸，可在密切观察下保肝治疗，并酌情停用肝损伤发生频率高的抗结核药物。

2. ALT≥3 倍正常值上限，或 TBIL≥2 倍正常值上限，应停用肝损伤发生频率高的抗结核药物，保肝治疗，密切观察。

3. ALT≥5 倍正常值上限，或 ALT≥3 倍正常值上限伴有黄疸、恶心、呕吐、乏力等症状、体征，或 TBIL≥3 倍正常值上限，应立即停用所有抗结核药物，积极保肝治疗，严重肝损伤患者应住院采取综合治疗措施，有肝功能衰竭表现时应积极采取抢救措施。

（二）胃肠道反应

1. 恶心、呕吐　尽量避免空腹服药，有些建议空腹服用的药物如不能耐受，也可以餐后或分次服用。注意复查肝肾功能、电解质。必要时加用止吐药或胃肠动力药。仍不能耐受可改药或者改口服药为注射剂。

2. 腹胀、腹泻　检查粪便常规及培养，如无感染因素，考虑为肠功能紊乱，可予止泻收敛药物。口服乳酸菌可减轻腹泻、腹胀症状，但服用抗生素 2 小时内不宜口服乳酸菌制剂。

3. 胃痛、胃酸、胃灼热　可改变用药时间，如餐后 1～2 小时服用，或睡前服用，并可加用质子泵抑制剂制酸，铝碳酸镁保护胃黏膜等治疗。

（三）肾功能损害

1. 停药，卧床休息。
2. 纠正酸碱失衡、高钾血症，必要时行透析治疗。
3. 利尿，限盐限水，维持水、电解质平衡，营养支持。
4. 积极控制感染。
5. 积极处理肾脏基础病。
6. 肾功能恢复后选用对肾功能影响小的药物。

（四）血液系统损害

1. 白细胞及粒细胞减少

（1）白细胞计数 $3\sim4\times10^9$/L，暂不停药，可加用口服升高白细胞药物，如利可君、鲨肝醇、地榆升白片等，3～4 日复查一次血常规。

（2）白细胞计数 $\leqslant3\times10^9$/L，停用所有可能引起骨髓抑制的药物，给予口服升白细胞药物治疗，必要时可给予粒细胞集落刺激因子注射，每 3～4 日复查 1 次血常规。

（3）白细胞计数≤1×10^9/L，停用所有抗结核药物，给予粒细胞集落刺激因子，连用3天，同时应用口服升白细胞药物，每2～3天复查血常规。当白细胞计数恢复至4×10^9/L以上，且中性粒细胞恢复至2×10^9/L以上时，可逐步加用对骨髓抑制作用比较小的药物，严密监测血常规，每次加用新药前后均应复查血常规。

（4）中性粒细胞减少或中性粒细胞缺乏时可以使用抗生素预防感染。

2. 血小板减少

（1）当治疗过程中血小板计数$>80\times10^9$/L，治疗方案不变，每3～4日复查血常规，注意观察有无皮肤出血点、瘀斑甚至是内脏出血。

（2）血小板计数在30～80×10^9/L，停用可疑药物，同时应用升血小板药物如升血小板胶囊、咖啡酸片、重组人白介素-11等，每2～3天复查血常规。

（3）血小板计数$<30\times10^9$/L，停用所有抗结核药物，密切监测出、凝血时间，观察临床有无出血倾向，必要时输注血小板，同时使用升血小板药物，血小板恢复后可逐步加用对骨髓抑制作用比较小的药物，严密监测血常规，每次加用新药前后均应复查血常规。

3. 溶血性贫血

一般抗结核治疗过程中复查血红蛋白较治疗前下降30g/L，在排除了其他原因引起的贫血后，如伴有间接胆红素升高、血红蛋白尿、腰痛及发热等溶血性贫血的症状，即可考虑抗结核药物引起的溶血性贫血。此时应立即停用可疑药物特别是利福平和对氨基水杨酸，因溶血性贫血一般是由Ⅱ型超敏反应所致，可给予糖皮质激素冲击治疗。严重的溶血性贫血可出现溶血危象，患者表现为突然出现的寒战、高热、烦躁、胸闷、头痛、极度疲乏、剧烈腰背及四肢酸痛，少尿甚至无尿。血红蛋白骤减，贫血、黄疸、肝脾肿大。

（1）应停用所有抗结核药物。

（2）应用肾上腺皮质激素。

（3）大量输液碱化尿液。

（4）维持电解质平衡。

（5）输血、血浆置换，预防肾衰等并发症。

（五）药物过敏反应

所有抗结核药物都有可能发生过敏反应，常见药物性皮疹，药物热、嗜酸性粒细胞增多等，严重者可发生窒息（喉头水肿及气管痉挛等）、肺水肿、剥脱性皮炎、过敏性休克而危及生命。发生过敏反应因人因药而异。①Ⅰ型超敏反应（速发型）一般急性发病，可有喉头水肿、气管痉挛、肺水肿，严重者可发生过敏性休克。部分患者可有急性皮疹甚至剥脱性皮炎。可引起Ⅰ型超敏反应的主要药物有利福平、链霉素、对氨基水杨酸、氟喹诺酮类等药物。②Ⅱ型超敏反应（细胞毒型）主要表现在血液系统改变，如溶血性贫血、白细胞减少、血小板减少等。可引起在Ⅱ型超敏反应的主要药物有利福平、对氨基水杨酸、异烟肼等。③Ⅲ型超敏反应（免疫复合物型）一般为血清样反应，主要表现为高热，常伴有寒战、荨麻疹、淋巴结肿大、腹痛及蛋白尿等。可引起Ⅲ型超敏反应的主要药物有利福平、对氨基水杨酸、异烟肼等。④Ⅳ型超敏反应（迟发型）主要表现是皮疹和皮肤瘙痒，严重者可有全身剥脱性皮炎。引起Ⅳ型超敏反应的药物主要有异烟肼、乙胺丁醇、对氨基水杨酸等。氟喹诺酮类、氯法齐明等可诱发光敏反应。以上四型可以单独出现，也可以混合发生。在用药之前需详细问明既往过敏史、家族过敏史，避免使用类似药物。嘱咐患者在用药期间避免进食易引起过敏的食物。

轻度皮肤瘙痒和皮疹，可不停药，酌情加用抗组胺药物。

如皮疹增多及药物热等需停用可疑药物，并给予抗过敏治疗，如抗组胺药物、葡萄糖酸钙、维生素 C 等，必要时使用糖皮质激素。

如发生Ⅰ型超敏反应，停用所用药物，即刻皮下或肌注 1∶1000 肾上腺素 0.5～1mL，也可用 0.1～0.5mg 肾上腺素缓慢静注（以等渗盐水稀释到 10mL），如效果不好，可给予 4～8mg 肾上腺素溶于 5% 葡萄糖或生理盐水 500～1000mL 中静滴，并可应用糖皮质激素、钙剂等。如发生过敏性休克需及时扩容、升压，纠正酸中毒等，禁止再使用可能过敏的药物。如发生喉头水肿、气管痉挛、呼吸窘迫时及时，气管插管或气管切开，保持呼吸道通畅。

发生Ⅱ型超敏反应处理原则同前述的血液系统不良反应。

如发生药物热、皮疹，抗过敏治疗后好转后，需要在严密监测下逐步试用抗结核药物。试用原则是先试用本次过敏反应前未用过的药物，然后试用过敏可能性相对小的药物如既往使用过未发生过敏的药物。对过敏可能性相对大的药物尽量避免试用。试药以小量开始，逐步加量直至治疗量，以达到脱敏的目的。用药 3～5 日如果无反应，再加用另一种药物。

脱敏治疗：对于过敏可能性相对大的药物，因病情需要，而又没有替代药品的情况下，可以采用脱敏治疗。脱敏治疗是对发生过敏反应的患者，反复给予非常小量的变应原刺激抗体产生封闭抗体，从而减轻或避免超敏反应的发生。脱敏以微水平开始，逐步加量直至治疗量。脱敏成功后药物尽量避免中断应用，如中断再用是仍需重新开始脱敏。需要重视的是，脱敏过程可能引起严重的过敏反应，甚至死亡，需谨慎使用。

（六）其他系统损害

1. 高尿酸血症

吡嗪酰胺引起血清尿酸水平的升高，严重者可发生泌尿系统结石或肾功能受损。发生高尿酸血症时可使用碳酸氢钠碱化尿液，别嘌醇、苯溴马隆降低尿酸。如尿酸仍进行性升高可停用吡嗪酰胺。

2. 肌肉、肌腱疼痛

肌肉、肌腱疼痛一般由氟喹诺酮类药物引起，可适当休息或加用非甾体类药物对症治疗，如无法缓解时需要停药，一般停药后可自行缓解。

3. 听力和前庭功能受损

听力和前庭功能受损一般为使用氨基糖苷类药物引起，使用前应询问患者家族史，用药前测试听力，建议测试遗传性耳聋基因。用药期间避免使用利尿剂，每月测试听力，如出现间断耳鸣、耳饱胀感、间断听力减退、眩晕等，需及时停药，并予维生素B、甲钴胺、腺苷钴胺、六味地黄丸等。少数患者在停药后症状仍进行性加重，甚至失聪。极少数眩晕可持续。

4. 视神经炎

视神经炎多由乙胺丁醇引起，有视神经受损、糖尿病、无法提供清晰主诉（如精神病及婴幼儿）应慎用。另外丙硫异烟胺、利奈唑胺、利福布汀、异烟肼和氯法齐明也与视觉毒性有关。用药前应测试视力，用药过程中也需每月监测视力，如发现视力下降及时停药，停药后多能缓解，极个别患者有视力进行性损伤甚至失明。

5. 神经精神症状

异烟肼可引起末梢神经炎，合并糖尿病患者需慎用。如发现末梢麻木等症状，可以补充维生素 B_6、甲钴胺等，如无效必要时停药，绝大多数患者停药后可恢复，极少数无法恢复。利奈唑胺也可引起周围神经炎，停药后多能恢复正常。环丝氨酸可引起精神症状，故在使用环丝氨酸时可以适当补充维生素 B_6 以减少不良反应，出现精神症状时及时停药一般可以恢复正常。异烟肼可以诱发癫痫和精神异常，停药后大部分患者可以恢复。氟喹诺酮类药物也可以诱发癫痫，补充维生素 B_6 可降低发生癫痫的风险。

6. 甲状腺功能减退

甲状腺功能减退对氨基水杨酸或丙硫异烟胺引起，两者合用发生率更高，故用药期间至少每月复查甲状腺功能，必要时甲状腺素替代疗法，严重者需停药。

7. 光毒性

使用氟喹诺酮类药物的患者可发生光敏反应，使用氯法齐明患者在强光照射下可出现皮肤发红。用药期间避免强光照射，严重者可停药，即使停药后也会在较长时间内发生光毒性反应。

（林霏申　张侠　张向荣）

第二节　中医治疗

一、辨证内治

祛邪抗痨是治疗疾病的根本法则，辨证论治，并配合全程规范的西药抗痨。

（一）气郁痰凝证

1. 主证

多见于瘰疬早期，起病缓慢，可见单枚或多枚肿块，成串珠状，按之坚实，推之可移，皮肤颜色不变，温度不高，未感到明显疼痛。

2. 兼证

平素性情抑郁，甚至多忧多虑，沉闷欲哭，嗳气纳呆，胸胁胀闷，女性可伴有月经不调。舌苔白腻，脉弦滑或濡缓。

3. 治法

疏肝理气、化痰散结。

4. 方药

逍遥散合二陈汤加减。逍遥散方中柴胡疏肝解郁，使肝气得以调达；当归甘辛苦温，养血和血；白芍酸苦微寒，养血敛阴，柔肝缓急；白术、茯苓健脾去湿，使运化有权，气血有源；炙甘草益气补中，缓肝之急。用法中加入薄荷少许，疏散郁遏之气，透达肝经郁热；烧生姜温胃和中。二陈汤药少力专，方中半夏辛热能燥湿，茯苓甘淡能渗湿，陈皮辛温能利气，甘草甘平能益脾，共具温燥淡渗、益脾理气之功，标本兼顾，健脾而不壅滞，燥湿而不助热。两方合用健脾化湿，疏肝理气，调达肝脾。肝郁气滞较甚，加香附、郁金、陈皮以疏肝解郁；素体血虚者，加熟地以养血；肝郁化火者，加丹皮、栀子以清热凉血；若肿块坚硬如石者，加昆布、海藻、猫爪草。

（二）热郁肉腐证

1. 主证

肿核渐增大，融合成团，活动受限，皮温稍热，皮色微红，按之疼痛，触之偏硬，轻微波动感。

2. 兼证

性急易怒，口干苦，失眠多梦，大便秘结，小便短赤。舌红，苔黄腻，脉滑数。

3. 治法

滋阴降火，托毒透脓。

4. 方药

增液汤合透脓散加减。方中玄参、麦冬、生地滋养润燥降火；黄芪生用大补元气而托毒透脓，为“疮家之圣药”；黄芪、当归、川芎既补益气血，扶正以托毒，又畅通血脉，使气血充足，可鼓营卫外发，生肌长肉，透脓外泄。薄荷、连翘、牛蒡子、瓜蒌子、桔梗清热疏风、解毒、利咽；穿山甲、皂角刺善于消散穿透，可直达病所，软坚溃脓。诸药合用，达到清肝泻火，托毒透脓之效。若热盛者，局部红晕伴发热者，加金银花、野菊花、蒲公英清热解毒；低热盗汗明显者，加银柴胡、胡黄连清虚热。

（三）阴虚火旺证

1. 主证

局部肿块肿硬或脓肿破溃，流出稀薄脓液，夹有败絮状物，日久不愈合，周围皮肤暗红，疼痛不显。

2. 兼证

午后潮热，盗汗，遗精，两颧潮红，心烦失眠，口燥咽干，小便短黄，大便干结。舌质红，少苔，脉细数。

3. 治法

滋阴降火、托毒透脓。

4. 方药

六味地黄丸合清骨散加减。方中熟地黄、山茱萸、山药滋阴补肾，填精益髓，健脾补虚，涩精固肾；银柴胡、胡黄连、知母、青蒿、鳖甲、地骨皮、秦艽清虚热退；泽泻、丹皮、白茯苓利湿泄浊，清泻相火，淡渗脾湿。盗汗甚者加浮小麦；疲乏无力者，加生黄芪、当归、太子参益气补托；脓水不畅者，加生黄芪、穿山甲、皂角刺、白头翁脱毒溃脓。

（四）气血两虚证

1. 主证

脓水稀薄淋漓，疮周皮色暗红，局部形成窦道，或呈潜行性空腔，久不愈合，或愈后复发。兼证：体质羸弱，神疲乏力，面色苍白，气短懒言，语声低微，常自汗，头晕目眩，心悸。舌质淡，苔薄白，脉细弱。

2. 治法

益气养血。

3. 方药

香贝养荣汤加减。方中党参、白术、茯苓益气健脾；熟地、当归、白芍养阴补血；陈皮、贝母清热化痰散结；桔梗、川芎、香附清热活血透脓；脓水不尽者，加生黄芪、白及益气托毒，祛腐生肌。午后潮热者，加地骨皮、青蒿、鳖甲、丹皮；余毒未清，毒热再发，肿痛新起者，加连翘、夏枯草。

二、辨证外治

中医外治法在瘰疬病的治疗中扮演了重要的角色，《医学源流》曰："外科之法，最重外治。"中医外治法是指运用药物、物理及手术等手段直接作用于病变部位而达到治疗目的的方法。外用中药具有软坚散结、化积消瘰、活血消肿、拔毒敛疮、提脓祛腐、生肌收口等作用，对中后期患者及抗结核分枝杆菌化学治疗失败者具有明显疗效。适用于瘰疬的常用中医外治法包括局部中药贴敷法、超声中药透入法、中药熏蒸法、切开法、提脓祛腐法、生肌收口法、垫棉法、中药灌注法、中药药线引流法、拖线法等。

（一）中医外治法

1. 局部中药贴敷法

局部中药贴敷法相当于箍围消散法，是一种应用行气、活血、消肿、定痛等功效的中药或制剂贴敷疮疡的方法，此法可使邪毒收束，不致扩散。证势轻者可以消散，证势重者可使毒气结聚，疮形缩小突起，促使病灶成脓破溃。此法可达到"结者散之""坚者消之"的治疗目的，体现了中医外科学"以消为贵"的理念，适用于瘰疬各期。

目前应用较多的传统中药贴敷剂型有膏剂、糊剂、散剂、油膏、草药等，如化痰解凝糊、滋阴降火糊、生肌玉红膏、生肌散、冲和膏、阳和解凝膏、千捶膏、七味内消散等。随着新型科技的发展，又产生了片剂、胶囊剂、颗粒剂、气雾剂、注射剂、膜剂等新型中药制剂剂型，大多数可以为中医外治法所用，但因其制备工艺较传统制剂复杂，制备成本较高，目前临床尚未能普及。

（1）操作方法　中药贴敷治疗前先确定敷药范围并标记，用清水擦拭局部皮肤，将中药制剂均匀涂抹于无菌纱布上，约一元钱硬币厚度，如制剂与纱布及皮肤粘合性欠佳，加入蜂蜜等赋形剂调制均匀，增加粘合度，以局部病灶为中心覆盖纱布，敷满整个病变部位，最后用医用胶带固定四周。每日贴敷满6～8小时后摘除纱布，再用清水冲洗干净外敷药膏。若病灶已化脓或溃破后余肿未消，应将外敷药敷于病灶四周，避开破溃区域，敷药的范围应超过病灶肿势范围，并保持药物湿润。

（2）注意事项

①在使用外敷药物前应先辨别病证属于阳证、阴证还是半阴半阳证，再选择相应的外敷药物。

②敷药过程中注意患者局部皮肤情况，如出现皮肤红肿、瘙痒、水疱等过敏反应，应及时停止中药局部外敷，并将外敷药物清洗干净。

③敷药时药量应适宜，并保持适度的药物黏稠度，避免药物黏度过稀流出，污染衣被。

④贴纱布应做到松紧适宜，过紧易压迫血管神经，过松则会滑脱。

⑤夏天如以蜂蜜、饴糖作赋形剂的贴敷药，应现配现用。

2. 超声中药透入法

超声中药透入法是一种运用超声波仪的生物闭合电路技术和高频电磁场原理，使病灶组织通透性增强，将中药制剂快速直接推进、导入病灶深处的方法。本法应用电磁场效应激活药物的活性和药效，使局部达到较高的药物浓度。本法通过抑制干酪坏死、促进局部组织生长，从而有效消除病灶，达到良好的治疗效果。导入机体的是纯中药制剂，对皮肤无损伤、无疼痛、无胃肠道刺激。本法适用于皮下肿块，与皮肤周围组织无粘连，质地中等，无明显触痛；或肿块互相融合成团侵及皮肤和周围组织，无明显触痛或有轻微触痛的初中期瘰疬病患者。

（1）操作方法　采用超声治疗仪，安装贴片和凝胶片，取中药药糊（2mL）注入凝胶片内，将治疗头连同中药凝胶片释药面粘固于患者颈部两侧肿块位置，若为一侧肿块，另一凝胶片则粘固于肿块同侧曲池穴上，用弹力带或胶布将两只治疗头固定好。接通电源，调节参数，按工作键开始治疗。每次30分钟，治疗结束关闭电源，拿下治疗头，去除患者皮肤上的凝胶片，再用中药贴敷于患处，保留6～8小时。

（2）注意事项

①治疗过程注意观察患者反应，询问其感受，根据情况调节参数。

②治疗后皮肤出现短暂的发红，可自行消退，对于皮肤出现过敏，应及时给予对症处理。

③皮肤破损、皮肤过敏、有心脏起搏器、有人工支架及人工瓣膜、严重心衰、呼吸

衰竭者禁用。

3. 中药熏蒸

中药熏蒸是热气使皮肤腠理开启，引导药性直达患处，同时药物、温热及蒸汽气流均可刺激患处周围穴位及循经之处，更好地疏通经络气血，发挥滋阴、清热、消核、化痰之功效，有助于药物直达病处，加速改善局部症状。适用于瘰疬病早期、中期未溃者。

（1）操作方法　患者取坐位，充分暴露治疗部位，垫好治疗巾。熏蒸仪中放入200mL药液及600mL热水，以55℃左右为宜。调整蒸汽喷口与皮肤之间距离为25－30厘米，对患处直接喷雾30分钟。

（2）注意事项

①皮肤过敏者禁用。

②注意熏蒸喷头与皮肤之间安全距离，避免过分接近探头致皮肤烫伤等不良后果。

③对于发热患者、有心脑血管基础病患者、孕妇慎用。

④儿童需在监护人看管下使用。

4. 切开法

对瘰疬脓肿期患者的治疗，多注重积极抗结核治疗及全身支持治疗，而不主张早期手术治疗。如采用脓腔潜行穿刺抽液、腔内注入抗结核药物的方法，结核病灶无法根本性清除，病灶残留，易合并或者重复感染，很难取得满意的临床效果，现已基本弃用。

目前专家对脓肿期及溃疡期瘰疬病的治疗已达成共识，即早期行切开引流及病灶清除，这种观念与中医“祛腐生肌”原则相一致。祛腐生肌法为中医外治疗法的重要法则。《医宗金鉴》曰：“腐者坏肉也，诸书云腐不去则新肉不生，盖以腐能浸淫好肉也，当速去之。”《外科启玄》曰：“只知敷贴长肉生肌等药为神，殊不知死肉为害，反加腐烂是也。”但医生应用祛腐生肌的理念时，需根据患者不同病情和发展阶段施以不同的方法和剂量，既不能过早生肌造成假性愈合，也不能过久祛腐影响疗程。

脓肿切开法适用于脓肿成熟，局部有波动感或应指感，皮色转暗红，病灶范围有扩大趋势的瘰疬中期患者。此时应尽早行局部脓肿切开引流，使“邪有出路”，以免脓肿潜行于皮下，使坏死皮肤范围扩大或者脓肿侵犯周围正常软组织，使病灶范围扩大，从而形成多发窦道、瘘管等。

（1）操作方法　依据患者脓肿位置取仰卧位或侧卧位，充分暴露脓肿部位，用0.5%碘伏消毒皮肤，局部浸润麻醉。在脓肿最低位或脓肿波动感最明显处沿皮纹方向取切口，切开脓腔后以负压吸引管吸净脓液，脓腔内探查是否有实性败絮状组织，用刮匙搔刮脓腔壁及基底部，清除坏死组织，脓肿病灶有分隔处应作钝性打开，创面彻底止血，冲洗干净后，用无菌凡士林油纱条填塞脓腔引流，次日更换油纱条。后期依据渗出液的多少决定换药频次，每于换药时进行搔刮，清除脓腔内残余败絮样坏死组织。渗出液较多时每日换药1次；2周后渗出液减少，可2～3天换药1次；4周后无明显渗出时不再放引流，待其自然愈合。

（2）注意事项　切口不宜过小，应与脓肿内径相近，且位置不宜较高，需充分引流通畅，避免形成袋脓，或假性愈合。

5. 提脓祛腐法

提脓祛腐法是应用手术方法和使用提脓祛腐的药物，制成适当的剂型，如散剂、洗剂、油膏等，促使疮疡内蓄之脓毒早日排出，腐肉迅速脱落的方法，古称追蚀法。

本法适用于：①瘰疬病后期脓肿形成后自行溃破但久不收口，创面内腐肉难脱的糜烂疮口。②脓肿溃后脓水淋漓不尽，甚至形成瘘管或窦道者。③术后切口不能缝合、脓肿病灶位置较深、与颈部重要血管、神经粘连、仅能行部分病灶切除术的患者。

腐不祛则新不生，只有腐肉完全脱落，脓液极少，才能长出新鲜肉芽，迅速愈合。用于瘰疬溃疡期提脓祛腐的药物，可分为含汞和无汞两大类型。含汞的主要药物有红升丹和白降丹，这些药物腐蚀性强，药性峻猛，需要加以赋形剂使用，配以熟石膏等，做成常用的药物，如九一丹、七三丹、五五丹、八二丹等，降低药物毒性。另一种用于溃后疮疡腐蚀恶肉的丹药，也属于白降丹一类的丹药，不含汞的腐蚀药如黑虎丹等，对汞制剂过敏者，使用本类药物更为适当。

（1）操作方法　瘰疬切开排脓术后或自行破溃后腐肉久不脱，甚至脓水久不净者，采用丹剂辨证换药，根据溃疡窦道创面的面积深度、败絮状组织多少、脓腐是否脱落、脓液的稀稠度和量、肉芽色泽与坚实疏松、周围皮色等辨证用药。将丹剂按 $1.5mg/cm^2$/次的剂量，均匀地布撒于凡士林油纱布条上（纱布大小视病灶深浅宽窄剪裁），然后将其置入病灶空腔内；也可将丹药直接撒于创面，再以油纱条外敷。覆盖无菌纱布4～6层，医用胶布固定。隔日换药1次。

（2）注意事项

①绝大多数丹剂为含汞制剂，具有刺激及腐蚀周围正常组织作用，用量宜少，中病即止。

②使用过程中若出现局部红疹、高烧等过敏现象，应及时抽出丹剂纱条，用0.9%生理盐水冲洗创面。

③嘱咐患者治疗过程中多饮水，必要时对症处理。

④肝肾功能异常者、孕妇禁用，幼儿慎用。

6. 中药药线引流法

中药药线一般用桑皮纸、丝棉线等，按其实际用途，裁剪成阔狭长短不同的纸条，搓成线状，外捻中药药粉或内裹中药药粉而制成，俗称纸捻。适用于瘰疬病后期形成窦道或者瘘管，而脓腐较深，难以完全清除者。

（1）操作方法　将提脓祛腐药，如七三丹、拔瘰丹、黑虎丹等均匀地涂抹于药线外层，将其插入溃疡内部，利用引流作用，使脓水外流，临床以外裹药粉应用较多。本法适用于瘰疬后期破溃后形成瘘管或窦道，位置小而深，脓液引流不畅者。其具有使用方便、痛苦少、患者能自行更换等优点。依据脓腐组织剩余多少及时更换新的药线。

（2）注意事项

①药线插入疮口中，应留出一小部分在疮口之外，并将留出的药线末端向疮口侧方向下方折放，再以膏药或油膏贴固定。

②如创面脓水已尽，且流出淡黄色黏稠液体时，即使脓腔尚深，也不可再插药线，否则影响收口时间。

7. 拖线法

拖线法是以粗丝线贯穿于瘘管、窦道中，通过拖拉引流，排净脓腐，治疗结核性瘘管、窦道的方法。其具有组织损伤小、痛苦小、疗程短、愈合后外形改变小等优点。适用于瘰疬病脓肿破溃或手术后不能收口，形成窦道或瘘管者。

（1）操作方法　用4~6股7号或10号医用丝线引置于管道中，丝线两端迂折于管道外打结，以防滑脱，不宜过紧，方便每日来回抽拉。将提脓去腐药撒于外露丝线上，每日换药时通过来回抽拉丝线将药物放置于管道中，并清除抽拉出丝线上的坏死物，依据坏死物多少逐渐减少丝线数量，至腐肉完全祛除，拆除丝线，并用棉垫加压包扎窦道或瘘管，促进其愈合。

（2）注意事项

①对于较大脓肿者，选择较低位置作对口引流，使丝线贯穿整个脓腔，能更彻底清除腔内坏死组织。

②拆除丝线不宜过早，也不宜过晚，必须待管道内脓腐完全祛净，新生肉芽将生时将其抽除。

③提脓祛腐药多有毒性，在换药时抽拉带药粉丝线时动作宜轻柔，尽量避免药粉接触周围正常组织，导致过敏、损伤正常皮肤组织等不良反应。

④每次换药结束后应用生理盐水擦拭脓腔周围，避免脓性渗出物堵塞管口，影响渗出液流出。

8. 中药灌注法

中药灌注法是将中药注入窦道腔内的治疗方法，具有提脓祛腐、解毒活血、生肌敛疮的功效，主要有水剂和油剂两种。用中药药液注入，使不规则腔道的隐蔽处也能滴入药液。适用于瘰疬病深部脓肿及手术后形成窦道、瘘管，部位深且分叉多，应用切开、挂线、拖线及药捻等方法都难以使药物直达病所者，或者窦口小腔大，引流不畅易反复发作者。常用药有康复新液、大蒜洋葱油等。

（1）操作方法　用10mL注射器抽取中药水剂或油剂5mL，注入窦道内，观察5分钟让药液充分吸收。剩余1mL药液用湿纱条填塞窦道，并留取约2~3厘米纱条在窦口外引流。或者用无菌纱布条浸泡油剂后直接填塞窦道口内，压实窦道，覆盖无菌纱布5~6层，医用胶布固定，隔日换药1次。

（2）注意事项

①将药液灌注到窦道最底部，使窦道四壁病灶充分接触药物而渐行剥离。

②换药过程中，需随时观察疮面肉芽情况，不可急于收口，以防假性愈合。

③观察疮面周围有无红肿、压痛，时刻警惕有无隐匿病灶，若伤口迟迟不愈合，需考虑有隐匿性病灶源头。

9. 垫棉法

垫棉法是用棉花或纱布折叠成块以衬垫疮部的一种辅助疗法。适用于瘰疬病溃疡形成后，形成袋脓或者脓肿清除后皮肉不能黏合者。

（1）操作方法　形成袋脓者，适用棉垫垫衬在脓腔下方空隙处，并用宽绷带或弹力绷带加压固定；皮肤与新肉一时不能粘合者，使用时将棉垫按空腔范围适当放大，垫衬于疮口之上，再用绷带加压包扎。用于袋脓一般 2～3 天更换 1 次，用于黏合皮肉一般 5～7 天更换 1 次。

（2）注意事项　在应用本法处理创面过程中，如出现发热、局部病情加重者，应立即停止使用，并采取对症处理措施。

10. 生肌收口法

生肌收口法是用能够促进生肌长皮的药物，使创面迅速愈合的一种中医外治法。适用于瘰疬病溃疡腐肉已脱，脓水将尽时，如果肉芽生长迟缓者。常用方药：生肌散、生肌玉红膏等。

（1）操作方法　对于瘰疬病后期脓液明显减少，肉芽坚实红润者，选用生肌玉红膏，方剂来源于《外科正宗》，方药组成：当归、紫草、血竭等。油膏均匀涂抹于无菌纱布放置入无菌罐备用，填塞窦道，剪裁长短宽窄适当。压实不留空腔，以免形成假性愈合。覆盖无菌纱布 2～4 层，医用胶布固定，每次更换探查肉芽生长情况或窦道闭合情况，依据肉芽生长情况决定纱条填塞深度。隔日换药 1 次至完全收口。

（2）注意事项

①生肌之品不宜早用，应待腐肉净、脓毒清时方能使用，避免“闭门留寇”。

②若溃疡肉色灰淡而少红活，新肉生长缓慢，则宜配合内治法，使脾胃健壮，气血充沛，内外并施，以助愈合。

（二）分期中医外治

1. 初期

瘰疬初期颈部核块如豆，一个或数个不等，孤立或成串状，质地中硬，触痛不著，皮色不变，按之坚实，推之活动，不热不痛，基本无全身症状者，可选用冲和仙膏，来源于《仙传外科集验方》，方药组成：炒紫荆皮、炒独活、炒赤芍等；或选用阳和解凝膏，来源于《外科全生集》，方药组成：鲜牛蒡全草、鲜白凤仙梗等；或选用化痰解凝糊，方药组成：血竭、玄参、赤芍等；或选用七味内消散，方药组成：官桂、丁香、樟脑、山楂、生南星等，局部外敷，也可配合超声药物透入治疗；或选用化痰解凝方，方药组成：大黄、白芷、玄参、僵蚕等，做局部熏蒸治疗。

2. 中期

（1）颈部核渐大，渐感疼痛，皮核粘连，皮色渐转暗红，扪之微热，相邻的结核可互相融合成块，推之不动者，如在半阴半阳之间也可选用冲和膏或者滋阴降火糊（黄柏、肉桂、知母、地骨皮等）局部外敷于肿块周围，范围超过肿块大小。如脓成未熟可用千捶膏，来源于《种福堂公选良方》，方药组成：松香、净蓖麻子、柏油等，局部外敷，并配合超声药物透入治疗。

（2）核块融合成团，皮色转暗红，脓肿成而未溃者，选用滋阴降火方，方药组成：

黄柏、知母、地骨皮等，局部熏蒸治疗，视局部病情轻重决定熏蒸时间及次数。

（3）脓肿形成，局部红软，应指感，应尽早行低位脓肿切开引流术，如脓腔有分隔，应尽量打开所有分隔，清除败絮状坏死组织，保持脓液引流通畅，术后辅助药线、拖线等引流方式，促进脓液及坏死组织流出。

3. 后期

（1）瘰疬病后期脓肿切开或自行溃破后脓液稀薄，夹有败絮样物质，疮口呈潜行性空腔，创面肉色灰白，疮周皮肤紫黯，疮口久不收敛，形成窦道，且溃口周围出现肿胀者，可选用山东大葱白，民间验方：大葱白500g，剥去外皮，捣烂如泥状，加适量蜂蜜调匀备用，外用于破溃组织内，避开溃口。

（2）溃口腐肉未去者，选用七三丹、八二丹或者复方拔瘰丹（拔瘰丹、轻粉、血竭等），掺于药棉、药线、纱条等引流物后纳入溃口。其内含水银、火硝或明矾，其化学成分为汞化合物如氧化汞、硝酸汞等，汞离子能和病菌呼吸霉中的硫氢基结合，使之固定而失去原有活力，终致病菌不能呼吸而死亡；硝酸汞是可溶性盐类，加水分解而成酸性溶液，对人体组织有缓和的腐蚀作用，可使与药物接触的病变组织蛋白质凝固坏死，逐渐与健康组织分离而脱落。疮口外敷红油膏，来源于《朱仁康临床经验集》，组成：红信、棉子油、黄蜡等，或冲合膏。

（3）溃疡创面腐肉已脱、脓水将尽者，肉芽红活，脓腐已尽，新肌难生时，选用生肌散，来源于《外科正宗》，组成：石膏、轻粉、赤石脂等；或选用白玉膏，来源于《疡科心得集》，组成：铅粉、轻粉、象皮等；或选用生肌玉红膏，来源于《外科正宗》，组成：当归、紫草、血竭、白蜡等，外敷患处。

（4）疮口脓出不畅有袋脓者，或窦道形成脓水不易排尽者，或者脓腐已尽，肉芽新生，皮肉一时不能黏合者，选用垫棉加压包扎促进疮口愈合。

（5）注意事项如下。

①腐是创面之所以长期不愈的主要因素，因此“祛腐”务必彻底。药棉填塞时必须松紧相宜，大小适中，与病灶一致，切忌失度。因过松过小，药液与病变组织接触不完全，不利祛腐；过紧则压迫病灶四壁的血运，引流不畅，也不利新肉生长。

②换药过程中，可借助刮匙刮扒，将脓腔、窦道内的坏死物刮除干净，既可加快腐肉脱落，又利于病变组织与药物接触，缩短疗程。医生操作时动作需轻柔，掌握解剖层次，做到心中有度，方可有的放矢，切忌不可将坏死物硬性修剪或夹除，以免误伤血管或其他组织器官，造成大患。

③换药一段时间后，发现创面虽无异常坏死组织，伤口仍迟迟不愈；或创周组织外观饱满有压痛，提示需谨慎有新的病灶形成，此时务必及时处理，以免拖延病程。

④收口宜缓不宜急，若肉芽色泽新鲜致密，毛糙如缸边，脓液黏稠如丝，提示拔脓彻底，此乃向愈之征，可考虑渐行收口；反之，若肉芽色白质脆外翻，脓液清稀，则提示脓毒尚未清净，腐肉未净，不可草草收口，以免“闭门留寇”，造成假性愈合，有复发之虞。

⑤长期不愈的创面有恶变风险，必要时需反复行病理组织学检测，以免贻误病情。

选择组织做活检时，尽量夹取创面深层的实性组织，而非表面的腐肉、浮肉、脓性分泌物等，以提高诊断率。

（李辉斌　张莉　黄子慧）

第三节　手术治疗

一、手术治疗概述

手术治疗是指以刀、剪、针等器械在人体病变局部进行的操作，如去除病变组织等，以诊断疾病、修复损伤、改善机体功能和维持患者的健康，是外科的主要治疗方法，俗称“开刀”。早期手术治疗淋巴结结核仅限于用简单的手工方法，如脓肿切开引流、窦道搔刮换药，挂线，结扎，局部包扎外伤等，这些看似简单的方法至今仍在临床上沿用。19 世纪外科手术突飞猛进，压在外科手术头上的三座大山（疼痛、感染、出血）被推倒，麻醉术、输血术、消毒术及抗生素的相继发明使得外科手术成为一种真正安全有效的疗法。时至今日，淋巴结结核的手术治疗更多的借鉴区域性功能性淋巴结清扫术，最大可能的切除淋巴结结核病灶和最大程度的保留了患者的功能，达到切除局部病变，减轻局部症状的目的，有利于患者全面康复。众所周知，化学治疗淋巴结结核在淋巴结结核的治疗中始终占据重要的位置，是手术治疗的前提和基础；而手术治疗淋巴结结核是淋巴结结核治疗最重要的手段，手术治疗可以将保守治疗不能消退的和液化坏死的病灶予以清除，有效地防止复发。

（一）术前准备

淋巴结结核手术治疗前必须经过 2 ~4 周以上规范、系统的抗结核治疗。术前完善与手术相关的全面常规检查，包括实验室检查和影像学检查。根据检查结果，拟定手术时机和手术方案。全身增加营养，合理休息，调整情绪，提高机体免疫力。

（二）手术适应证

经过 2 ~4 周以上正规系统的抗结核治疗后不能治愈的结节型、浸润型、脓肿型和溃疡窦道型淋巴结结核均适合外科手术治疗。此外，对于非结核分枝杆菌感染，药物治疗无效以及诊断不明，需要和肿瘤等进行鉴别诊断的肿大淋巴结也适合手术治疗。

（三）手术禁忌证

1. 患者全身一般情况较差，无法耐受麻醉和手术创伤者。

2. 有严重肝肾功能异常，或者出、凝血时间明显延长者。

3. 未经过任何抗结核药物治疗的或治疗时间不足 2 周的淋巴结结核患者，原则上不主张手术治疗。

4. 巨大融合成团块状的淋巴结结核，如果病灶无液化，粘连重，边界不清，解剖关系不明确，特别是和重要血管、神经、脏器紧密粘连，估计目前无法手术切除者，可暂不考虑手术治疗。

5. 并发活动性肺结核或肺结核尚未控制平稳者。

（四）手术方式及手术要点

1. 结节型

起病缓慢，一侧孤立或双侧多个淋巴结肿大，质硬，散在而活动，无粘连；其病理改变以结核性肉芽增殖和干酪坏死为主。孤立性结节型淋巴结结核行病变淋巴结切除术和相邻卫星淋巴结切除即可，多发性结节型应行区域性功能性淋巴结清扫术。国内大多数学者认为，手术治疗是此种类型淋巴结结核的最佳治疗方法。术中应力求由肿大的淋巴结包膜外将其完整的剥离切除，避免病灶破溃污染术野，创面要冲洗干净，根据术腔的大小决定是否需要放置引流管或引流皮片，逐层缝合，切口区域加压包扎。此型手术效果好，可遏制淋巴结结核由结节型向脓肿型发展，术后切口愈合时间短，瘢痕小，美观，治愈率高。

2. 浸润型

肿大的淋巴结融合成团，有明显的淋巴结变性坏死及周围炎性反应区，中心部软化即出现干酪坏死；病理改变大都以干酪坏死为主。如果具备手术条件，可行淋巴结结核病灶清除术。病灶清除要彻底，创区放置负压引流管，缝合切口，加压包扎，术后 2 ~ 3 天引流量小于 20mL 可拔出引流管。切口基本都能一期愈合，治疗效果良好。

3. 脓肿型

肿大的淋巴结中心软化，逐渐扩大或突然增大，有波动感，进而形成寒性脓肿。此型应当根据脓肿的整体大小，皮下软组织的破坏程度、皮肤受侵范围，术前抗结核时间，患者全身情况以及术后预期效果等具体情况来决定采用何种手术方式。

（1）如果脓腔较小，皮下软组织破坏不重，皮肤没有受侵或受侵轻微，无继发感染，可考虑做脓肿病灶切除术，即梭形切除受侵的皮肤，彻底清除脓液、干酪样坏死物质、肉芽组织及受累的软组织，同时清除液化不全受累的淋巴结，术区彻底止血，生理盐水反复冲洗，确保创口清洁干净，置多孔负压引流管，逐层缝合，切口部加压包扎。术后 3 ~ 5 天拔管，7 ~ 10 天拆线；术后效果满意，虽然也有极少数患者拆线时切口没能一期愈合，但经过短时间换药处理后，都能完全治愈。

（2）如果脓肿较大，皮下软组织破坏较重，淋巴结坏死液化不充分，又有一定程度的皮肤受侵和感染现象，则主张先行脓肿切开排脓，尽量清除残留的脓性物质及溃烂组织，同时给予抗炎、抗结核治疗，待病情稳定后，行脓腔壁切除术，彻底切除硬化的纤维组织，清扫同区域受累的淋巴结，严格止血，术腔冲洗，置多孔负压引流管，逐层争取缝合，加压包扎。术后 3 ~ 5 天拔管，10 ~ 12 天视伤口情况间断拆线，大部分患者切口都能一期愈合。

（3）如果脓肿巨大，皮下及皮下软组织损坏严重，淋巴结液化充分，并且伴有继发感染，根本不具备手术缝合和术后一期愈合的条件，应尽早做切开引流术，包括早期破溃的脓肿亦应当做该种术式，即彻底刮净脓腔内干酪坏死物质，然后放入无菌纱布条或抗结核药物浸泡的纱条引流，每隔 1 ~2 天换药 1 次。直至病变区域局限，可行二次手术。部分患者病灶液化比较彻底，脓腔处理干净，创面可通过换药达到愈合，周期较长，约 4 ~6 周。

4. 溃疡型

溃疡型多数是诊断或治疗期间脓肿自行破溃所致，此种类型淋巴结结核需要在抗结核治疗的前提下行病灶清除术，即一次性彻底清除溃疡深部的干酪坏死物质和肉芽组织，同时切除周围受累及的肿大淋巴结，术腔严格止血、杀菌及冲洗，置多孔负压引流管，溃破处的皮肤行梭形切除，游离皮瓣，逐层缝合，切口加压包扎。窦道型淋巴结结核的窦道一般都比较深，很可能还有数个小的窦道分支并且走向复杂，其内肯定会有病变物质堆积，藏匿在窦道的盲端，反复感染，不断侵袭窦道腔周围的淋巴结。因此，此种类型的淋巴结结核主张行窦腔内病灶清除加窦道切除术，同时对窦道周围受累的淋巴结行区域性清扫。所有病变物质必须清除干净，防止病变残存，这是防止术后复发的最关键因素。创面要严格止血、消毒，生理盐水反复冲洗，常规放置多孔负压引流管，逐层缝合，尽量缩小残腔，必要时可游离带蒂肌瓣填充。对此种术式而言，充分引流和切口部加压包扎更显得极为重要，拆线时间可适当延长。

（五）术后注意事项

1. 术后要严密观察引流管负压吸引的引流情况，并且关注切口处加压包扎的力度及作用点是否适当。

2. 浅表淋巴结手术术后要检查术侧肢体的活动情况。

3. 术后要继续给予合理的抗结核、抗炎治疗，特别是抗结核的治疗时间应当坚持 1 年以上；对于耐药的淋巴结结核应根据耐药情况或参考既往用药情况，选择 2 ~3 种以上敏感的药物治疗 1 年半以上。

（六）术后处理

1. 术后每隔 1 ~2 天伤口换药 1 次，应当加压包扎。

2. 根据术后引流液的多少和颜色变化情况确定拔除负压引流管时间，一般情况下术后 2 ~3 天，24 小时引流量在 5 ~20mL 左右，颜色淡黄即可拔管。如果引流液相对较多，拔管时间可适当延长至 5 ~7 天。如果发现引流量突然增多或者引流液颜色异常，则需要立即处理。

3. 常规术后 7 ~12 天拆线。

（七）手术并发症处理

1. 术后切口拆线未能一期愈合，合并有不同程度的感染，是最常见的并发症。如果切口皮缘部分裂开，肌层完好，仅有少许炎性渗出，此后只要经过几次换药处理，就能使切口完全愈合。如果切口拆线后，某些原因使得皮缘和肌层均有不同程度的裂开，创口较深，并且有较多的脓液、干酪样坏死及肉芽组织存在，说明切口感染较重，此时应当及时做伤口的清创处理，即用刮勺将上述病变物质尽量彻底清除干净，每次换药时创面局部交替应用抗结核药物和抗菌药，如异烟肼、利福平、链霉素或左氧氟沙星，置入纱条引流；或选用生肌玉红膏油纱条填塞引流。绝大多数切口经过一段时间的换药处理后都能彻底治愈，但也有极少部患者经过上述方法处理后，伤口持久不愈，形成较深的窦道，每次换药时都能清理出一定数量的病变物质，说明此窦道内肯定还有数个小的窦道分支，还会有病变物质藏匿在窦道的盲端，引起反复感染，不断侵袭窦腔周围的淋巴结，导致切口经久不愈；因此，应当选择恰当的时机按前面已经叙述的窦道型淋巴结结核的手术方法和要点再次手术，基本上都可治愈。

2. 神经损伤是淋巴结结核术后比较少见的并发症之一。较常见的受损神经是副神经、耳大神经、喉返神经、膈神经和臂丛神经上干、迷走神经、胸壁神经、胸长神经、股神经等，应当熟悉相关神经受损的临床表现，一旦明确有神经损伤，应立即请相关专业的专家参与治疗。

3. 淋巴漏或者乳糜漏是淋巴结结核术中和术后可能出现的并发症，多见于锁骨上淋巴结结核切除术后和腹股沟淋巴结切除术后。为避免淋巴漏或者乳糜漏的可能，术中应牢固结扎或者缝扎切除残端，术后加压包扎，一般淋巴漏可在 1～2 周内改善。对于大量乳糜漏，需要尽早做局部处理和全身处理。

（八）术后随访

术后患者每个月门诊随访 1 次，每次需要检查手术切口的愈合情况，观察有无新的肿大淋巴结出现，常规复查肝、肾功能和血常规，必要时可做彩超或 CT 检查。

初次发病并经过外科不同方法治疗的淋巴结结核切口完全愈合，术后顺利能完成规范抗结核的疗程，手术切口无复发迹象，身体其他部位未发现新的异常肿大淋巴结，就可认为临床治愈。

（九）术后复发及预防

1. 术前必须正规系统的抗结核治疗 2～4 周，这是手术的前提条件，更是防止术后复发的重要因素之一。

2. 术中彻底清除病灶及周围卫星灶，防止病变残存，是防止术后复发的最关键因素。

3. 术后要继续给予合理的抗结核治疗，疗程规范；对于耐药的淋巴结结核，应根据耐药情况或参考既往用药情况，选择 2～3 种以上敏感的药物治疗 1 年半以上，这对于防止复发，具有重要意义。

4. 注意合理饮食，适当进行体育锻炼，提高机体免疫力。

二、颈部淋巴结结核的手术治疗

（一）颈部解剖及淋巴结分区

当前国际学术交流多采用美国耳鼻喉头颈外科学会的颈部淋巴结分区法，1998 年成立的美国头颈外科协会确定了这一分区的价值，但不考虑增加第Ⅶ区（上纵隔），建议在Ⅵ区以外的手术，加用解剖部位的名称称呼，如枕淋巴结清扫术、腮腺区淋巴结清扫术、上纵隔淋巴结清扫术等。（颈部淋巴结分区法具体见图1－1）

（二）颈部淋巴结结核病变特点

颈部淋巴结结核是最常见的体表淋巴结结核，因早期多表现为无痛性肿块，往往延误最佳治疗时机。所以临床上浸润型、脓肿型病灶相对比结节性病灶更为常见。颈部淋巴结结核的病变位置多见于颈部Ⅴ区，Ⅲ区、Ⅳ区亦较多见，而Ⅵ区最为少见。组织部位来说副神经链最为多见，其次是颈内静脉链，且多与副神经和颈内静脉粘连。

（三）术前准备

颈部淋巴结结核手术治疗前必须经过2～4周以上规范、系统的抗结核治疗。术前完善与手术相关的全面常规检查，包括实验室检查和颈部影像学检查，根据检查结果，拟定手术时机和手术方案。全身增加营养，合理休息，调节情绪，提高机体免疫力。术前备皮（术野周围10cm范围内的毛发需剃净），全麻手术术晨禁食。

（四）手术方式和手术要点

1. 上颈部淋巴结结核病灶切除术

颈部病变区域设计沿颈纹横形切口，切开皮肤及皮下组织，深达颈阔肌，并在颈阔肌下游离皮瓣。对于皮肤及颈阔肌被脓疡侵蚀的的病变，予以梭形切除体表脓疡病灶，边缘至正常解剖结构，切开颈阔肌，然后再在颈阔肌下游离皮瓣。分离上方的皮瓣时须注意紧贴颈阔肌进行，并注意寻找面神经下颌缘支（面神经下颌缘支一般从下颌角的前1cm左右越过下颌骨下缘向下，多在下颌缘上、下1cm左右范围内，沿下颌下腺上方颌下腺筋膜表面前行，于面动脉和下颌角交汇处返回下颌骨下缘上方），一旦发现面神经下颌缘支，即用手术剪和蚊式血管钳细心游离后予以保护；分离下方的皮瓣时应尽量向锁骨上延伸，以利于深部淋巴结结核病灶的切除。充分游离皮瓣后，即可悬吊皮瓣，保护切口。游离皮瓣时注意保护好胸锁乳突肌表面的颈外静脉和耳大神经以及颈丛神经点分出的颈横皮神经。深部应充分游离副神经。胸锁乳突肌深部的病灶在保护好副神经、颈丛神经根、颈内静脉的前提下后缘切除至乳突，前缘切除至二腹肌下方，必要时拉开二腹肌，切除其下方病灶。反复冲洗切口，术区仔细止血，留置负压引流管，间断缝合或者拉拢缝合颈阔肌，皮内连续缝合皮肤或者医用胶皮外粘合皮肤。（见彩插图4－1、彩插图4－2）

2. 锁骨上淋巴结结核病灶切除术（下颈部淋巴结结核病灶切除术）

锁骨上病变区域设计沿颈纹弧形或梭形切口，切开皮肤及皮下组织，深达颈阔肌，并在颈阔肌下游离皮瓣。对于皮肤及颈阔肌被脓疡侵蚀的的病变，予以梭形切除坏死皮肤及体表脓疡病灶，边缘至正常解剖结构，切开颈阔肌，然后再在颈阔肌下游离皮瓣。分离上方的皮瓣应尽可能向上方延伸，下方直达锁骨，以充分利用切口。游离胸锁乳突肌根部前后缘，解剖出相对正常的颈内静脉，游离并切除颈内静脉后缘病变淋巴结即脂肪蜂窝组织，前至颈静脉角，后至斜方肌前缘。注意探查斜方肌深面至肩胛上窝有无脓疡。术后反复冲洗切口，创区仔细止血，留置负压引流管，间断缝合或者争取缝合颈阔肌，皮内连续缝合或者医用胶皮外粘合皮肤。

3. 全颈部淋巴结结核病灶切除术

全颈部淋巴结结核病灶切除术参照上颈部淋巴结结核病灶切除术和锁骨上淋巴结结核病灶切除术，采取大弧形切口，或者两条沿皮纹横形切口，颈阔肌下上下切口贯通，自下向上切除病灶。

4. 腮腺区淋巴结结核切除术

腮腺实质性结核较少见，而腮腺区淋巴结结核较常见。腮腺区结核病灶切除术为面神经解剖术加病变腮腺切除术加腮腺区淋巴结切除术。患侧设计“S”形切口，自耳屏前至耳垂下至乳突前弧形沿皮纹拐向下颌下区。切口皮肤及皮下，颌下区切开颈阔肌，腮腺筋膜外游离皮瓣。注意皮瓣不能过厚，否则容易损伤面神经；若皮瓣过薄，则容易坏死且寻找面神经比较困难。皮瓣游离充分后，悬吊皮瓣，保护切口。下颌角附近寻觅到面神经下颌缘支并沿面神经下颌缘支向其总干方向解剖，或者二腹肌前缘寻觅出面神经总干后沿经面干向下颌角处解剖。注意结扎面后静脉。一般将面神经颈面干解剖出来后，腮腺下极即可切除。被腮腺下极包裹和覆盖的腮腺深部淋巴结病灶亦可完全切除。

（五）术中注意事项

脓肿包裹型病灶应从脓肿边缘正常解剖区域向脓疡区解剖游离。颈外静脉周围的蜂窝组织内也包含有病变淋巴结，应予以一并切除。切除深度一般需达到椎前筋膜的浅面。注意斜角肌间隙内有无结核性病灶。锁骨上区需注意牢固缝扎处理好颈静脉角，以防止淋巴漏或者乳糜漏。还需要注意保护好颈横动、静脉，注意保护好深面的膈神经和臂丛神经。

（六）术中并发症及防治

1. 血管和神经损伤

颈部的淋巴结结核多与颈部的神经、血管伴行。炎性反应重的病灶常常与血管和神经紧密粘连。颈部的小动脉如果损伤一般直接结扎，颈总和颈内动脉如果损伤需立即进行修补。颈部淋巴结结核手术中静脉损伤可能性远远大于动脉损伤。小静脉损伤直接结扎，颈内静脉如果损伤，破溃口较小的可以用无损伤血管缝线修补，较大的破溃口应迅速结扎，防止空气栓塞。颈部一般的感觉神经如果粘连明显可以切断。运动神经一般需要予以保留。神经经行区域需仔细解剖、游离并保护好神经，方可切除病灶。如果重要运动神经损伤，需在显微外科的支持下行神经吻合。

2. 胸膜顶破裂

胸膜顶包盖在肺尖上，胸膜顶外盖有一层胸膜上膜，上起自第 7 颈椎横突，呈扇形附着于第一肋骨内侧，胸膜和肺尖前邻锁骨下动脉及其分支、前斜角肌、锁骨下静脉、膈神经及迷走神经。左侧有胸导管跨越。后方邻交感干、第一胸神经及最上动脉；外侧与中斜角肌毗邻；内侧为头臂干、右头臂静脉和气管，左侧为锁骨下静脉及左头臂静脉、左颈总动脉、左侧颈内静脉。在颈部大血管后方有臂丛神经斜向外下方。由于肋骨向前下倾斜，所以胸膜顶向上超过锁骨而深入颈根部。虽然此部位的胸膜顶位于前、中、后斜角肌所构成的“三角尖帽”的保护之下，但是颈根部的脓疡也经常窜入斜角肌间隙之中，如果搔刮用力过猛，容易损伤胸膜顶。一部分锁骨上位置较低的淋巴结结核病灶因为粘连明显，活动度差，在切除时可能会导致胸膜顶破裂。当破裂口较小时可以直接将其缝合而封闭。缝合后如果感觉不甚牢固可以用周围的肌瓣覆盖加固。如果破裂口过大无法缝合也不必过于紧张，一般不会有严重的后果。术后及时复查胸部 CT，如发现较多的血胸或者气胸，抽除即可，必要时可行胸腔闭式引流。

（七）术后处理

1. 术后全身抗结核治疗。术后复查同前。

2. 切口留置负压引流，每日记引流量，术后日引流量小于 10～20mL 予以拔出引流管，全身继续抗结核治疗，切口隔日换药一次。

3. 切口加压包扎。上颈部予以弹性下巴带加压包扎，下颈部予以弹性绷带“8”字交叉加压包扎。

（八）术后并发症及处理

1. 术后切口不愈合

部分切口清除干净坏死组织和积液后，可再次缝合切口。如果坏死组织较多或窦道较深，则伤口敞开换药治疗，多能愈合。

2. 术后淋巴漏或者乳糜漏

术后发现淋巴漏或者乳糜漏，应低脂饮食，必要时禁食；局部引流通畅，但不必须持续负压引流；局部加压包扎；必要时局部腔内注射 50% 葡萄糖，有助于乳糜漏的愈合。如果处理后无明显改善，每日引流量超过 400mL，则尽早手术探查。

3. 术后皮瓣坏死

术后皮瓣坏死一般多为干性坏死，尽早清除坏死皮肤，尽量拉拢缝合，坏死区域过大，可考虑皮瓣转移或游离植皮。术前仔细设计切口，术中游离皮瓣时应在颈阔肌深面进行，尽可能避免电刀局部烧灼。

4. 颈肩综合征

术中副神经损伤（离断伤和牵拉伤）和术后疤痕粘连都可能引起颈肩综合征。目前尚无确切且效佳的补救措施，但功能锻炼对于术后的恢复十分必要。

三、腋窝淋巴结结核的手术治疗

（一）术前准备

颈部淋巴结结核手术治疗前必须经过 2～4 周以上规范、系统的抗结核治疗。术前完善与手术相关的全面常规检查，包括实验室检查和颈胸部、腋下影像学检查，根据检查结果，拟定手术方案。全身增加营养，合理休息，调节情绪，提高机体免疫力。术前备皮（术侧腋毛需剃净），全麻手术术前禁食。

（二）手术方式和手术要点

腋窝淋巴结结核的手术治疗行腋窝淋巴结结核切除术。结节型病灶沿腋窝皮纹设计切口，游离皮瓣，保护好腋静脉及其分支胸长静脉，直接切除病变淋巴结。留置负压引流，缝合切口，术后加压包扎。脓肿型病灶手术切除较为广泛，首先切除病变皮肤，阔筋膜下游离皮瓣，游离胸大肌后缘，必要时游离胸小肌，解剖出腋静脉及其分支胸长静脉，深部注意保护好胸长神经，前锯肌浅面保护好胸背神经，切除所有病灶和脂肪组织。注意腋静脉深部腋窝顶的病灶可以延续至锁骨下静脉下方，必要时延长切口，一并切除。术毕创面仔细止血，冲洗切口，留置高负压引流管，争取缝合切口，术后局部加压包扎。

（三）术中注意事项

腋窝的淋巴结结核病灶多伴行腋静脉和胸长静脉，要注意腋静脉和胸长静脉夹角处深面的病灶，注意保护好腋窝的血管和神经。

（四）术中并发症及防治

1. 血管损伤

结核性病灶往往与静脉紧密粘连，术后注意血管附近须钝性分离，不可强行撕拽，术中如果损伤腋静脉，需要立即进行修补，以防止术后患者上肢水肿。如果胸长静脉损伤可行结扎。深部锁骨下静脉损伤，应立即压住破溃处，根据破溃口大小和术野操作方便行修补、缝扎甚至胸骨劈开后结扎止血。

2. 神经损伤

术中需保护好胸长及胸背神经，如果损伤可导致前锯肌和背阔肌萎缩，引起肩背部的畸形。牵拉伤术后应加强锻炼，离断伤有条件需行神经吻合术。

3. 淋巴管损伤

术后需结扎切除后的残端，防治淋巴管损伤术后出现淋巴漏。

（五）术后处理

1. 术后全身抗结核治疗。术后复查同前。

2. 切口留置（高）负压引流，每日记引流量，术后日引流量小于20mL予以拔出引流管，拔除引流管后需仔细检查挤压伤口，排除积液引流不畅。全身继续抗结核治疗，切口隔2～3日换药一次。

3. 切口加压包扎，予以弹性绷带加压包扎。

四、腹股沟淋巴结结核的手术治疗

（一）术前准备

腹股沟淋巴结结核手术治疗前必须经过2～4周以上规范、系统的抗结核治疗。术前完善与手术相关的全面常规检查。包括实验室检查和腹股沟影像学检查，根据检查结果，拟定手术时机和手术方案。全身增加营养，合理休息，调节情绪，提高机体免疫力。术前备皮（术野周围10cm范围的毛发需剃净），全麻手术术前禁食。

（二）手术方式和手术要点

腹股沟淋巴结结核的手术治疗行腹股沟淋巴结结核切除术。结节型病灶沿腹股沟管方向沿皮纹设计切口，游离皮瓣，直接切除病变淋巴结。缝扎残端，留置皮片或负压引流，逐层缝合切口，注意消灭死腔。术后加压包扎。脓肿型病灶手术切除较为广泛，首先切除病变皮肤，阔筋膜下游离皮瓣，注意浅表的股外侧浅静脉及股外侧皮神经，深面注意解剖并保护好大隐静脉。粘连明显时，如果损伤可以结扎，但缝匠肌深面的股静脉必须保护好。下肢丰富的回流浅淋巴管经行腹股沟，术区必须严格结扎。将所有病灶连同周围脂肪组织切除后牢固缝扎残端，注意探查股静脉深部是否有病灶通向髂血管方向。术毕创面仔细止血，冲洗切口，留置负压引流管，争取缝合切口，术后患肢加压包扎。

（三）术中注意事项

1. 血管损伤

腹股沟淋巴结结核以腹股沟上浅淋巴结为主，腹股沟深淋巴结较少见。但亦有病灶自腹股沟深淋巴结延续至髂总淋巴结，术前应完善检查，充分评估。术中应仔细解剖，避免损伤股静脉。如果股静脉损伤，应及时修补。

2. 神经损伤

股外侧皮神经可以离断，深部的股神经位于缝匠肌和股直肌深面，伴行股动脉，一般不易损伤。

3. 淋巴管损伤

术后需结扎切除后的残端，防治淋巴管损伤术后出现淋巴漏。

（四）术后处理

1. 术后全身抗结核治疗。术后复查同前。

2. 切口留置负压引流，每日记引流量，术后日引流量小于20mL予以拔出引流管，拔除引流管后需仔细检查挤压伤口，排除积液引流不畅。全身继续抗结核治疗，切口隔2～3日换药一次。

3. 切口加压包扎，予以弹性绷带加压包扎，必要时自足部加压包扎至腹股沟。

五、胸内淋巴结结核的手术治疗

（一）手术适应证

1. 增殖性胸内淋巴结结核压迫气管、支气管引起重度呼吸困难，或压迫其他器官，症状严重者。

2. 脓肿穿透气管或支气管形成气管－支气管淋巴瘘，或破溃形成纵隔及其他部位脓肿。

3. 肺不张、干酪肺炎经内科治疗无效。

4. 淋巴结肿大、病灶内无钙化经过内科治疗效果不佳。

5. 淋巴结肿大穿破纵隔形成脓胸。

6. 肿大淋巴结穿破皮肤形成窦道。

7. 不能除外纵隔肿瘤。

（二）术前准备

胸内淋巴结结核手术治疗前必须经过4～6周以上规范、系统的抗结核治疗。术前完善与手术相关的全面常规检查，包括实验室检查和颈胸部、上纵隔影像学检查，根据检查结果，拟定手术方案。全身增加营养，合理休息，调节情绪，提高机体免疫力。术前备血，术晨禁食。

（三）手术方式和手术要点

胸内淋巴结结核的手术应以开胸病灶清除术为主，包括单纯淋巴结摘除术、脓肿清除术、淋巴结摘除加肺叶切除术等。如果淋巴结侵及气管和支气管，则应该行相应的成形和重建手术。

（四）术中注意事项

1. 肿大淋巴结未与肺及纵隔器官牢固粘连，应完整摘除。

2. 淋巴结内坏死明显且与周围器官明显粘连，宜行病灶清除术。

3. 病变侵犯肺组织，在摘除淋巴结同时应行肺切除术；支气管已经产生不可逆病变时，应做肺叶切除术。

4. 支气管淋巴瘘以修补为主，瘘口较大可行肺切除或气管支气管成形重建术。纵隔淋巴结结核手术后仍应强化抗结核治疗，时间应在1年以上，以巩固疗效，减少胸内淋巴结结核的术后复发。

六、腹腔淋巴结结核的手术治疗

本病虽然以非手术治疗为主，但是具备手术指征时需手术治疗。有时为了诊断，需要除外恶性淋巴瘤或其他肿瘤时也行剖腹探查，而且腹腔淋巴结结核是内科保守治疗相对难以治愈的疾病，一旦手术指征明确、时机成熟，应积极采用外科手术治疗。手术治疗是比较理想而有效的治疗方法。

（一）手术适应证

1. 临床症状较重，肿块较大，全身中毒症状较明显。
2. 合并急性腹膜炎或肠瘘。
3. 合并肠梗阻。
4. 合并溃疡，肠穿孔。
5. 合并大出血。
6. 形成局限性脓肿或脓肿穿破腹壁形成窦道。

（二）术前准备

1. 支持疗法

活动性肠系膜结核应卧床休息，纠正营养不良，必要时可给以静脉内高营养，输血或输入血浆蛋白。禁食及肠道准备。

2. 全身抗结核治疗

治疗方案多选用：2HSP/10HP；2HSE/10HE。治疗时间：对结核性肠系膜淋巴结炎的处理类似其他部位的结核，但疗程必须在1~1.5年。

（三）对症治疗

1. 腹泻

可口服碱式碳酸铋（次碳酸铋）0.6克，每日3次。

2. 腹痛

给予颠茄、阿托品等药物，严重者可给予输液及钾盐。

3. 不完全梗阻

除上述对症治疗外，应行胃肠减压。

4. 剖腹探查

本病常疑为急性阑尾炎而施行手术。术中可以发现阑尾多属正常，但肠系膜淋巴结多数有肿大，腹腔中并可有少量积液。此时可照例予以阑尾切除，淋巴结可摘出1枚做活组织检查，腹腔则缝合而不予引流，患者大都可以痊愈。

（四）手术方式和手术要点

手术方式应根据术中情况确定，腹腔淋巴结结核的手术应以开腹病灶清除术为主，包括单纯淋巴结摘除术、局部粘连松解术、脓肿清除术、淋巴结摘除加肠段部分切除术等。手术治疗需严格把握手术指征和手术时机。手术操作应耐心、细致、轻柔，并有信心和恒心，边游离粘连带边止血以减少出血。游离后破损的肠管可采用纵形修补以避免肠管狭窄，修补后的创面可用大网膜覆盖，减少创面，防止再发粘连。如果小肠病变严重须行小肠切除术，应避免切除小肠过多而发生断肠综合征。回盲部病变可行右半结肠切除术。

术后处理：术毕常规给予抗结核药物腹腔冲洗，可放置新型防粘连材料。留置腹腔引流管。术后积极纠正水电解质和酸碱代谢失衡，加强静脉营养支持，纠正贫血和低蛋白血症。全身抗结核抗感染治疗。

（五）注意事项

1. 肿大淋巴结未与肠管牢固粘连，应完整摘除。
2. 淋巴结内坏死明显且与周围器官明显粘连，宜行病灶清除术。
3. 合并肠梗阻、肠穿孔、大出血，行病灶清除术加部分肠管切除术。
4. 腹腔淋巴结结核手术后仍应强化抗结核治疗，时间应在 1 年以上，以巩固疗效，减少腹腔淋巴结结核的术后复发。

（傅良杰　黄子慧）

第四节　免疫治疗

一、免疫治疗的基础

抗结核药物化疗是淋巴结结核最常见的治疗方法，但有时治疗效果不理想，还会出现液化、破溃、瘘管等临床表现。目前研究表明，造成这些继发性改变的原因主要涉及以下方面：①淋巴结结核因其有完整的包膜或脓腔，局部血液循环差，药物浓度低，使得病灶中抗结核药物的浓度难以达到有效杀菌浓度。②结核分枝杆菌存在于酸性环境中，以缓慢生长与代谢的菌群为主，影响临床治疗效果。③部分因素如免疫失衡也可影响治疗效果。这就需要考虑引入综合治疗，如免疫治疗等手段。

（一）免疫治疗的概念

免疫治疗（immunotherapy）是根据免疫学原理，针对机体免疫功能低下或亢进的状况，利用物理、化学和生物学的手段人为地增强或抑制机体的免疫功能，以达到治疗疾病的目的。根据对机体免疫应答的影响，可将免疫治疗分为免疫增强疗法和免疫抑制疗法；根据治疗特异性，又可将免疫治疗分为特异性免疫治疗和非特异性免疫治疗；根据治疗所用制剂的特点，也可将免疫治疗分为主动免疫治疗和被动免疫治疗。

（二）免疫治疗的基础

淋巴结（lymph node）是小结状包膜化淋巴组织，属外周免疫器官。淋巴结沿淋巴管道遍布全身，成群分布于颈部、腋窝、腹股沟及深部的纵隔和腹腔内，在功能上是淋巴细胞，主要是 T 细胞的定居地，也是产生免疫应答的场所。通过淋巴细胞再循环与整体免疫系统发生联系，同时淋巴结内的巨噬细胞还可吞噬、清除抗原异物，起到过滤的作用。

结核分枝杆菌感染宿主后，不仅可被吞噬细胞吞噬、杀灭或抑制，还可在免疫吞噬细胞内寄生，这一特殊性决定了结核病免疫中有抗原处理和抗原识别的特点。结核病免疫抗原呈递细胞有两类：一类为具有免疫活性的单核－吞噬细胞、树突状细胞（dendritic cells，DCs）－呈递外源性抗原的APC；另一类是被结核分枝杆菌感染的吞噬细胞。结核分枝杆菌在吞噬细胞内通过形成抗溶酶体膜对抗吞噬细胞的杀灭作用，通过抑制吞噬溶酶体的成熟来减弱其杀菌活性，并通过产生转化生长因子β（TGF－β）抑制被感染吞噬细胞凋亡，逃避宿主免疫识别。这时被感染的吞噬细胞不但没有杀灭抗原的免疫活性，反而成为庇护结核分枝杆菌的靶细胞，同时也成为内源性抗原呈递细胞。

结核分枝杆菌的感染还与机体的Th1/Th2细胞亚群平衡关系密切。Th1细胞主要通过诱导巨噬细胞活化和控制结核分枝杆菌复制来抵抗该菌的感染。Th1细胞在发挥作用时离不开相关因子的参与。在抗结核分枝杆菌感染的免疫中，IFN－γ和TNF－α起到关键性作用，它们能激活单核细胞并维护肉芽肿的完整性；活化T细胞产生的IL－2可影响活化细胞的寿命，并对其效应功能的发挥起积极作用；IL－12是Th0向Th1分化中最核心的因子，它还能正调节IFN－γ的分泌，在激活的单核细胞和T细胞之间也起到了桥梁的作用。此外，IL－2它还能促进CD_4^+、CD_{25}^+T细胞的扩增并表达激活标志。虽然Th2细胞在一定水平上能够降低Th1细胞给机体带来的伤害，但Th2细胞表达过剩会抑制Th1细胞的作用，为结核分枝杆菌在体内生存提供有利条件。

针对既往被感染的淋巴结结核病变，当遭到新的非结核性感染或免疫功能低下时亦可感染。

（三）免疫治疗的机制

目前结核病免疫治疗的机制涉及以下方面：①增强Th1型免疫反应和抑制Th2型免疫反应，以及抑制B细胞免疫反应的免疫调控因子替代治疗。②分枝杆菌及其提取物的疫苗治疗。③基因疫苗或基因工程疫苗治疗。④增强非特异性免疫力的免疫制剂治疗。⑤干细胞免疫重建等。

淋巴结结核的免疫治疗涉及细胞因子免疫治疗、免疫抑制治疗、免疫调节治疗、中药治疗等。

二、免疫治疗的类型

免疫治疗包括以抗原为基础的免疫治疗、以抗体为基础的免疫治疗、以细胞因子及其拮抗剂为基础的免疫治疗、以细胞为基础的免疫治疗、以免疫调节剂为基础的免疫治疗，论述如下。

（一）以抗原为基础的免疫治疗

结核分枝杆菌抗原进入机体首先被巨噬细胞所识别、捕获，随后在吞噬体溶酶体内通过变性、降解和修饰等处理转变为可被辅助性T细胞识别的抗原肽段形式。巨噬细胞将多肽与 MHC Ⅱ类分子相连接形成复合物，转运到细胞膜上并呈递给辅助性 T 细胞，使其与 T 细胞受体（T cell receptor，TCR）结合进而激活 T 细胞开始特异性免疫应答。

如果机体免疫系统异常，则可能发生免疫缺陷、自身免疫病等免疫病理反应。针对机体异常的免疫状态，人工给予抗原以增强免疫应答或诱导免疫耐受来治疗疾病，称为以抗原为基础的免疫治疗。如 DNA 疫苗，即利用 DNA 重组技术，将编码特异性抗原的基因插入到质粒载体中，构建重组载体，注射体内后可表达相应的抗原。不同于其他结核分枝杆菌免疫制剂，其为细胞内表达的内源性抗原，不仅能诱导体液免疫和 Th1 型细胞免疫应答，还能诱导特异性细胞毒性 T 细胞（cytotoxic T cell，CTL）应答，对于巨噬细胞内寄生的分枝杆菌疾病更有意义。对于富集巨噬细胞的淋巴结，该项治疗是否有意义还需进一步研究。

自 1999 年 Lowrie 等首次报道 DNA 疫苗应用于结核领域以来，已经发现多种结核分枝杆菌 DNA 疫苗具有较好的治疗效果，如 hsp65、hsp70、Ag85A、Ag85B 和 MPT64 DNA 疫苗等，均可诱导产生高水平 IFN－γ 和低水平的 IL－4，免疫小鼠肺、脾菌落计数显著低于对照组。在常规化疗杀死大部分结核分枝杆菌后，DNA 疫苗可促使体内残余菌数显著减少。有研究表明，Ag85A DNA 疫苗可使小鼠对 Ag85A 蛋白的 IFN－γ 反应增高，同时脾脏菌落计数减少，有效地预防结核分枝杆菌的再激活。上述试验只是对作为免疫器官的脾脏进行菌落计数的研究，而同样作为免疫器官的淋巴结，是否也会出现上述试验结果，还需进一步研究。

（二）以抗体为基础的免疫治疗

以抗体为基础的免疫治疗主要用于抗感染、抗肿瘤和抗移植排斥反应。治疗性抗体主要包括免疫血清、单克隆抗体和基因工程抗体，抗体治疗的原理包括中和毒素、介导溶解靶细胞、中和炎症因子活性、作为靶向性载体等。目前在结核病治疗方面的研究存在争议，有部分研究者认为抗体不能进入细胞内作用于致病菌，但细胞内致病菌在进入细胞前是存在于细胞外的，而且一些识别细菌表面抗原决定簇的抗体是能够进入细胞并/或介导细胞内有益的生物学作用，也可以通过介导细胞因子释放而发挥作用，从而影响细胞内致病菌的感染过程。在治疗淋巴结结核方面，以抗体为基础的免疫治疗还需进一步研究。

（三）以细胞因子及其拮抗剂为基础的免疫治疗

细胞因子具有广泛的生物学功能，在机体免疫应答中具有重要作用。体内细胞因子的变化可影响机体的生理或病理过程，当前调整机体细胞因子网络的平衡已成为免疫治疗的重要对策。补充外源性细胞因子或阻断内源性细胞因子的病理作用是临床常用的免疫治疗方法。

1. 天然免疫相关效应因子

天然免疫相关效应因子包括 IFN、TNF、IL－1、IL－6 等。干扰素－γ（IFN－γ）是 Th1 辅助 T 细胞的细胞因子，在抗结核分枝杆菌感染免疫反应中起着关键的作用。它可通过促进 T 细胞的增殖和分化，激活巨噬细胞，参与结核病的肉芽肿免疫反应等，多方面发挥抗结核免疫作用。有研究者通过检测结核患者血清中 IFN－γ 水平发现，体内 IFN－γ 降低则机体保护性免疫力降低，从而引起人体感染 MTB 后发病，且 IFN－γ 越低，病程可能越迁延、病情越重，这些为临床给予 IFN－γ 提高机体免疫力、降低结核发病的作用提供依据。在治疗淋巴结结核方面，有研究者通过检测淋巴结结核患者外周血 IFN－γ、IL－10 的水平发现，与正常对照组相比，淋巴结结核患者的 IFN－γ 水平显著下降，而 IL－10 的水平显著上升。揭示在淋巴结结核患者体内，$CD_4^+CD25^{high}FoxP3^+$ Treg 通过分泌 IL－10 等抑制性细胞因子，间接抑制 IFN－γ 等的水平，进而发挥免疫抑制功能，导致机体细胞免疫功能下降，引起 MTB 在体内的慢性持续感染。治疗方面已有试用 IFN－γ 作为结核患者的辅助治疗方案，如部分研究者在建立小鼠结核模型的基础上，给予小鼠 IFN－γ 腹腔内注射，采用 RT－PCR 法观察小鼠肺组织 IFN－γ 的表达，病理切片及肺组织内结核菌培养的对比。结果发现，给予 IFN－γ 注射的小鼠病理组织像上可见结核肉芽肿样病变，但对照组病理切片上可见渗出病变及灶性坏死，两组病变对比出现明显的差异。在淋巴结结核的免疫治疗方面，有研究者将 60 例颈淋巴结结核患者随机分为治疗组和对照组各 30 例，在 2HREZ/4HR 基础上，治疗组较对照组加用消瘰合剂Ⅰ号，每日 1 剂，口服 4 个月后检测两组患者 IFN－γ 及肿瘤坏死因子－α（TNF－α）水平。结果显示，治疗组治疗后 IFN－γ 水平较治疗前明显升高，TNF－α 水平较治疗前明显降低。该方中猫爪草具有提高机体免疫能力功效，可应用于临床。

2. 淋巴细胞活化、生长、分化相关调节因子

淋巴细胞活化、生长、分化相关调节因子，包括 IL－2、IL－4、TGF－β、IL－9、IL－10、IL－12 等。白细胞介素－2（IL－2）是由 CD_4^+ T 细胞和 CD_8^+ T 细胞产生的，具有促进 T 细胞增殖的作用，是 T 细胞的生长因子，可以使 CD_8^+ T 细胞活化为 CTL，同时可以诱导 IFN－γ 等多种细胞因子的分泌，从而产生杀灭结核分枝杆菌的作用。IL－2是抗结核免疫中重要的细胞因子。有研究者对颈部淋巴结结核患者在常规抗结核治疗的基础上，加白细胞介素 250000 IU 稀释液在破溃淋巴结周围皮下注射，每日 1 次，1 月后肿大淋巴结明显缩小。可见瘰疬宁可使 IL－2 分泌增加，增强患者细胞免疫力，改善预后。

3. 炎症反应激活因子

炎症反应激活因子包括 IFN－γ、淋巴毒素（lymphotoxin，LT）、巨噬细胞移动抑制因子（macrophage migration inhibitory factor，MIF）等。IFN－γ 可使巨噬细胞活化，产生 NO，抑制或杀灭结核分枝杆菌。

4. 未成熟免疫细胞生长、分化相关刺激因子

未成熟免疫细胞生长、分化相关刺激因子包括 IL－3、GM－CSF、IL－7 等。IL－7 可激活巨噬细胞发挥杀菌作用，可诱导 Th1 型的免疫应答，促进 IFN－γ 的分泌，抑制 Th2 型的免疫应答。

5. 细胞毒性细胞因子

细胞毒性细胞因子包括穿孔素、颗粒酶、颗粒溶素等。已有研究者证实穿孔素、颗粒酶、颗粒溶素在结核病免疫中的作用。颗粒溶素在穿孔素的引导下进入靶细胞，杀灭细胞内结核分枝杆菌，恢复吞噬细胞活性，减少组织损伤。但其临床应用的可能性还需进一步研究。

（四）细胞为基础的免疫治疗

以细胞为基础的免疫治疗是将自体或异体的造血细胞、免疫细胞或肿瘤细胞经体外培养、诱导扩增后回输机体，以激活或增强机体的免疫应答。

通过自体干细胞移植技术将自身可塑性免疫原始细胞输入体内，补充免疫细胞、恢复或增强患者细胞免疫功能的免疫治疗方法称为免疫重建。有研究表明，在难治性、耐药性结核病化学治疗中联合应用干细胞治疗，可改善临床症状，使痰菌阴转，病灶吸收，空洞闭合，不失为一种有效的肺结核病的治疗新方法。该方法可否应用于淋巴结结核治疗方面还需进一步研究。

（五）以免疫调节剂为基础的免疫治疗

免疫调节剂是指可以非特异地增强或抑制免疫功能的制剂，临床上广泛用于肿瘤、感染、免疫缺陷和自身免疫病的治疗。按其作用可分为免疫增强剂和免疫抑制剂。免疫增强剂是指具有促进和调节免疫应答功能的制剂，通常对免疫功能正常者无影响，而对免疫功能异常，特别是免疫功能低下者有促进作用，如胸腺肽等。免疫抑制剂通过影响机体免疫细胞的增殖、代谢和分布，抑制机体的免疫应答，如糖皮质激素等。

1. 西药

（1）免疫增强剂

1）胸腺肽：胸腺肽或胸腺因子 D 能诱导和促进 T 细胞的分化、增殖和成熟，增强巨噬细胞的吞噬功能，提高 NK 细胞的活力，提高 IL－2 及其受体的表达水平，增强外周血单核细胞 IFN－γ 的产生，增强血清中超氧化物歧化酶的活性，具有调节和增强细胞免疫和体液免疫功能的作用。有研究者将 42 例纵隔淋巴结结核患者随机分组为胸腺肽干预组及对照组，对照组采用 6HREZ/9HRE 方案。干预组在 6HREZ/9HRE 方案基础上加用胸腺肽 100mg，静滴，隔日 1 次，治疗 3 个月后观察评估胸腺肽治疗组纵隔淋巴结结核在病灶吸收速度、病灶吸收程度及是否易复发方面均优于对照组，提示纵隔淋巴结结核在标准化抗结核化疗的基础上，加用免疫调节剂胸腺肽治疗可调节机体的免疫功能，从而达到更有效的治疗效果，有积极的临床意义。

2）左旋咪唑：可提高单核－吞噬细胞系统的吞噬能力，增强功能低下或受抑制的免疫细胞活性，促进 T 细胞增生，增强 NK 细胞活性，对细胞免疫低下的机体具有较好的免疫增强作用，而对正常机体作用不明显。与抗结核药物联合应用于结核病患者，取得良好的疗效。对于淋巴结结核的辅助治疗有广泛的前景。

3）母牛分枝杆菌菌苗：为母牛分枝杆菌经高温灭活纯化后制成的无细胞免疫调节剂，其活性成分以细胞壁为主，还有以蛋白质为主的细胞因子诱导物质，及具有较强免疫活性的 DNA 聚合体。其作用机制是促进单核－巨噬细胞系统增生，增强巨噬细胞吞噬与消化能力，提高巨噬细胞产生 NO、H_2O_2的能力，显著增强机体内 T 细胞和自然杀伤细胞功能，激活 T 细胞释放各种淋巴因子，提高 IL－2、IL－2 受体的表达和 IFN－γ 的诱生水平。在临床中有研究者将 57 例淋巴结结核患者分为两组，均采用化疗方案 2HREZ/4HR，对化脓破溃采用局部处理，治疗组联用微卡（注射用母牛分支杆菌 22.5μg）深部肌肉注射，共 12 次。结果：治疗组治愈＋显效率优于对照组，比较有显著性差异，脓肿破溃平均治愈时间明显短于对照组，治疗后 PPD 试验硬结缩小优于对照组。

4）其他微生物制剂：如耻垢分枝杆菌菌苗、草分枝杆菌制剂（商品名乌体林斯）等，均有增强 Th1 型免疫和提高治疗结核病临床效果有较好的作用。有研究者对 118 例淋巴结结核患者探讨猫爪草胶囊联合乌体林斯治疗淋巴结结核的效果，结果显示，猫爪草胶囊与乌体林斯配合抗结核药物治疗淋巴结结核可提高疗效及缩短疗程。该方案中乌体林斯的主要成分是灭活的草分支杆菌，进入人体后，使 T 淋巴细胞受到刺激，释放出多种淋巴因子，作用于单核巨细胞系统使之向病灶部位聚集、活化，对病原菌进行吞噬、杀伤和清除；同时增多自然杀伤细胞、活化 B 淋巴细胞来调节机体免疫功能，增强机体免疫力。

（2）免疫抑制剂—肾上腺皮质激素为临床上应用最普遍的经典免疫抑制剂。其作用机制：有效减少外周血 T 细胞、B 细胞的数量；明显降低抗体水平，尤其是初次应答抗体水平；通过抑制巨噬细胞活性抑制迟发型超敏反应。目前常用的糖皮质激素有氢化可的松、泼尼松、泼尼松龙及甲泼尼龙等制剂。有研究者对 70 例结核病患者进行的研究，根据不同的治疗方法将其分为对照组和治疗组，对照组单纯应用抗结核药物治疗，治疗组在对照组基础上联合肾上腺皮质激素治疗，对比两组患者的治疗效果。结果显示，应用肾上腺皮质激素治疗结核病，可以有效地缓解患者的中毒症状，促进病灶吸收，减轻淋巴结肿大的症状，治疗效果明显。

2. 中药

中医认为淋巴结结核是由正气不足，气血亏损、感染痨虫所致。病变多发生在颈、颌下、锁骨上及腋下淋巴结分布较多的部位。中医治疗可采取内外同治，针药并举，攻补兼施，扶正祛邪等。多数补益类（滋阴、补气、补血）中药及其提取成分一般都有免疫增强或免疫调节作用，尤其是这些药物的多糖类成分或苷类成分，可非特异性地调整人体免疫功能，黄芪多糖、枸杞子多糖、刺五加多糖等能促进 IL－2、IL－3、IFN－γ 等细胞因子的分泌，明显地提高机体的细胞免疫和体液免疫功能，可用于结核病的辅助治疗。这里针对在常见淋巴结结核治疗方剂中能调节免疫功能的中药进行阐述。

（1）免疫增强剂

1）黄芪：黄芪多糖能增强单核－吞噬细胞系统的吞噬功能，促进淋巴细胞转化，诱导 IFN－γ 分泌，提高非特异性免疫功能，扶正固本。临床中使用抗痨浓煎剂联合西药治疗脓肿型颈淋巴结结核显示疗效高于对照组，该方中黄芪等药物具有调节免疫功能的作用。

2）党参、白术：可使吞噬细胞数量增加，网状内皮系统的吞噬功能增强，提高机体免疫力。

3）猫爪草：别名小毛茛，为毛茛科植物小毛茛的块根，味苦，属于清热解毒、活血化瘀类中药。其可以有效地改善淋巴结病灶周围的血液循环，改善血液供应，促使抗结核药物渗透到淋巴结组织内部发挥作用，提高化学药物的利用率，加速病变修复过程。对 Th1/Th2 细胞亚群平衡具有一定的调整作用，可增强细胞免疫应答。临床中应用猫爪草提取物治疗淋巴结结核等取得一定的疗效。据文献报道，猫爪草胶囊对异烟肼、链霉素已产生耐药者也有一定的疗效。有研究者将 60 例儿童淋巴结结核患者分为治疗组和对照组，对照组采用单纯西药抗结核药治疗，治疗组在对照组基础上加用消疬膏治疗，结果提示治疗组治疗效果优于对照组。其中该方中主要成分含有猫爪草。

4）天花粉：性寒，味甘。生津止渴，降火润燥，排脓消肿。《滇南本草》曰："治痈疮肿毒，并止咳嗽带血。"天花粉蛋白可通过对细胞因子的调节，对机体整体免疫功能发挥调节作用。栝楼根中含糖类化合物即天花粉多糖，有明显的免疫调节作用，能增强免疫活性，具有显著的抗肿瘤和细胞毒活性作用。天花粉因其能生津止渴，故能润肺，化肺中燥痰，宁肺止嗽，治肺病结核。《医学衷中参西录》曰："天花粉疮疡已溃者与黄芪、甘草（皆须用生者）并用，更能生肌排脓，即溃烂至深，旁串他处，不能敷药者，亦可自内生长肌肉，徐徐将脓排出。"天花粉可通过调节 T 细胞功能来达到免疫治疗的目的。

5）三七：明显改善免疫抑制小鼠的机体防御功能，提高巨噬细胞吞噬率和吞噬指数，提高 T 细胞、B 细胞数量及 IL－2、补体 C3、补体 C4 水平。

（2）*免疫调节剂沙参对免疫功能的影响* 具有调节免疫平衡的功能，沙参也可提高淋巴细胞转换率。

综上所述，临床治疗中要注意以下方面：需寻求既能增强 Th1 型免疫力，又可增强细胞毒途径免疫力的免疫治疗剂；重视免疫治疗的时机选择；免疫治疗与化疗联合应用的必要性。

（郭晶 张侠）

第五节 其他疗法

一、针法

《灵枢·经脉》曰："经脉十二者，伏行分肉之间，深而不见；其常见者，足太阴过于外踝之上，无所隐故也。诸脉之浮而常见者，皆络脉也。"经络是人体运行全身气血、联络脏腑、沟通上下内外的通道。故无论内因外因，均可引起局部经络阻滞，气血凝滞。瘰疬多发于足厥阴肝经、足少阳胆经、手少阳三焦经、足少阴肾经循行部位，诸经若有外邪之隙，便可引发，传变瘰疬之机。《素问·骨空》记载了"鼠瘘寒热，还刺寒府"。《灵枢·寒热篇》曰："请从其本引其末，可使衰去，而绝其寒热。审按其道以予之，徐往徐来以去之，其小如麦者，一刺知，三刺而已。"通过对古籍进行整理和分析，总结出针法治疗瘰疬具有循经取穴、近端取穴、远端取穴三种方法，具体如下。

（一）循经取穴

1. 针手足少阳经

《灵枢·经脉》曰："胆足少阳之脉，起于目锐眦，上抵头角，下耳后，循颈……入缺盆。"其指出瘰疬的发病部位与足少阳胆经关系密切。"三焦手少阳之脉，上贯肘，循臑外，上肩……入缺盆。"其指出手足少阳经均经肩颈，入缺盆。而肩颈项部是瘰疬常发部位，故多针足少阳胆经。明·杨继洲《针灸大成》曰："项生瘰疬、绕颈起核，名曰蟠蛇疬，天井风池肘尖缺盆十宣。""瘰疬延生胸前，连腋下者，名曰瓜藤疬，肩井膻中大陵支沟阳陵泉。"金·张从正《儒门事亲》曰："瘰疬结核，马刀侠瘿，是少阳胆经多气少血之病也。"宋·窦汉卿《疮疡经验全书》曰："此症手少阳三焦主之。大抵此经多气少血，因惊忧思虑故生此疾。""初起生于耳下及项间，并顺颔下至缺盆，在锁子骨陷隐隐皮肤之内。"而"从耳下及项间，顺颔下至缺盆"又恰恰是手少阳三焦经的经脉循行线路，因此经多气少血，才会备受情志影响。明·薛己《外科枢要·论瘰四》曰："夫瘰之病，属三焦、肝胆二经，怒火风热血燥，或肝肾二经精血亏损，虚火内动，或恚怒气逆，多生于耳前后、项腋间结聚成核。"可见瘰疬肿核多沿上述经络循行部位分布。

2. 针手足阳明经

《灵枢·经脉》曰："胃足阳明之脉，起于鼻……其支者，从大迎前下人迎，循喉咙，入缺盆。"根据足阳明胃经在面颈部循行路线，故古人多取大迎、缺盆、人迎诸穴。《类经图翼》曰："曲池……主治瘰疬喉痹不能言……臂臑主治臂痛无力，寒热瘰疬，颈项拘急……五里主治……寒热瘰疬。"《百证赋》曰："臂臑……兼五里，能愈瘰。"曲池、五里、臂臑为手阳明大肠经穴。手阳明大肠经起于食指端，行于上肢外侧，经肩胛、颈侧、至鼻环唇，且为多气多血之经。手阳明大肠经又与手太阴肺经相表里，针刺大肠经又能间接调理肺气，肺气宣达则精微输布，气血疏通。东汉·张仲景《金匮要略》曰："人年五六十，其病脉大者，痹夹背行，若肠鸣，马刀夹瘿者，皆为劳得之。"故若瘰疬后期可以多针阳明经。

3. 针经外奇穴

治疗瘰疬除了可以取手足少阳、手足阳明经上诸穴之外，诸多经外奇穴也具有治疗作用。《奇效良方》中提及的"肘尖""肩柱骨"两穴对治疗本病有一定疗效。明·杨继洲《针灸大成》曰："项生瘰疬、绕颈起核，名曰蟠蛇疬：天井风池肘尖缺盆十宣。"

（二）近端取穴

近端取穴是指在病痛的局部和邻近选取腧穴。瘰疬生在颈项、肩背部，所以常取肩关节附近的穴位。《重楼玉钥》曰："肥株子风……两耳坠上浮肿如核，或一边生者……可用针，针棱上即效。"《藏医杂疗方》曰："人长瘰疬和喉部长瘤，下巴疼痛时……（服药）仍不愈，在瘤子上扎针（则愈）。"此处是针刺块物，通过调整机体局部潜在的生理功能来达到陈积之目的。《黄帝内经》曰："欲以微针通其经脉，调其气血，营其逆顺，出入之会。"微针既今日之毫针，经脉可通，气血可调，内外顺逆，皆可治。则毫针可以独立以统治万病也。本病发于颈部者，可针肩井、尺泽二穴。

（三）远端取穴

古人还通过选取远道穴来治疗本证。《医说》曰："狄梁公性好医药，尤妙针术……有富室儿鼻端生赘，大如拳石，缀鼻根蒂如筋，痛楚危亟，公为脑后下针，疣赘应手而落。"此处"脑后"当在哑门附近，在头颅与颈项相交的关节部，督脉经气在此转折，针刺该穴可疏通并激发督脉之气，调整经络之气，激发机体正气，故鼻端部的赘生物方能"应手而落"。

（四）常用针法

1. 六寸金针曲池透臂臑

王乐亭教授自幼师从针灸名师陈肃卿，学习并积累了丰富的临床经验，学术造诣颇深。六寸金针治疗瘰疬更有其独特之处，曾有"金针王乐亭"之称。六寸金针曲池透臂臑，一针可担三穴，既可免除三穴单刺之苦，又可增加刺激量，增强了治疗效果，充分发挥了金针、长针的优势。因此，六寸金针曲池透臂臑，实质上是从整体机能的调节入手，并依其经脉之所过而治之的"优选治法"。

（1）取穴　位置如图（见图4－3）。

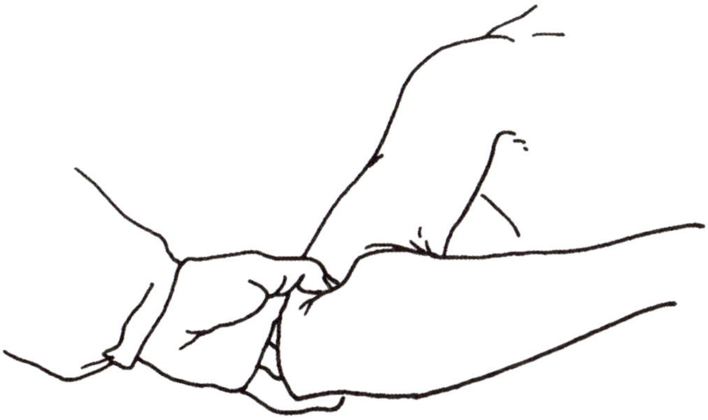

图4－3　曲池取穴

（2）操作　在曲池穴做常规消毒，将针尖蘸少许甘油（无菌）后沿皮下透刺，速去缓退。针尖必须对准臂臑，不得偏移。针尖透达臂臑时，以患者出现胀、沉重感为主。此刻即行手法（亦可反制针柄）以行气，催气，鼓动经气。起针后用棉球揉按针孔。（见图4－4）

如果病程久，结核坚硬不消者，配用用毫针围刺。若结核消退甚慢或结核已出现红肿将溃之势，配用火针排脓，勿令自破，以免疮口难以收敛。如果见虚寒型患者，配用艾炷灸。隔日针刺1次，12次为1疗程。

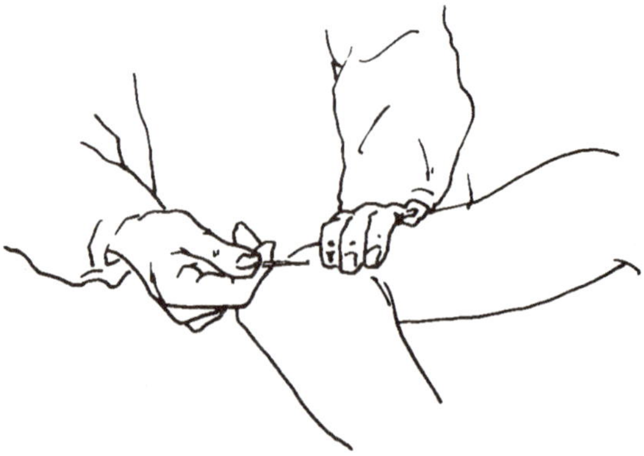

图 4-4 操作

2. 背部十一针

以背部十一针治之，取督脉大椎穴、第 3~5 胸椎夹脊穴为主，粗针浅刺，拔罐出血，可振奋人体脏腑之阳以引阴，疏通经络，调和气血，促使人体脏腑阴阳平衡。

（1）取穴 ①第 7 颈椎棘突下 1 针（相当于大椎穴）。②第 3 胸椎棘突下，各旁开 0.5 寸，2 穴 2 针（相当于"肺热"经外奇穴）。③第 4 胸椎棘突下，各旁开 0.5 寸，2 穴 2 针（相当于"胃热"经外奇穴）。④第 5 胸椎棘突下，各旁开 0.5 寸，2 穴 2 针（相当于"肝热"经外奇穴）。⑤大椎穴两旁各平开 4 寸，2 穴 2 针（相当于"结核穴"经外奇穴）。⑥当结核穴再向下量 4 寸，左右对称，2 穴 2 针。背部共取十一穴，各穴均按同身寸折量法取穴，大椎穴除外如图所示（见图 4-5）。

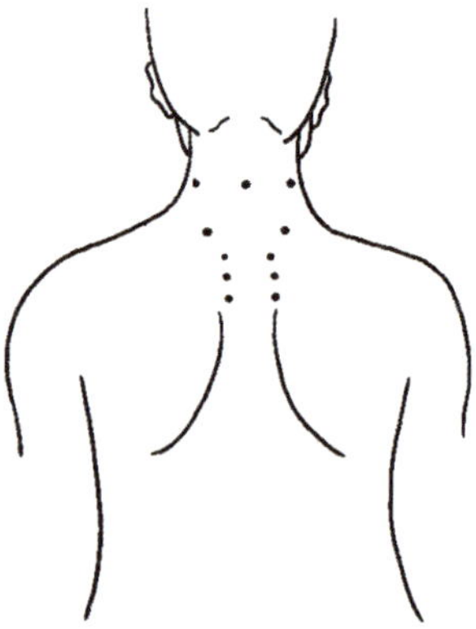

图 4-5 背部取穴

（2）操作 ①患者取伏卧位，将各穴位置选好，皮肤做常规消毒后，医者右手持针柄，用速刺按压法将针刺入，深度视患者体质胖瘦而定，直刺 0.2~0.4 寸即可，不行任何提插捻转手法。②在留针过程中，针刺部位周围皮肤出现红晕，一般留针 30 分钟。③出针后，在大椎穴拔 1 火罐；再以第 4 胸椎穴位为中心拔火罐，可随针孔少量出血无妨。④每周治疗 2~3 次，1~3 次即可见效。

3. 截根疗法

（1）取穴 用卷尺由左乳头量至右乳头，松开右边，将卷尺由颈后绕过再垂至右乳头，然后将卷尺两端比齐，由项下移至后背，双垂点到达何处即画一记号，由此记号的椎脊督脉向两旁各二横指，即膀胱经第 1 行，有的在肝俞，有的在胆俞，或稍上稍下，因人而异。如妇人因哺乳使乳房下垂者，则以乳中线第 5 肋间计算。量穴时宜脱去上衣，方能准确，穴位不准，效果亦差，穴位找好，爪切留痕，或用笔画记号。取穴肺俞、膈俞、肝俞、胆俞、脾俞、肾俞等，每次取 1~2 对，轮流使用。

（2）操作 令患者低头，背向医者坐于靠背椅，以 0.5% 利多卡因注射液，在局部消毒后做局部浸润麻醉，然后用速刺法将消毒三棱针刺入选穴皮下 5 ~ 8mm，直达浅筋膜上，左右上下划剥 3 ~ 5 次，以划断少许浅筋膜为目的，针刺入后患者脊背有酸麻感觉，是谓得气，效果更佳。留针 20 分钟，出针后盖以消毒纱布，胶布固定。每日或隔日 1 次，20 次为 1 疗程，休息 3 ~ 7 日，再进行下 1 疗程，一般需治疗 2 个疗程，适用于结节期患者。

截根术需要严格无菌操作，以免刀口感染；如有严重破溃合并非特异性感染者，配用 10% 新洁尔灭局部冲洗和换药；如术后疼痛则服用一般止痛剂即可；患有肺结核或其他严重疾病者忌用此疗法。

4. 挑割疗法

淋巴结结核好发部位为颈、颌下、腋下等处，这些部位正是足太阳经筋在背部 2 个支分出后所散布的地方，膈俞等穴位于这 2 个分支的中间，正是足太阳经经气聚集处。经筋是经脉的连属部分，说明足太阳经与体表淋巴分布密切相关，故挑治膈俞等穴有调整足太阳经气血，疏通淋巴瘀滞，改善病灶的血液循环，促进炎症吸收和增强机体免疫力的功能。根据足太阳经筋循行部位选用膈俞、胃下脘俞、肝俞、胆俞挑治。患者取正坐位或俯卧位均可，在第 6 ~ 9 胸椎旁开 1.5 寸，根据循行路线寻找阳性点（压痛点及针头大小红点）为挑割部位。挑治先从膈俞开始，7 日 1 次，每次向下换一双穴。最少挑 2 次，最多挑 8 次。施术时，消毒皮肤，局麻下用手术刀片于皮肤处划破约 2cm 长切口，见白色纤维，一一挑断，到脂肪层为止，缝合皮肤，敷以消毒纱布，相隔 1 月挑割 1 次，重者可施术 4 次，适用于结节期患者。

二、灸法

灸法具有调和气血，疏通经络，平衡机能，扶阳固脱之功效，对瘰疬的治疗极为有效，具体操作如下。

（一）循经取穴

全身经脉在体表的循行均有一定的路线，故在运用灸法时可以在与患病局部相同的经脉上取穴。对于本病的治疗，可取手足少阳经、手足阳明经上诸穴和经外奇穴。《普济方》中对瘰疬有如下描述，曰：“结核在耳后，或在耳前，或在耳下，连及颐颔，或在颈下，连缺盆。皆谓之瘰……手足少阳主之。”因此当瘰疬初起，多灸手足少阳经。

1. 灸手足少阳经

《灵枢·经脉》曰：“足少阳胆经起于目锐眦，上抵头角，下耳后，循颈……入缺盆。”“手少阳三焦经上贯肘，循臑外，上肩……入缺盆。”可见手足少阳经均经肩颈，入缺盆，而肩颈项部是瘰疬常发部位，故多灸足少阳胆经。《杂病治例》曰：“瘰疬疮，须灸之，肩井二穴。”《扁鹊心书》曰：“此证由忧思恼怒而成，盖少阳之脉，循胁绕颈环耳，此即少阳肝胆之气，郁结而成。亦有鼠涎堕食中，食之而生，是名鼠疬。”《万氏秘传外科心法》曰：“瘰疬生于耳后及项间……即如初起……更于肩井、肺俞、风池、缺盆等穴，各灸三、五壮，真有起死回生之妙矣。”其中肩井、风池属足少阳胆经。

《太平圣惠方》曰："目痛、天牖二穴，在完骨穴下发际宛宛中，灸三壮，主瘰。"《针灸大成》曰："如今瘾疹疾多般，好手医人治亦难，天井二穴多着艾，纵生瘰疬灸皆安。"其记录了天牖、天井属手少阳三焦经。

2. 灸手足阳明经

《灵枢·经脉》曰："胃足阳明之脉，起于鼻……其支者，从大迎前下人迎，循喉咙，入缺盆。"根据足阳明胃经在面颈部循行路线，故古人多取大迎、缺盆、人迎诸穴。《圣济总录》曰："大迎二穴……足阳明脉气所发。治寒热颈痛瘰……可灸三壮。""缺盆二穴，一名天盖……治寒热瘰，……可灸三壮。"《灵枢·经脉》曰："手阳明大肠经，大肠手阳明之脉……其支者，从缺盆上颈贯颊。"《类经图翼》曰："疬疮出于颏下，及颊车边者，当于手足阳明经取穴治之。"《扁鹊针灸玉龙经》曰："瘰疬当求缺盆内。"《丹溪心法》曰："入方治瘰疬……初生起时，灸曲池，男左女右。"《景岳全书》曰："取肩尖肘尖骨缝交接处各一穴，即手阳明经肩髃、曲池二穴也，各灸七壮。"《针灸逢源》曰："肩髃……灸五壮……瘿气瘰疬。"《奇效良方》曰："肩尖、肘尖二穴（即肩髃、肘髎二穴），宜灸，此穴疏通经络。"故若瘰疬后期可以多灸阳明经。

3. 灸经外奇穴

《奇效良方》中提及的"肘尖""肩柱骨"两穴对治疗本病有一定疗效。如"肘尖二穴，在手肘骨尖上，屈肘得之。治瘰疬，可灸七七壮"。《外科启玄》曰："瘰疬取穴灸法，将患人两手仰置肩上，微举后跟内踝骨尖上灸之七壮，两边有疬，则二穴灸之。如一边有以左灸右，右灸左。"明·杨继洲《针灸大成》曰："项生瘰疬、绕颈起核，名曰蟠蛇疬：天井风池肘尖缺盆十宣。""肘尖穴治瘰疬。左患灸右，右患灸左，如初生时，男左女右，灸风池。""肩柱骨二穴，在肩端起骨尖上是穴，治瘰疬手不举动，可灸七壮。"

（二）近端取穴

近端取穴是指在病痛的局部和邻近选取腧穴。瘰疬生在颈项、肩背部，所以常取肩关节附近的穴位。经脉在关节部位转折，经气的运行受到阻碍，而在此处艾灸则可加强经气的运行，促使经气到达病变部位。治疗本病较常用的穴位有臑会、肘髎、肩髃、臂臑等穴。如古代西藏医书《火灸疗法》提到："从后颈骨向下数至第十六节脊椎骨，并于其左右各量一寸三分处灸之，则对腹胀、长瘤子、受寒得病……皆有疗效，灸二十一次即可。""肚脐左右量一寸五分和阴毛边突出的耻骨上有大皱纹中灸之，则对瘤子、小便不通、腹胀均有疗效。"《寿世保元》曰："一妇人项核肿痛……灸肘尖、肩髃二穴。"其记载了灸肘尖、肩髃为循经灸远道之穴。肘尖、肩髃在关节部位，而"项核"似有瘰疬之嫌。

（三）远端取穴

远端取穴是指在病痛较远的部位取腧穴。在运用"对应取穴法"的原则治疗疾病时，颈项部逆向对应腕踝关节、胸（背）、上腹逆向对应前臂和小腿部位，故在治疗本病时可取腕、前臂、踝、小腿部位的穴位。《外科大成》曰：“瘰疬之发，于项后耳之间，累累如贯珠者，是也。法当灸金门二壮，掌后三寸半，是穴。”《针灸大成》曰：“瘰疬……临泣、支沟、阳辅（灸百壮）。”故踝部常取穴，位有金门、足临泣二穴，而小腿部常取穴位有阳辅、足三里二穴。

（四）常用灸法

古人治疗瘰疬的常用灸法主要包括明灸、隔物灸、桑木灸和骑竹马灸。

1. 明灸

明灸即直接灸，可将艾炷放于患处或局部穴位等处，能直达病灶，对患处产生较大较强刺激，效果奇特。《扁鹊心书》曰：“此证由忧思恼怒而成，盖少阳之脉，循胁绕颈环耳，此即少阳肝胆之气，郁结而成。亦有鼠涎堕食中，食之而生，是名鼠疬。治法俱当于疮头上灸十五壮……”《勉学堂针灸集成》曰：“又瘰疬联珠疮，灸百劳三七壮至百壮，肘尖百壮。”《圣济总录》曰：“瘰疬，颈有大气，灸天牖五壮。”《千金要方》曰：“一切瘰疬，灸两胯里患疬处宛宛中，日一壮，七日止，神验。”

2. 隔物灸

隔物灸不仅火力温和，而且能发挥艾绒和间隔药物的双重药理作用，能够提高治疗效果。古人用隔物灸治疗瘰疬时，常用大蒜、豆豉、商陆、葶苈、桃树皮、莨菪根等，具体方法如下。

（1）隔蒜灸　《千金要方》曰：“灸一切瘰疬，在顶上及触处但有肉结凝似作瘘及痈疖者，以独头蒜截两头留心，大作艾炷，如蒜大小，贴疬子上灸之。勿令上破肉，但取热而已。七壮一易蒜，日日灸之，取消止。”《外科精义》曰：“论瘰疬治法，或别处自穴脓水透出，流津不止……可用蒜饼子灸之。”《千金翼方》曰：“凡是一名瘰疬有结核欲作痈者，以独颗蒜去两头，灸之如前法，日灸三度，瘥。”《类证治裁》曰：“用蒜饼安疬核上，艾灸六七壮，可消软。”《万病回春》曰：“瘰疬……用大蒜瓣切薄片，围疮上，用麦子大艾炷灸蒜上，如痒再灸，以痛为止，渐渐自愈。”

（2）隔豆豉饼灸　《疑难急症简方》曰：“又疬不收口，淡豆豉嚼烂成饼，盖疮上，大艾壮灸之，微痛即止。隔日再灸。”《景岳全书》曰：“瘰疬未成脓者……用江西豆豉未末……如前灸之以助阳气。”

（3）隔商陆饼灸　《证类准绳》曰：“瘰疬天井半寸灸七壮泄之，捣生商陆根作饼子，置于瘰疬上艾炷灸饼子上干即易之，灸三四饼。”《千金翼方》曰：“颈漏，捣生商陆根作饼子如大钱厚三分，贴漏上，以艾灸之，饼干热则易之，可灸三四升艾，便瘥。”《太平圣惠方》曰：“治瘰疬结核肿硬，宜灸商陆饼子法。商陆，上件药捣令烂，捻作饼子如钱大，安置疬子上，以艾灸饼子上令热干住。灸三十壮，瘥。”

（4）隔葶苈饼灸　《本草纲目》曰：“瘰疬已溃，葶苈二合，豉一升，捣作饼子，如钱大，厚二分，安疮孔上，作艾炷灸之，令温热，不可破肉，数易之而灸。但不可灸初起之疮，恐葶苈气入脑伤人也。”该法在《普济方》也有相关记载，曰：“用葶苈子二合，豉半升，汤浸令软，捣熟捻作饼子，如钱厚，安在疬子上，以艾炷如小指大，灸饼子，五日一度，灸七壮，不可破头，不可灸葶苈，气入脑能杀人。”需要注意的是，葶苈饼灸不可用于初起之疮，因为葶苈子之苦，入顶也，恐会有伤脑髓。《千金翼方》曰：“葶苈子贰合，豉壹升，右二味，合捣大烂，熟作饼子如上，以一饼子当孔上贴，以艾炷如小指大，灸上三状一易。三饼九炷，日三，隔三日一灸。”

（5）隔桃树皮 《本草纲目》曰：“卒患瘰疬，不痛者，取桃树白皮贴疮上，灸二七壮良。”《普济方》中也有相关记载，曰：“治卒患瘰疬子不痛方。取桃树皮贴上，灸二七壮。”

（6）隔莨菪根灸 《普济方》曰：“治瘰疬结核，宜灸莨菪根法。用莨菪根一两粗者，切厚约三四分，安疬子上，紧作艾炷灸之，热彻则易，五六炷，频频灸，当即感退矣。”

（7）隔香附灸 《张氏医通》曰：“妇人结核……外用一味香附末唾调作饼艾灸，干即易之，勿令伤肉，常灸自消。”《外科证治全书》曰：“生香附为末，生姜自然汁和，量患大小作饼复患处，以艾灸之。”

（8）隔僵蚕灸 《普济方》曰：“僵蚕涂敷方，治远年漏疮不瘥。用僵蚕炒捣为末。涂敷疮口。以熟艾作炷灸之。初痒痛。恶脓出后。清血出。便用蚕末塞疮口内。以裹定。”

此外，随着社会的进步和对本病认识的进一步加深，以及考虑到安全卫生等问题，《普济方》曰：“治疬，用韭菜畦中蚯蚓粪，和水为饼子，量疮大小用之。过疮二三钱地位贴疮上，外以艾丸灸之。”这类方法现代临床已不再使用。

3. 桑木灸

《验方新编》曰：“桑木灸法治一切痈疽疔疖，并治瘰疬、流注、顽疮久不愈者，俱有神效。干桑木劈碎，扎作小把，烧燃一头吹熄，持近患者灸之，每灸片时，日三五次，以瘀内腐动为度。”这是由于桑木苦平，能通经络，用桑木灸则达到“未溃则解热毒，止疼痛，消瘀肿。已溃则补阳气，散余毒，生肌肉”的效果。

4. 骑竹马灸

《勉学堂针灸集成》曰：“骑竹马灸法专主……瘰疬、疠风诸风，一切无名肿毒，灸之疏泻心火。先从男左女右臂腕中横纹起，用薄篾条量至中指齐肉尽处切断，却令患者脱去上下衣裳，以大竹杠一条跨定，两人徐徐扛起，足要离地五寸许，两旁更以两人扶定，勿令动摇不稳、却以前量竹篾贴定竹杠竖起，从尾骶骨贴脊量至篾尽处，以墨点记（不是穴也），却比患者同身寸篾二寸，平折放前点墨上，自中横量两旁各开一寸方是灸穴，可灸三七壮，极效。”

5. 其他灸法

除采用艾叶作为灸材，古人还选用其他药物为灸材，简称其他灸法。《太平圣惠方》曰：“治瘰疬结核，宜用此灸法。巴豆（一枚去皮心）、艾叶（一鸡子大），上件药相和，烂捣擘碎曝干，捻作炷。灸疬子上三壮，即止。”盖巴豆攻痰逐水，可治水肿胀满，古人也以此作灸材治疗瘰疬。

姜黄能破血行气、通经止痛，干漆能够破瘀血、消积，二者均有活血化瘀之功，再加上艾叶的温经通络之效，三者常作为灸材治疗瘰疬。《普济方》曰："如作瘰疬子者，以艾一升，姜黄如枣大，干漆如枣大，入釜共熬。然后以艾和三味作炷灸三壮。"

临床发现，单用针刺或艾灸有时并不能消除瘤赘等突起，故古人常将针刺与艾灸结合来进行治疗。《针灸集成》曰："腹下股间有结核，以针贯刺，灸针孔三七壮，立效。"《针灸大成》曰："四川陈相公长孙，患胸前突起……子曰：'此乃痰结肺经……必早针俞府、膻中。'后择日针，行六阴之数，更灸五壮，令贴膏，痰出而平。"《针灸大成》曰："颈项患核肿痛，药不愈……项颈之疾，自有各经原络井俞会合之处，取其原穴以刺之。后果刺，随针而愈，更灸数壮。永不见发。""患结核在臂，大如柿，不红不痛……此是痰核结于皮里膜外，非药可愈。后针手曲池，行六阴数，更灸二七壮。"

三、火针

火针疗法是将特制针的针尖烧红，迅速刺入人体的一定腧穴或部位，以治疗疾病的方法，其具有针和灸的双重作用。火针疗法始载于《内经》，下称燔针、卒针，主要用于治疗筋骨痹痛之证。后来又称为烧针、火针，逐步发展被应用于治疗各科疾病。使用火针治疗外科疾病早有记载，《备急千金要方·九漏》曰："凡项边、腋下先作瘰疬者，欲作漏也……诸漏结核未破者，火针针使着核结中，无不瘥者。"明·陈实功《外科正宗瘰论》曰："火针之法独称雄，破核消痰立大功，治瘰疬、痰核……将针烧红，用手指将核握起，用针当顶刺四五分，核大者再针数针也妙，核内或痰或血随即流出，候尽以膏盖之。"诸多文献可看出古代医家对火针疗法治疗瘰疬的推崇。

唐·孙思邈在《千金要方》中记载使用火针治疗外科疮疡，清·王清任在《外科正宗》中提及火针法破核消痰功效显著，协以灯草桐油刺破疬核，能使疬核自落。而对于用灯草桐油的火烧法的运用，在清·李子毅《痰疬法门》中的外治法门中详细列出了治疗瘰疬的火烧方法和穴位。瘰疬属寒性疮疡，施以火针疗法，乃取"寒者热之"之意。火针借助火力灼烧及针刺穿透之力，达到温通经络、行气散结的目的。

现代医学研究证明，火针点刺法是基于热效应，达到改善局部微循环、促进病理性代谢物吸收、抑制介质合成与释放，以及增强免疫功能的作用。

火针又分单头火针和多头火针，单头火针即只有一根针组成，直径为 0.5～1.1 mm，可用于刺破囊壁及深层组织；多头火针是由 5～8 根 0.5mm 的钨钢针绑在一起组成，可用于烧灼表面组织。

操作时，医者洗净双手后用 75% 乙醇消毒，使用生理盐水及双氧水清洗溃口，用碘伏消毒患部周围皮肤，再使用 75% 乙醇脱碘。将多头火针烧红，直接烧灼溃口处，清理溃烂组织后，再次用火针烧灼破溃伤口面，使伤口不再流出血液及组织液。最后将紫花地丁炒炭研末，与红粉等量混合，取适量洒在溃口上，最后用无菌纱布包扎。视肿核的大小定针数。肿块小者针 1，肿块大者用品字形或梅花形针，每周针 1 次。火针治疗可以直接去除溃口腐肉，活血化瘀，祛腐生新；红粉收敛疮，紫花地丁清热解毒，炒炭还可止血收敛。注意火针灼烧时切勿刺及颈部动静脉，以免发生危险。

施术时避开血管及神经，以免伤及正常组织。

四、推拿

（一）治疗方法

1. 主要部位

头、颈、背、腹、四肢等。

2. 主要穴位

督脉、膀胱经、任脉、肺、肝、脾、胃、肾经主要穴位。颈项、腋窝、腹两侧、腹股沟穴位及经筋，四肢的主要穴位及经筋。

3. 主要手法

按揉、拿捏、弹拔、一指禅推、鱼际推、掌根推、捋、抖、振。

4. 操作顺序

（1）患者取骑马式坐位，两前臂重叠放于坐椅横把上，下颌放于两前臂上，微弓背腰，裸背，心静，全身自然放松。医者站在患者背后的身侧，按揉、弹拨背部督脉、膀胱经及主要穴位，每穴7～11次，重点在大椎、至阳、命门、肺俞、膈俞、肝俞、胆俞、脾俞、胃俞、三焦俞、肾俞等穴；后以一指禅或小鱼际推其经脉至有热透感。

（2）患者更换仰卧位，裸胸腹，医者站于患者头后或身侧，按揉、拿捏、弹拔任脉、胃、脾、肝、胆、肾经脉的主要穴位，每穴7～11次，再以一指禅或掌根推其经脉至有温热感，女患者可改在单衣外操作。

（3）患者再取坐位，医者站其身侧，以拇指、食指、中指轻而柔和地捏揉、弹拔颈部穴位、经筋，拔松患部周围肌肉、经筋结核的粘连，逐步达到软坚散结、松解粘连的效果。对淋巴结核不能压、捏、捻、按揉。

（4）患者仍取坐位，医者立于患者身侧及面前，一手握其腕部，另一手按揉、拿捏上肢主要穴位，捏揉、拔动上、下臂、腋窝前后和腹侧经筋、穴位，再以一指禅推、捋上肢经脉；再拿捏、拔动腹股沟、大腿、小腿上的穴位及经筋。腋窝、腹股沟、大腿、小腿上穴位及经筋较敏感，操作时注意手法力度适当，足部穴位要按揉，再以一指禅手法推、捋腿上经脉。一侧上肢、下肢操作完再操作另一侧上肢、下肢。

（5）体位不变，抖振两上肢，推拿结束。每日早晚各1次，每次约40分钟左右。

五、民间验方

衡制：铢、两、斤、钧、石。1石＝4钧，1钧＝30斤，1斤＝16两，1两＝24铢。唐至清代，一斤相当于596.82g，一两等于37.30g。

（一）处方一

组成：新薄荷2斤、皂荚1挺、连翘末半两、连白陈皮1两、连白青皮及黑牵牛半生半炒、皂荚子各一两半。

制法：宋·严用和《济生方》指出瘰疬的一种治疗方法，曰：“瘰疬结核，或破未破：以新薄荷二斤取汁，皂荚一挺水浸去皮，捣取汁，同于银石器内熬膏，入连翘末半两，连白陈皮一两，连白青皮、黑牵牛半生半炒，皂荚子各一两半，同捣和丸梧子大，每服三十丸，煎连翘汤下。”

（二）处方二

组成：夏枯草 15g、陈皮 5g。

制法：水煎常服，日服 2 次。

适应证：轻症瘰疬，症见气郁火旺者。

按：夏枯草清肝散结，但性味苦寒，佐辛温理气之陈皮，常服可无碍于脾胃，1970年燕子矶镇两少年颈生瘰疬如贯珠，因家贫嘱其自采本品，服用近 1 年，颈核全消。据谓：其时邻居家人相继感染急性结膜炎，惟两少年例外。可见夏枯草清肝明目散结之力不薄也。

（三）处方三

组成：梓木草 250g、40 度白酒 1 斤。

制法：草药洗净切碎晒干，按比例将药浸于酒坛内，密封半月左右服用。

适应证：初期、中期坚硬不消的瘰疬患者。

用法：日服 2 ~ 3 次，每服 15mL，连服 2 ~ 3 月，也可改煎剂。

按：古今医药籍中多不载此药，个别录有，亦未云可治瘰疬，而民间有用此药浸酒治疗瘰疬获效。

（四）处方四

组成：猫爪草 30g、黄芪 5g、黄酒 15mL。

制法：水煎，兑黄酒温服。

适应证：一般瘰疬患者均可服用，儿童酌减。

按：猫爪草是治瘰疬病常用有效药物，可单用或配伍其他药用。血虚者加当归；气郁者加青皮；脾虚者加白术。临床配夏枯草、玄参、重楼、牡蛎煎服，疗效尤佳。本品产于河南信阳、南京紫金山麓也盛产，可采用。

（五）处方五

组成：山海螺 30g、紫丹参 15g。

制法：水煎服，服 2 ~ 3 次。亦可成 10 倍配方研细末，炼蜜为丸，如梧桐子大。

适应证：体质虚弱，颈核不消或溃而不敛的瘰疬患者。

用法：每服 6 克，日服 2 次。

按：山海螺即四叶参，又名羊乳，是清热补气、攻补兼施的良药，瘰疬兼气血凝滞者，用山海螺配伍丹参，借气药与血药相互作用，以益气血促进颈核消散，疮口敛口。

（六）处方六

组成：萝藦根 500g，虎杖根 250g，寻骨风根 250g，40°白酒 7 斤。

制法：将各根洗净切碎晒干，封浸坛内 15 天以上，取药酒服。

适应证：瘰疬中后期、体虚颈核肿痛者。

用法：日服 2 次，每服 15mL，连服 2 个月左右。

按：萝藦性平，味淡，无毒。《本草汇言》说本品“为补劳，益精气之药”“补血生血，功过归、地，壮精培元，力堪枸杞；化毒解疔与金银花、半枝莲、紫花地丁，效验亦相等”。借虎杖根、寻骨风根行气活血，清热解毒，临床以此治疗瘰疬、骨痨得到疗效。

（七）处方七

组成：全蝎、七星蜘蛛各 6 个，蛇蜕 1g。

制法：全蝎、七星蜘蛛各 6 个（均用滚水烫死后，阴干），蛇蜕 1g（剪碎），共捣碎后，调入 2 只去壳生鸡蛋内，用芝麻油（或食用植物油）煎成鸡蛋饼。

用法：每晨空腹食用 1 次，吃时并无异味。7 天为 1 疗程。

注意事项：全蝎有一定毒性，应严格掌握剂量，血虚生风者不能服用全蝎。服药期间需注意监测肝肾功能。

（八）处方八

组成：斑蝥、食用面粉、食用植物油。

病例所用的主药为斑蝥，经江都市药检所鉴定，是芫青科昆虫南方大斑蝥和黄黑小斑蝥的干燥虫体，其生品只供外用，内服则用其炮制品。其炮制方法为面裹油炙法。

1. 制法

（1）选料挑选形体完整、大小适宜斑蝥虫体。剔除太大或太小者，以及杂质。进行大中小分档，以便计量。其中以每 0.1g、2 枚者为大，每 0.1g、3 枚者为中，每 0.1g、4 枚者为小，分别备用。

（2）打面糊将食用面粉加少许冷水和匀，再以沸水冲调成稀糊状，经验掌握，稠度适宜。

（3）面裹虫体将斑鹜投入面糊中，使其外表粘满面糊，取出晾干。

（4）油炙另将植物油烧沸，将晾干的面裹斑蝥投人其中，并不断翻动，以文火保持微沸，炙至面裹层呈微黄色，以漏勺捞出，沥去油。

（5）装瓶待虫体炙制品冷却、面裹层发脆后，装于洁净的密闭容器中备用。

2. 用法

服用时，可根据患者的具体情况，调整用药量，灵活选择 321、221 或 121 疗法。以糯米汤吞服，并配茶饮。

（1）方法 1 称为 321 疗法，适合于年轻、体质好的患者。第 1 疗程为 7 天，前 3

日，每日3次，每次饱腹吞服1小枚，并加猫爪草茶10g泡茶饮服。第4、5两日，每日早晚各饱服1中枚，并加猫爪草5g泡茶饮服。第6、7日晚饱服1大枚。停药3天，观察病情变化。病情好转仍用321疗法重复1次。病情缓解慢，可以加大用药量，日服3小枚改为日服3枚中，2中枚改为2大枚，1大枚改为2小枚。

（2）方法2称为221疗法，适合于年老、体弱、病程长及女性患者。第1疗程7天，前3日，每日早晚各饱服1大枚，并加猫爪草6g泡茶饮服。第4、5日，早晚各饱1中枚。第6、7日，每晚只饱服1大枚。停药3日，病情好转的可再按221疗法重复1次。病情缓解慢则改用321疗法，再服1个疗程。

（3）方法3称为121疗法，适合于瘰疬早期及淋巴结炎患者。第1、2、3日，每晚饱服1大枚。第4、5日，早晚各饱服1枚中。第6、7日，晚饱服1大枚。停药3日，基本全愈。

3. 注意事项

（1）面裹虫体时应防止空缺。为防止因翅上油状物不易粘面，应将斑蝥腹朝上，翅在下，进行包裹和晾干。必要时可重复包裹，使虫体全部被面糊覆盖。

（2）面裹层的厚度以1.5mm为宜，不宜太厚或太薄，必要时应调整面糊的稠度。

（3）油炙的火力要适度，时间应适当。避免冒油烟，炙煎过度，使虫体碳化而失效，也要防炙煎不足，去毒不够，影响疗效。

（4）1次炙10只为宜，便于油炙品的质量控制。同时应按大中小分档单独炙煎，忌大小混炙。

（5）应用上述斑蝥疗法应注意患者的体质和治疗期间的病情变化，及时调整用法用量。对老少体弱者慎用，孕妇应忌用。

（6）服用面裹油炙斑蝥应在饭后饱腹时进行，不能咀嚼。吞咽困难时可用糯米汤送服。

（7）服用极量，每日3中枚。服后如感腹部不适，可以多吃糯米粥，以缓解不适感。

据《本经》记载，斑蝥主邪痓、蛊毒、鼠瘘、恶疮疽、蚀死饥、破石癃。《本草纲目》称其治疝瘕、解疔毒。这与民间治验瘰疬的效果是一致的。斑蝥生品供外用，内服必须炮制，以减轻毒性。采用面裹油炙法炙后供吞服，没有出现毒副反应，这可能与炮炙方法、服用方法有关。面裹油炙法使斑蝥受热均匀、接触间接，比传统的米炒、醋煮、焙干等法相比，既降低了毒性，又保证了药效。同时由于服法是整吞，在胃肠道将缓慢地释放斑蝥素等有效成分，使其刺激性减少，吸收减缓，有效浓度相对稳定，作用时间延长，因而毒性反应不明显，疗效提高。尽管没有发现临床中毒病例，但斑蝥是毒性中药，在治疗瘰疬过程中，正确控制本品的用量是至关重要的。服用太少往往不起作用，服用太多可能造成中毒。一般以每日服用不超过3枚为宜，这与国家规定的限量是基本相符的。

（九）处方九

组成：壳木鳖500g。

制法：取壳木鳖500g，沙拌炒至玉牙黄色，酥透，研细过筛，纸包压去油脂后装瓶。

用法：用时取药末1.5g，以鸡子1枚拌匀炖服，每日1次，1周后改为每日2次。半月为1疗程，间隔2~3日后，续服第2疗程，直至肿块消失。

注意事项：壳木鳖为葫芦科植物木鳖子的成熟种子，含甾醇、齐墩果酸、木别子素、木别子酸、丝石竹皂甙等成分。《本草纲目》认为其能治疳积痞块，利大肠泻痢，并治痔疮、众病等，有祛痰散结之功效，多入丸剂。其在有关本草的古籍中虽有无毒、小毒等不同记载，现代药理亦证实其具有降压、兴奋呼吸、加快心率及对兔红细胞溶血等作用，故用时须严格按法炮制，炒研去尽其油，以减少毒性。如偶尔出现头晕、恶心等副反应，则减量或停服1~2日，即可缓解。

（十）处方十

组成：毛姜300g。

制法：取毛姜（生品不用炮制）300g，过筛装入密封小瓶备用。鲜鸡蛋一个，用筷子捣一小孔，将蛋清倒出一部分，把备用的毛姜粉末慢慢装入，约2g，再用和好的面皮把鸡蛋包住，放炉火上烤焦（约需烤半个小时，最好放柴草火上烤）。

用法：每天早晚各吃1个，病轻者1月后痊愈，重则月后痊愈。

注意事项：①服药要有耐心，坚持不断。②服药期间禁吃生冷辛辣食物。③保持心情舒畅。

（十一）处方十一

组成：夏枯草饮、黄升散。

制法：将夏枯草50g，公丁香、千年健、金银花各15g，酢浆草10g，甘草5g，浸泡于1斤白酒中。春秋浸5日，夏季浸3日，冬季浸7日，每日早、晚各摇晃1次。

适应证：适用于瘰疬未溃者。

用法：善饮者，每次50mL，每日3次；不善饮者，每日50mL，多次分服，以不醉为度。

（十二）处方十二

组成：黄升10g、枯矾20g、青黛15g、冰片1g。

制法：共研末备用。

适应证：适用于瘰疬已溃者外用。

用法：以棉捻或纸捻药末插入脓腔或窦道基底部，使腐肉和脓管脱落，引出脓液。脓尽，再外敷生肌膏。春秋季隔日换药1次，夏季每日换药1次。

注意事项：忌食无鳞鱼及海产鱼虾。黄升为含汞制剂，应严格掌握剂量，注意不良反应。

（十三）处方十三

组成：玄麦桔橘甘草茶、夏藻荆叶瘦肉汤、虎桃散。

1. 内服

制法（一）：玄麦桔橘甘草茶，玄参10g、麦冬8g、桔梗6g、橘叶6g（鲜者倍用）、甘草4g。煎水饭后代茶饮。

用法（一）：每日1剂，连服2个月为1个疗程。

制法（二）：夏藻荆叶瘦肉汤，取夏枯球20g、洗海藻20g、牡荆叶10g（鲜者倍用），共水煎2次，去渣沉淀过滤后，加鲜瘦猪肉290g（无猪肉可用鸭蛋2枚代之），共煮熟食，不宜放盐，可以放适量冰糖（或白糖）调味。

用法（二）：每日或隔日睡前服用1次，连服2个月为1疗程。和上方同时并用。

2. 外用

制法：虎桃散［取核桃1枚劈开，将壁虎1条装入其中再将核桃合拢，用荷叶（或青菜叶）包裹后，外用黄泥调成面糊状包好，在文火上煅烧存性（见黑烟将尽即离火待凉），去掉黄泥和荷叶，将煅好的壁虎和核桃共研成极细粉末，瓶装贮存备用］。

用法：取虎桃散两分，加入九一丹一分（熟石膏九分，升丹一分）共擂均匀，用鸭蛋清调成糊状涂放患处，每日早晚各涂药1次。如破溃后，应先用双氧水，或浓茶，或生理盐水洗净患处，然后涂敷药物。

（十四）处方十四

组成：月砂（研）、腻粉各20g，鸡卵子1个。

制法：鸡卵子敲破一端，沥鸡清在净盏内，不用蛋黄。将鸡清和前二药入在壳内和匀，用面糊纸贴破处，再用面饼子裹鸡子入无油铛内，水煮近沸，取出阴干，细研如粉。

用法：用时令患者先吃酒一盏，等候少时用酒调药5g，其疾随大便泻下如桃胶，是病下。如未，更服。重者须3两服。

注意事项：忌油腻、鱼及动风气物。

（十五）处方十五

组成：茄子根皮。

制法：去茄子1根，入9月经霜采，去苗取根，用竹刀子割去皮撕开，新瓦上，焙干为末，不犯铁器。

用法：取20g，用活鲫鱼1条，去鳞置鱼膛内，用湿纸裹煨熟，细细嚼吃，以米汤水送下。

（十六）处方十六

组成：斑蝥30g（去头）、海金砂30g、寒食面10g。

制法：以榆树皮捣烂调和诸药如泥状，封之于患处。

注意事项：需注意斑蝥毒副作用。肾阴亏虚者慎服海金砂。

（十七）处方十七

组成：斑蝥 45g、薄荷末 100g。

制法：斑蝥去翅足，用粟米 1L 同斑蝥炒令焦黄，去米后细研，入干薄荷末 100g 同研令匀，以乌鸡子清和丸，如绿豆大。

用法：每日服 5 丸。

注意事项：需注意斑蝥毒副作用。孕妇禁用。

（十八）处方十八

组成：密陀僧、胡粉各 9g，熊胆、芦荟、白及、白蔹各 30g

制法用法：上药捣，细罗为散，外用，敷疮口内。

（十九）处方十九

组成：白僵蚕（炒）适量。

制法：捣为末，细罗筛，为散剂。

用法：每服以温水调下 5g，日 3 服。

注意事项：白僵蚕内服可致过敏反应，出现痤疮样皮疹及过敏性皮疹，停药后均能消失。少数患者有口咽干燥、恶心、食欲减少、困倦等反应。由于僵蚕有抗凝作用，故对血小板减少、凝血机制障碍及出血倾向患者应慎用。阴虚火旺者禁服。

（二十）处方二十

组成：白胶香 1 两，蓖麻子 64 个

制法用法：金·张从正《儒门事亲》曰："瘰疬恶疮，及软疖，用白胶香一两，瓦器熔化，去滓，以蓖麻子六十四个，去壳研膏，熔胶投之，搅匀，入油半匙，点水中试软硬，添减胶油得所，以绯帛量疮大小摊贴，一膏可治三五疖也。"

（二十一）处方二十一

组成：山葡萄根 60g、红糖适量。

制法用法：取山葡萄根剥去外皮与硬芯，取第 2 层皮加红糖捣烂敷患处，隔日换药 1 次，夏天每日换 1 次。

适应证：用于肿痛未溃之瘰疬，红热痛者加蜂蜜 15g，肿核坚硬，皮色不红者，加白酒 10mL。

（二十二）处方二十二

组成：大蒜、洋葱、豆油。

制法用法：大蒜、洋葱等量，剥皮洗净，晾干，共捣烂成泥状，浸于豆油中，摇晃或搅拌之后，使豆油高出葱蒜泥 5～10cm 为宜，密封浸泡 1 周以上，冷藏。用纱布条浸透上清油，填塞伤口或窦道，每天换药 1 次。

适应证：坏死物不多的瘰疬伤口或瘘管。

（二十三）处方二十三

组成：泽漆（鲜）30 斤、白及粉 250g、尼泊金 3g、生大黄粉 250g、冰片 5g

制法用法：鲜泽漆洗净切断，煎煮 1 小时，榨汁去渣，沉淀浓缩，加入尼泊金、白及、大黄，边加边搅，煮沸浓缩成软膏，候冷入冰片，分装瓶罐中。用时可将药膏均匀摊在纱布上，外敷或用纱布条蘸药膏填塞入窦道内。隔日换药 1 次。

适应证：刮扒过的或坏死物不多的瘰疬创口与瘘管。

注意事项：泽漆性微寒，味苦辛，有小毒。功能利水消肿、化痰散结杀虫。主治水肿腹胀，瘰疬结核，肺热咳喘等，外敷癣疮亦效。古人曾用它熬膏敷瘰疬及无名肿毒。佐大黄、白及、冰片，加强杀菌消炎生肌作用，临床治疗瘰疬溃疡者多例，疗效满意。

（二十四）处方二十四

组成：鲜魔芋（花杆莲）30g、樟脑 3g。

制法用法：将鲜品捣烂加樟脑和醋少许调敷，干则加醋重调再敷。

适应证：瘰疬肿块或肿疡。

注意事项：魔芋又名蒟蒻，性寒，味辛有毒。主治痈肿风毒，《本草纲目》曰："有人患瘵……多食而瘵愈。"樟脑辛热香窜，能通窍辟恶，所以本方具有行气去瘀，消肿止痛，化痰散结之功效，对瘰疬合并周围炎者，外敷药效果尤佳。

（二十五）处方二十五

组成：鲜紫皮大蒜、鲜生姜各半。

制法：用冷开水洗净，切片，混和入便于封盖的消毒容器中捣烂，加 95% 乙醇适量，搅拌使呈稀糊状，密封，置阴凉处浸渍 3 ~ 5 小时，以单层消毒纱布滤取汁，即可使用。若溃烂面分泌物多而臭秽，提示杂菌感染较严重，可加入少许呋喃西林粉末，混匀，使药液呈淡黄色。

用法：先用生理盐水清洗疮面，将 2 层消毒纱布浸透药液，拧挤半干后平敷其上（覆盖面应稍大于疮面），外加消毒纱布棉垫，最后以胶布固定。开始每日换药 1 次，2 ~ 3 次后视疮面情况可隔 1 ~ 2 日换药。

（二十六）处方二十六

组成：红花、黄升、血竭各等分，冰片适量（可根据患处大小、多少，酌定配制量）。

制法：上药共研细末，和匀，以麻油或菜油调和，不干、不稀，湿度适宜为准。

用法：先将患处用温生理盐水洗净脓液；然后用新毛笔药液遍涂创面，复以消毒纱布固定。重症每日 3 次，轻者每日 1 ~ 2 次。纱布每天换 1 次，不需每次都换。

适应证：颈淋巴结结核或瘘管、溃烂、化脓、日久成漏，不易收口。

注意事项：此方主治已溃烂化脓、久治不愈的瘰疬。如瘰疬初起，坚硬，疼痛，在内服消炎解毒剂的同时，外涂此药，亦可活血镇痛，促使炎症消退而治愈。

（二十七）处方二十七

组成：米醋 50mL、胖大海 5 个、猪苦胆 9 个、麝香 1.5 g。

制法：将米醋 50mL 倒入铜锅内，将胖大海捣烂、猪苦胆切碎（新鲜者连胆汁共用）倒入铜锅内煎煮。文火熬 10 分钟后，用纱布过滤，滤渣倒掉，滤液熬成稠糊状，出锅时放入麝香，收膏装瓶备用。

用法：将已破溃的淋巴结用生理盐水清洗后，乙醇棉球消毒，将熬好的药膏涂抹在纱布上，贴于患处，每日换药 1 次，至痊愈为止。一般以 2 周为一疗程。

注意事项：本方具有活血散结、消瘰软坚的功能。方中食醋具有收敛、消炎祛腐之效；麝香活血散结，可促进新陈代谢，利于伤口愈合；猪苦胆燥湿泻火，软坚润下；胖大海具有清肺利咽，润肠通便的功能。经临床应用，一般病例经 1 ~ 2 个疗程即可告愈，且疗效可靠，无复发。

（二十八）处方二十八

组成：猫爪草 50g，薄荷、制南星、制半夏、夏枯草各 30g，蜈蚣 5 条，猪苦胆 20 个，米醋 400g。

制法：先将猫爪草、薄荷、夏枯草、制半夏、制南星、蜈蚣研成细末，后将猪苦胆汁和醋入锅，文火熬成稀糊状，加入以上药粉，再煎 5 分钟，调匀成膏，收贮备用。

适应证：淋巴结结核未溃、已溃均可。

注意事项：猪苦胆膏具有清热化痰，软坚散结，解毒拔毒之功。方中猪苦胆清热解毒，制南星、制半夏消肿散结化痰，猫爪草消结，《本草纲目》谓猫爪草善“治瘰疬”；薄荷散郁解毒；蜈蚣攻毒软坚散结；夏枯草清肝火，散郁结；米醋散瘀解毒入肝胃经，能引药到位，故本方在瘰疬未溃时或已溃时均可运用，且疗效显著。需注意制南星、蜈蚣毒副作用。

（二十九）处方二十九

组成：黄连 15g、胡连 15g、轻粉 10g、冰片 15g、信石 15g、猪板油 150g、麝香 0.6g。

制法：将以上各药共捣烂如泥，装入净瓶内备用。

用法：把药膏摊在白布上，贴患处，48 小时后取下，每年用药 1 次，连用 3 年。

注意事项：取下药膏后，患处如起水泡，可用火针（缝衣针在酒精灯上烧下）刺破水泡，流出水，用干净药棉擦净即可。已成疮口者，禁用此药膏。

（三十）处方三十

丹药、膏药联用。

1. 药物配制

（1）丹药

1）组成：青矾 50g、明矾 50g、滑石 50g、火硝 50g、水银 10g、雄黄 50g、朱砂 50g、食盐 50g。

2）制法：上 8 味药共研细末，以不见星为宜，将研好的药末放入土瓦罐中，置入微火中煨，边煨边搅拌，煨至 70～80℃时（有灼手感），将罐连药倒扑在 1 个比罐口稍大的碗中，然后用稀泥搓成小指粗之泥条，围罐口与碗接触处 1 周，另在地面上挖 1 处比罐碗稍大、稍深的土坑，将罐与碗一并放入坑中，只露出罐底。又在坑的旁边再挖 1 处，与碗底相通，在碗底放入硬木炭燃烧，约烧 2.5 小时后，挖出罐子，置地上待冷却，去泥揭开碗可见到雪白的粉末。这时用稻米饭或面粉适量（作黏合剂），揉成粗条，做与梧桐子大小之丸，用炭火烤干，密封干瓶中，埋入地下两天，取出即为丹药。

注意事项：本药有毒，忌内服。

（2）膏药

1）组成：木耳 50g、山甲 50g、蜈蚣 50g、炙半夏 50g、全蝎 50g、蝉蜕 50g、红娘 50g、斑蝥 50g、水准 15g、黄丹 100g、没药 50g、陈皮 50g、山楂 50g、方茶 50g、银珠 50g、麝香 10g。

2）制法：上药除水粉，银珠、黄丹 3 味，其余 13 味焙干，共研细末，然后用化猪油 2000g、香油 1500g、合并将药粉拌入油中，置微火中熬 3～4 小时，边煎边搅动药物，将药熬好时，取药膏几滴放入金铸上，用手压上去，以不粘手为宜。煎好后倒入罐或瓶中，特冷将水粉、银珠、黄丹加入熬好的药膏中，立分搅拌均匀，即为膏药。

注意事项：此膏有毒，忌内服。

2. 治疗方法

确诊为瘰疬，按其个数进行分治，一次可治 1～3 个。待愈后，再治其他，一直到全部治愈为止。

（1）丹药治疗将药 1 丸放入肿块之凸起处，用胶布固定 2 小时后，去胶布与丹药，放药处起一水泡，医者剪开水泡，再放 1 丸丹药。

（2）膏药联用与此同时在丹药之上面覆盖 1 层膏药。每天换 1 次丹、膏药。连用 6 天后，在第 7、8 天会自行脱落出黑色小团，大者如拇指大小，小者如黄豆大小，坚硬难散。不用丹药，只用膏药，将膏药覆盖在脱落黑团后的鲜红肉窝内，每日换 1 次，7 日后凹处长平痊愈。

（高金辉　张丹）

第五章 护 理

第一节 饮食护理

饮食是维持人体生命活动必不可少的物质基础。淋巴结结核是慢性消耗性疾病，合理地饮食和良好的饮食习惯是促进康复的关键因素之一。

一、淋巴结结核患者的身体情况和饮食原则

（一）正确评估患者的营养状况

1. 生活方式

评估患者的饮食习惯、食物过敏史、消化道症状（如食欲不振、恶心、呕吐等）、吞咽问题、应激状态（如发热）。

2. 体格检查

评估患者的外貌、皮肤、毛发、指甲、骨骼、肌肉等情况。

3. 人体测量

体质指数（body mass index，BIM）=体重（kg）/［身高（m）］^{2}

4. 生化指标

评估患者的生化指标，如血红蛋白、血糖、血脂、血肌酐、尿素氮、电解质等，进而推断其免疫功能情况。

（二）制定膳食计划

1. 选择高能量、高蛋白、维生素含量高的食物

（1）患者每日高热量食物摄入量>2000kal。

（2）患者每日高蛋白质食物摄入量约为1.5g/kg（100~120g/d），其中优质蛋白的摄入量需占50%以上，如蛋、瘦肉；患者还应多地摄入酪蛋白含量高的食物，如奶或奶制品，以促进结核病灶钙化。患者合并肝性脑病或肝性脑病前期、尿毒症、蛋白质代谢异常时应避免摄入蛋白质含量高的食物。

（3）患者饮食应尽量降低食物中的胆固醇、饱和脂肪酸的含量，防止血清脂质升高。烹调油以植物油为宜，摄入量为30~40g/d。

（4）患者饮食应多摄入维生素A、B族维生素、维生素C、维生素D及矿物质含量

高的食物。

2. 少食多餐、循序渐进

患者应逐步增加食物的摄入量，避免造成胃肠功能紊乱；吞咽困难时，给予流质饮食，6~7次/日，且应汤肉同食，并尽早变为半流质饮食。

3. 戒烟酒，忌食辛辣刺激食物

患者饮食尽量避免辣椒、葱、蒜、韭菜、公鸡、老鹅、虾、蟹、鲫鱼、鲤鱼、猪头肉、海鲜等。

4. 定期测量体重

患者每周需测量并观察自身体重的变化。

（三）淋巴结结核合并糖尿病患者的饮食原则

高血糖会损害白细胞的正常功能，导致炎症过程和感染消退过程的延长。当淋巴结结核患者合并糖尿病时，二者可进一步导致患者免疫功能的下降，使结核病的病程延长，病灶恢复缓慢。因此制定合理的饮食计划既能满足淋巴结结核患者所需的营养素，又能控制糖尿病病程的目的。

1. 按治疗糖尿病的体重要求

患者合理地控制饮食的总热量，适当调整蛋白质、脂肪、糖类三大营养素的摄入量，做到营养均衡。患者每日总热量的摄入量为28~30kal/kg，其中碳水化合物的摄入量占50%~60%，为200~300g/d；蛋白质的摄入量占20%~30%，每日1.5~2.0g/kg，且优质蛋白的摄入量（鱼、肉、蛋等）占蛋白质总摄入量的1/2~2/3；脂肪的摄入量占15%~20%，低于60g/d。

2. 控制甜食的摄入量

患者应避免摄入糖果、甜点、含糖饮料等，可使用非营养甜味剂，如蛋白糖、木糖醇、甜菊片等。

3. 饮食定时定量，采取多餐制

患者每日进食5~6餐，严格监测血糖并适当地调整降糖药物或胰岛素的使用量。空腹血糖 < 8.3mmol/L、餐后血糖 < 11.1mmol/L为患者正常血糖水平，年老体弱者可以适当放宽此标准。

4. 低血糖的应对措施

患者出现软弱无力、眩晕、面色苍白、冷汗、昏迷、抽搐等低血糖反应时，应立即取平卧位并告知医生。若患者清醒，需含服含糖量为10~15g的食物，如2~3颗硬糖、4~5片苏打饼干、10%葡萄糖液体100~150mL等；若患者意识丧失，需将其头偏向一侧，保持呼吸道通畅，静脉推注50%葡萄糖注射液40~60mL。

二、中医食疗在淋巴结结核患者中的应用

中医食疗是在以中医、中药为基础理论，根据食物的性味归经及其功效，合理地调配膳食营养，以达到治疗疾病、促进康复、养生的目的。唐代名医孙思邈曾提出：“食

能排邪而安脏腑，悦神爽志以资气血。”东汉医圣张仲景《金匮要略·禽兽鱼虫禁忌并治》中曰：“所食之味，有与病相宜，有与身有害，若得宜则宜体害则成疾。”因此，食疗应重视各种食物的搭配禁忌，尤其是注意病中食物的搭配禁忌。

患者在治疗期间的饮食宜忌，应根据寒热虚实、阴阳盛衰，并结合食物的四气、五味、升降浮沉与归经等来加以确定。患者的饮食禁忌归可分为以下6类：①生冷：脾胃虚寒、腹泻患者所忌；②黏滑：脾虚纳呆、外感初起者所忌；③油腻：为脾虚或痰湿患者所忌；④腥膻：风热证、痰热证、斑疹疮疡患者所忌；⑤辛辣：内热证患者所忌；⑥发物：特别容易诱发某些疾病或加重已发疾病的食物。除上述腥、膻、辛辣食物外，猪头肉、鹅肉、茄子为中风、皮肤病患者所忌。

瘰疬起于郁、火、痰、瘀，虚诸邪蕴于内、外邪凑之而发病，治疗宜选疏肝解郁、健脾化痰之物。恣食炙煿、厚味辛辣、动火伤阴的食物可加重患者的病情，使其迁延不愈，甚至愈而复发。厚味辛辣最易戕伤脾胃，蕴生湿热痰火，则助长瘰疬的病情发展。唐·孙思邈《千金要方》曰：“凡项边腋下先作瘰疬者，欲作漏也，宜禁五辛酒面及诸热食。”

（一）瘰疬病的饮食原则

1. 宜食物

（1）芋艿　性平，味甘、辛。入胃经。健脾补虚，散结解毒。颈部结核不消散者、脾胃虚弱者宜食用。可煮食，或去皮干片磨粉冲食。多食则滞气固脾，生则有毒，麻舌。

（2）茨菇　性温，味甘、微苦、微辛。入肝、肺、脾、膀胱经。凉血活血，止咳通淋，散结解毒。适用于瘰疬坚硬肿痛者，或肺肾阴虚所致的瘰疬患者。同肉炒或炖汤，亦可去皮、切片、晒干、油炸食用。

（3）山药　性平，味甘。入脾、肺、肾经。补脾养肺，固肾益精。适用于症见潮热盗汗、咳喘的瘰疬患者。可煮粥，亦可去皮取干片磨粉煮粥食用。

（4）荸荠　性寒，味甘。生津润燥。适用于阴虚火旺、口干咽躁的瘰疬患者。洗净去皮生吃、煮吃、切片炒均可。

（5）马铃薯　性平，味甘。入胃、大肠经。和胃健中，解毒消肿。适用于脾胃虚弱的瘰疬患者。同肉煮食或煎汤。发芽时含大量龙葵碱，此时不宜食用。

（6）莲藕　性寒，味甘。入心、肝、脾、胃经。清热生津，凉血散瘀，止血。适用于阴虚、纳差乏力的瘰疬患者。食用时忌选铁锅、铁器烹饪。

（7）百合　性微寒，味甘、微苦。入心、肺经。养阴润肺，清心安神。适用于阴虚燥热或兼有肺痨的瘰疬患者。煮、蒸食皆可。

（8）莲子　性平，味甘、涩。入脾、肾、心经。补脾止泻，固肾涩精，养心安神。适用于脾虚的瘰疬患者。莲子去芯与冰糖炖服，入红枣同炖更佳。

（9）芡实　性平，味甘、涩。入脾、肾经。固肾涩精，补脾止泻。适用于纳差乏力的瘰疬患者。食可开胃。可晒干磨粉，以水调糊状，加糖蒸服。

(10) 绿豆 性寒，味甘。入心、肝、胃经。清热消暑，利水解毒。适用于瘰疬伴周围炎者。煮汤，或与米煮粥，或研末，或生研绞汁。药用不可去皮。

(11) 赤豆 性微寒，味甘、酸。入心、小肠、脾经。利水消肿，清热消肿。适用于脾虚、脓水不畅的瘰疬患者。煮汤，或与米煮粥。

(12) 海带 性寒，味咸。入肝、胃、肾经。化痰软坚，利水消肿。适用于久不消溃的瘰疬患者。日煮汤饮，可软坚散结。适量切丝烧汤，单煮均可。

(13) 海蜇 性平，味咸。入肺、肝、肾经。清热平肝，化痰消积，润肠。可煎汤、蒸食或生食（凉拌）。生食难以消化，且不可过量适用。忌与辛热发物同食。

(14) 紫菜 性寒，味甘、咸。入肺、脾、膀胱经。化痰软坚，利咽止咳，养心除烦，利水除湿。与鸡蛋烧汤，味美。

(15) 牡蛎肉 性平，味甘、咸。入心、肝经。养血安神，软坚消肿。可治虚损，调中。做羹、烧汤皆可。

(16) 蛤蜊肉 性寒，味咸。入胃经。消燥止渴，软坚消肿。适用于久不消溃，或正气血亏虚的瘰疬患者。可盐浸取肉拌食，或煮熟做菜。

(17) 乌鱼 性凉，味甘。入脾、胃、肺、肾经。补脾益胃，利水消肿。适用于脾虚、纳差者的瘰疬患者。可炖汤常食。

(18) 黄鳝 性温，味甘。入肝、脾、肾经。益气血，补肝肾，强筋骨，祛风湿。适用于气血亏虚的瘰疬患者。可切丝炒、烧、炖汤食用。

(19) 鳗鱼 性平，味甘。补虚损，治疮瘘。瘰疬后期时可蒸食。

(20) 甲鱼 性平，味甘。入肝、肾经。滋阴补肾，清退虚热。适用于阴虚潮热的瘰疬患者。可烧、可炖汤食用。

(21) 蜂蜜 性平，味甘。入脾、胃、肺、大肠经。调补脾胃，缓急止痛，润肺止咳，润肠通便，润肤生肌，解毒。脾虚便溏者忌用。

(22) 菊花脑 性凉，味甘。清热解毒，调中开胃。适用于阴虚火旺、口苦尿黄的瘰疬患者。可炒、凉拌，或做汤羹食用。

(23) 马兰头 性凉，味辛。《质问本草》曰："捣汁涂黄水疮及无名肿毒。"清热、解疮疗毒。适用于瘰疬合并周围炎者。可炒、可烧，或沸水烫后拌食。

(24) 丝瓜 性凉，味甘。入肺、肝、胃、大肠经。清热化痰，凉血解毒。适用于瘰疬肿溃伴有热痛者。烧熟做汤，嫩而美。

2. 忌食品

(1) 鸡肉（公鸡肉） 性温，味甘。《随息居饮食谱》曰："多食生痰生火"。《本草求真》也明确提出："阴虚火盛者不宜食鸡，食则风火益助矣；胃虚弱者不宜食鸡，食则肝邪益盛，而脾益败矣。"患者多食鸡头、鸡翅、鸡爪等部位能动风生痰、发毒助火，凡实邪、邪毒未清者均不宜食。瘰疬患者可食母鸡，但需去除鸡头、鸡翅、鸡爪。

(2) 鹅 发物，生疮者需忌食。《本草纲目》曰："鹅，气味俱厚，发风发疮，莫此为甚，火熏者尤毒。"

(3) 猪肉（猪头肉） 有病食之，生风发痰，瘰疬患者更应忌食，以免轻症转重，愈而复发。若病程已久，体质渐差，可及时补养，选净瘦肉多次少量进食。

（4）鲤鱼　性温、味甘。多食则生火动风，尤以鲤鱼为最。《本草求真》曰：“食则能动风发热。”有风热之象的瘰疬患者应忌食。

（5）芥菜　性凉，味辛。因其可助热生火，而瘰疬多起于痰火，需忌食。

（6）春笋　性微寒，味甘。凡瘰疬见肝郁、虚脾之象者，需忌食。

3. 慎食品

（1）羊肉　乃甘温大热之品能助热化火。《医学入门》曰：“素有痰火者，食之骨蒸。”瘰疬患者若有痰火，食之可引发宿痰。

（2）鲫鱼　性温，味甘。生痰又可动火，瘰疬患者需慎食。

（3）黄鱼　又名石首鱼、黄花鱼。多食发疮助热，为防其起痰助毒，瘰疬患者需慎食。

（4）带鱼　《随息居饮食谱》曰：“发疥动风，患者忌食。”凡瘰疬患者，有动风之象需慎食。

（5）虾、蟹、螺蛳　生痰动风之弊甚于濡养奉生之利，瘰疬患者需慎食。

（6）大蒜、辣椒、洋葱　食之有耗津伤阴之虞，瘰疬见有阴虚火旺者需慎食。

（7）韭菜　性温，味辛。阴虚内热及瘰疬者食需慎食

（8）南瓜　性平，味甘。多食滞气生湿，脓水淋漓者食之则助湿增脓，需慎食。

（9）菠菜　性平，味甘。瘰疬患者食之可致病情反复，需慎食。

（二）淋巴结结核患者的中医辨证膳食

1. 气滞痰凝证

宜疏肝理气，化痰散结。

（1）推荐食材　宜食瘦绿萼梅、郁金、海带、陈皮、海蛤壳、生牡蛎、萝卜等。

（2）推荐食疗方

1）梅花蛋《食疗本草学》：鸡蛋1个，绿萼梅7朵。鸡蛋一端穿孔，放入绿萼梅，封口，置饭上蒸熟，去花食蛋。1个/日，7日为1个疗程。

2）海藻郁金丹参汤《疾病的食疗与验方》：海藻、丹参各15g，郁金9g，红糖适量。将前三味煎汤取汁，调入红糖。1次/日，7日为1个疗程。

3）萝卜海带汤《疾病的食疗与验方》：海带50g，陈皮、海蛤壳各10g，生牡蛎30g，萝卜25g，鸡汤、盐、味精各适量。前四味水煮40分钟，滤取药液，捡出海带切丝；洗净萝卜，切块，与海带同入药液中，加鸡汤、盐、味精各适量，煮至萝卜熟，吃菜饮汤。2次/日，7日为1个疗程。

2. 热郁肉腐证

宜和营清热，透脓托毒。

（1）推荐食材　宜食瘦马齿苋、莲藕、车前草、荸荠、木槿花等。

（2）推荐食疗方

1）马齿苋藕汁饮：马齿苋、鲜藕各适量。洗净，分别绞取汁液，等量混匀。每服

2汤匙，2~3次/日，7日为1个疗程。

2）生地黄粥《饮膳正要》：鲜生地黄100g切细，加水煮30分钟，取汁，再煮一次，取汁200mL；粳米100g洗净，先武火煮沸，转文火熬至成粥时加入药汁拌匀服用。

3）荸荠茶《调鼎集》：鲜荸荠捣烂，以汁液冲泡成茶。

4）木槿花速饮《药膳食谱集锦》：木槿花500g，白糖500g。将木槿花洗净、剪碎，加水适量，煎煮1小时，去渣；继续以文火煮至将要干锅时，停火，待冷，拌入干燥的白于煎液，混匀，晒干，压碎，装瓶。每服10g，沸水冲饮，2次/日，7日为1个疗程。

3. 阴虚火旺证

宜滋阴降火。

（1）推荐食材　生地黄、乌梅、山药、龙眼、天冬、麦冬、百合、枸杞子、甲鱼等。

（2）推荐食疗方

1）生地蒸鸡《滋补中药保健菜谱》：生地黄250g，乌鸡1只，饴糖250g。乌鸡去内脏洗净；生地黄洗净，切成0.5cm×2.0cm长条状，与饴糖拌匀，装入鸡腹内。将鸡放盆入蒸笼。熟后食肉饮汤。1次/日，7日为1个疗程。

2）山药桂圆炖甲鱼《饮食疗法》：山药片30g，龙眼肉20g，甲鱼1只。甲鱼宰杀洗净，与山药、龙眼加水同煮，先武火烧沸后，文火炖至甲鱼肉烂。食肉喝汤。2次/日，7日为1个疗程。

3）二冬甲鱼汤《疾病的食疗与验方》：甲鱼1只，去头、内脏、爪、尾，洗净入锅，加水适量，煮沸后改用文火煮20分钟，取出，切除上壳和腹甲，切成小块；与天冬15g、麦冬15g、枸杞子5g、百合10g共置锅中，加清汤适量、火腿50g，以及绍酒、葱、姜，炖煮至甲鱼烂熟，喝汤食肉。

4）乌梅茶《食家良方》：乌梅1个去核，茶叶适量加水煎煮饮。1次/日。

5）百合鸡蛋汤《本草再新》：百合100g，加水3碗，煎煮至2碗，鸡蛋去蛋白，倒入百合中搅匀，加冰糖稍煮。1次/日。

6）麦冬粥《食鉴本草》：麦冬20g、粳米100g。先将麦冬煎取汁液，与粳米同煮粥。1次/日，7日为1个疗程。

4. 气血两虚证

宜益气养血。

（1）推荐食材　山药、大枣、党参、龙眼、枸杞子、鸽蛋、木耳等。

（2）推荐食疗方

1）参枣汤《十药神书》：人参6g，大枣10枚。将人参、大枣洗净，放入锅内，加清水，以武火烧开后改用文火，继续煎煮15分钟即可。3次/日，10天为1个疗程。

2）龙眼红枣木耳《膳食保健》：龙眼肉、红枣各15g，黑木耳25g，白糖适量。木耳冷水浸1夜，加水文火煮1小时后，再加龙眼肉、红枣焖至稠烂，调入冰糖服用。2次/日，7日为1个疗程。

3）圆肉枸杞蒸鸽蛋《中国药膳学》：鸽蛋数枚，龙眼肉15g，枸杞子10g，冰糖适量。将鸽蛋去壳，与龙眼肉、枸杞子、冰糖同加水适量，蒸熟食用。1 次/日，7 日为 1 个疗程。

第二节　心理护理

淋巴结结核病程长，易出现药物不良反应，长期治疗造成患者经济压力、病耻感等，这些均可导致患者身心承受巨大的痛苦，产生焦虑、悲观、恐惧等一系列情绪反应。护士需安慰患者，做好心理护理，介绍淋巴结结核的相关知识，告知患者坚持早期、联合、适量、规律、全程用药，可避免耐药菌株的产生，确保疗效，消除患者不良心理因素，积极配合治疗与护理，树立战胜疾病的信心。

通过护理人员的语言、表情、姿势、态度、行为来影响和改善患者的情绪，解除其焦虑和烦恼，增强战胜疾病的信心，使患者能在最佳的心理状态下接受治疗，达到早日康复的目的。心理治疗和护理不仅能促进患者的病情好转，还能提高患者的生活质量，减轻家庭、社会的负担。

一、淋巴结结核患者常见的心理问题及干预

（一）心理问题

1. 自卑感

由于患者和其周围人群缺乏淋巴结结核的相关知识，误认为淋巴结结核和开放性肺结核一样，具有呼吸道传染性，害怕传染给他人，害怕别人嫌弃、厌恶自己。有些患者甚至从未没说过该病，常常会想“我为什么会得这种病”而怨天尤人，他们内心往往有委屈和怨恨需要发泄。

2. 孤独感

我国曾广为流传十痨九死，用来形容肺结核患者的悲惨结局，这使不了解病情的患者在心中留有阴影，担心疾病能否治好，连累家庭，对治疗失去信心。患者周围人群不了解淋巴结结核，害怕被传染，不敢探视，以致冷落和疏远了患者。有些患病因此离开家庭、离开工作单位，甚至远离家乡，孤身一人外地求医，面对陌生的人群和环境，会有深深的孤独和不安全感。

3. 其他悲观情绪

患病初期，患者内心十分复杂，主要表现为闷闷不乐、焦虑、失眠、抑郁、紧张、急躁、易怒。

（二）心理护理干预措施

心理护理的基本原则：诚挚体贴、一视同仁、因人施护。

1. 疾病相关基本知识的施教

医护人员向患者讲解淋巴结结核的相关知识，遵从治疗原则，充分调动患者治疗的积极性，树立康复信心；告知患者，治疗的关键在于能否遵从医嘱、完成疗程，及时、规范、彻底的治疗对疾病预后具有重要意义，否则可能导致复发、耐药、病情恶化等；告知患者治疗方案和药物副作用，现有治疗手段能治愈绝大多数淋巴结结核，增强患者战胜疾病的信心。

医护人员告知患者及家属，淋巴结结核的感染途径多为淋巴感染和血行感染，不具有呼吸道传染性，正常的生活接触不易被传染，与开放性肺结核的传播途径不同。淋巴结结核的脓液具有传染性，患者的脓液和敷料作为医疗废弃物，需存放指定黄色垃圾袋进行焚烧处理，不可随意丢弃。

2. 情感支持

医护人员应主动与患者建立真诚信任的人际关系，理解患者的处境，鼓励患者倾诉内心的痛苦、关心的问题。如果患者出现伤心流泪的情况，尽量不要阻止，让其将负面情绪宣泄出来。在不违反治疗原则的前提下，尽量满足患者的需求，安慰疏导患者，合理安排家属、朋友探视，使他们乐观、热情、健康的生活，消除不良情绪。

3. 心理支持

患者迫切需要家庭和社会的支持，护理人员主动与家属联系，鼓励家属多探视，为患者提供关怀和支持。将年龄相仿、来自于同一个城市的患者尽量安排在同一病房，有利于患者之间的沟通，病友互相关心以减少孤独感。

4. 创造轻松的康复环境

淋巴结结核患者的住院时间较长，与负责的医护人员朝夕相处，形成良好的信赖关系。护士要善于营造轻松和谐的环境，鼓励患者相互沟通。只有同病相怜，才能感同身受，有利的人文环境和同伴之间的教育可提高患者的遵医行为。

（三）根据患者心理状态进行调适

1. 言行疗法

言行疗法是患者与医护人员相互了解，建立感情。态度上尊重患者，感情上接近患者，生活上关心患者，目的在于使患者尽快消除不良情绪。通过医护人员良好的言行，使患者放心满意。医护人员应对患者一视同仁，工作上认真负责，治疗及时，技术力求精益求精。

2. 认知疗法

认知疗法是使患者进一步了解所患疾病，避免由于不了解病情而产生的推测和担心。由主治医生和责任护士负责对患者进行健康教育，如感染途径、发病机制、治疗方法、疗程、药物常见的副作用及表现、患病期间的注意事项、不遵医嘱治疗的危害等。解释患者疑问，使其对淋巴结结核有充分的认识，达到配合治疗的目的。

3. 支持疗法

支持疗法目的在于消除与减轻患者的心理困惑，医护人员细心观察患者的言行、情绪、神态、饮食、睡眠，通过积极暗示，运用支持性语言，诱导其宣泄不良情绪；了解患者的心理活动，耐心倾听并提供指导，认真地进行分析，有针对性地开导患者，设法解决实际问题。如在节假日期间，老年住院患者想家，应多给予生活上的关怀；年轻妈妈惦记孩子，在病情允许的情况下，让她们与孩子相见。

4. 环境疗法

环境疗法目的在于使患者处于轻松、舒适的环境中，减轻患者的心理负担。病房设施完善，安装有线电视等设备，购买围棋、扑克牌、报纸、杂志等物品，开展有益的文化娱乐活动，丰富患者的业余生活。病房环境整齐美观，避免对患者产生不良刺激。

二、不同证型淋巴结结核患者的心理特征与护理

淋巴结结核患者平素性格内向、沉闷，情志抑郁，甚至多忧多虑，久则肝气郁结，治疗宜疏肝理气、解郁，使肝气得以调达。医护人员应主动与患者沟通，敞开心扉，消除隔阂，取得患者信任。

（一）气滞痰凝证

气滞痰凝证患者的淋巴结呈串珠样改变、活动，无明显压痛及不适症状。患者不以为然，觉得无关大碍，不能接受规范的抗结核治疗。

医护人员应告知患者，淋巴结结核已经确诊，疾病早期症状不典型，如果早期遵医嘱规范治疗，能避免后期可能出现的红肿、破溃、流脓等严重症状。结核病是一慢性疾病，必须完成规定疗程才有可能治愈。患者服药不规律易造成药物耐药性，增加治疗的难度。

（二）热郁肉腐证

随着淋巴结结核病程的进展，淋巴结肿胀，表面皮肤呈暗红色，压痛明显，此期多为热郁肉腐证。患者希望得到积极的治疗，能尽早手术。治疗过程中，有时肿胀的淋巴结增大突出，患者认为越治越严重，担心治疗方案是否正确。

医护人员关心安慰患者，加强疾病知识宣教，在治疗淋巴结结核的过程中，肿大的淋巴结向外突出，是疾病病程发展的表现。淋巴结结核是全身性病变，手术前必须进行规范的全身强化治疗。协助患者做好充分的心理准备，告知患者匆忙手术易造成手术切口不能如期愈合，对疾病恢复不利。

（三）阴虚火旺证

部分患者疾病进展迅速，较短时间内从热郁肉腐阶段发展至阴虚火旺阶段。淋巴结肿大变软，皮肤暗红，胀痛明显，压之有波动感，甚至破溃流脓。患者担心疾病恶化，希望尽早手术，认为医生没有急病患所急，对治疗方案不理解，情绪波动。

医护人员应耐心地向患者及家属讲解术前强化治疗的必要性，对于肿胀疼痛病灶、医生会酌情切开排脓，减轻局部压力，防止局部皮损进一步扩大。待时机成熟再进行手

术，良好的心理调适，有利于疾病康复。

（四）气血两虚证

气血两虚证患者化脓的肿块破溃，流出清稀脓水，夹有败絮状物质，疮口呈潜行性管腔，并形成窦道，病程较长，迁延不愈。患者对治疗信心不足，灰心丧气。

医护人员应鼓励患者积极配合治疗，向患者介绍治愈的成功病例，与康复期患者交流，现身说法，提振信心。同时告知患者治疗周期相对较长，要做打持久战的准备，医患配合，才能共同战胜顽疾。

三、不同年龄淋巴结结核患者的心理特征与护理

（一）儿童患者

大多数患儿能把注意力转移到与小朋友共同游戏的活动中，但医院环境相对陌生，对各种检查、治疗易产生恐惧心理。

医护人员主动为患儿及家长介绍医院环境及病室的小朋友，让其多参与同室小朋友的游戏活动，使患儿在交谈和游戏中，体会到医护人员对其关注和喜爱，消除陌生感和恐惧感。医护人员还应鼓励患儿接受治疗、按时服药、调动积极性。儿童尽量静脉留置针，减少穿刺次数，减轻疼痛。医护人员谈论病情避开孩子。术前访视和巡回护士安排同一个护士，由巡回护士将患儿领进手术室，以减轻恐惧和陌生感，缓解孩子进入手术室的分离性焦虑。遇到儿童节、生日、圣诞节等，可适当赠送一些小礼物制造惊喜，让他们感受到医护人员的关爱。

（二）青年患者

青年患者主要表现在对工作、学业、婚姻等方面的心理顾虑。恋爱中的男女害怕淋巴结结核破溃、术后留有手术疤痕而影响美观，担心另一半会提出分手。没有家长陪伴的患者，作息时间不规律、晚上熬夜、睡眠不足、早晨睡懒觉错过早餐时间、营养不足，这些都不利于机体的康复。

针对青年患者的不同心理状态，实事求是告知病情及转归，引导他们正确处理个人问题，消除对淋巴结结核的错误认识，并帮助他们解决实际问题，耐心地解释治疗效果，树立战胜疾病的信心，主动配合治疗。强调规律作息、营养、睡眠对于康复的重要性，病情缓解后，有计划适当的运动，以强壮骨骼肌肉、滑利关节，使气机调畅，气血调和，增强脏腑功能，达到身心愉快和增强体质的目的。

（三）中年患者

中年人是家庭支柱、工作单位骨干，多处于事业的最佳时期，一旦得病对其打击非常大。其常因心理准备不足、角色转变不及时，造成巨大的心理压力，导致心理问题。研究结果显示，中年结核病患者较其他年龄段患者更易出现焦虑、抑郁情绪，主要表现

为家庭经济负担、子女就业及升学、赡养父母、晋级及工资待遇等方面的心理顾虑，导致治疗不及时或中断治疗，使病情加重。

护士在日常工作中，如果发现患者有上述因素和心理状态，可以同患者单位和家属联系，给予妥善处理。同时应耐心向患者讲解中断治疗及提前出院的利害关系，可能产生的严重后果，引起患者的重视，使其安心治疗。同时护士可以列举相关的病例、同伴间直观的教育、不良后果的呈现，这些都可以起到警示的作用，使患者主动配合治疗。

（四）老年患者

老年患者的症状较隐匿，且无特异性，如食欲缺乏、软弱无力、倦怠等。实验室检查电解质紊乱、血红蛋白下降、白蛋白下降，常被认为是其他慢性病或衰老所致。由于年老人体弱，抵抗力较差，加之抗结核药物的毒副作用等，对死亡的恐惧感加剧。有些患者因生理机能下降而发生性格改变，如反应迟钝、行动不便、性格孤僻等；少数老年人文化程度低，对疾病的理解能力不足，特别渴求帮助；部分患者经济条件差，对治疗费用过于关注。

根据不同患者的心理特点加以分析，做好解释，多关心和帮助，使患者树立战胜疾病信心。尊重老人，称呼时切忌以床号替代或轻率直呼其名，应使用敬语，以和蔼亲切的态度对待老人。医护人员应表扬、鼓励老年患者，通过积极暗示增强患者治疗的信心。来自农村的老年患者，常存在自卑、抑郁心理，护理人员应给予更多的关心。不在老人面前谈治疗费用，直接与家属电话联系，以免加重心理负担，对疾病恢复不利。

四、特殊类型淋巴结结核患者的心理特征与护理

（一）耐药淋巴结结核

淋巴结结核患者疗程长，需长期服用抗结核药物，部分患者因胃肠道反应、肝肾功能损伤等被迫停药。有些患者对某种抗结核药物出现过敏反应，而产生畏惧药物治疗的心理，甚至对治疗丧失了信心。研究表明，55%的患者出现惧药心理；65%的患者因来自社会、家庭、工作等压力，产生了焦虑不安、自卑的心理，失去了生活热情。由于多种原因所致的耐药淋巴结结核患者，病程迁延，病灶此起彼伏，反复住院。耐药患者治疗时间长，不良反应多，患者沮丧，失去信心。而不良情绪、心理因素又影响疾病的治疗和康复，造成患者依从性差、治疗不规律，甚至放弃治疗。

医护人员针对患者的心理变化，适时地疏导，让患者了解淋巴结结核的相关知识、病情进展、抗结核治疗原则、服药疗程、服药后可能出现的副作用、规范治疗的重要性。只有坚持服用抗结核药，才能达到治愈的目的，如果不规则服药，可造成病情反复和耐药的发生。患者了解全程规范治疗的意义，主动参与到临床治疗过程，有利于病情的恢复。另外积极争取来自社会各方面的支持以鼓励患者，如门诊慢性病的申请、政府支持的免费检查和治疗项目、亲友及同事给予患者物质和精神的支持，促进康复。教会患者保持情绪稳定，乐观积极，同时告知家属注意观察患者的心理变化，创造温馨、轻

松的家庭氛围。鼓励患者认识自己的能力和潜力，共同打赢一场艰难的持久战。

（二）长期换药淋巴结结核

部分淋巴结结核患者病变后期形成窦道，需通过较长时间的换药治疗才能治愈。在换药的过程中，坏死组织的剪除、刮匙对坏死组织和脓液的搔刮、敷料的填塞、探针的探查等，都会给患者带来痛苦。特别是最初的几次换药，较为疼痛，给患者心中留下阴影，以致每次换药之前出现恐惧感。

换药过程中责任护士全程陪伴，起到心理支持作用。鼓励患者，疼痛时可以适当的方式宣泄。听舒缓的音乐分散注意力，告知患者随着换药次数的增加，疼痛会明显减轻，使患者有勇气坚持后续的换药。护士细致地讲解和暗示可起到积极的引导作用，将换药的伤口创面恢复情况拍照给患者对比，每次进步一点，让患者看到希望，以提升治疗信心。

（三）淋巴结结核合并妊娠

妊娠期妇女因为自主神经调节失调，内分泌及代谢功能紊乱，激素水平及免疫功能都有一定的改变，抵抗力下降，为结核病的易患因素及结核病恶化的原因。孕妇结核病的发病率是普通人群结核病发病率的5倍，对于合并妊娠的淋巴结结核患者，化学药物治疗需综合考虑妊娠阶段、抗结核药物对胎儿的影响、疾病的严重程度等。

当医生综合评估后，必须终止妊娠的患者常常情绪低落，闷闷不乐，觉得自己怀孕早期承受的辛苦付之东流；对即将到来的终止妊娠手术有恐惧心理；甚至觉得对不起丈夫和家庭，有愧疚感，家庭成员的意见和态度常常左右患者的情绪。向患者讲解终止妊娠的必要性，终止妊娠可选择无痛方法。同时做好家庭成员的思想工作，得到家庭支持，告知患者疾病治愈1～2年后仍可怀孕。

当医生综合评估后，可以继续妊娠的患者孕期非常矛盾，既想治疗，又担心胎儿发育受影响，而惴惴不安。医生告知患者，目前怀孕是安全的。医生充分权衡，药物对孕妇的作用、胎儿潜在风险的情况下谨慎使用药物。妊娠期间医护人员会密切监测药物不良反应和胎儿的发育，作为患者也要与医护人员密切配合，保持联系，医患并肩作战，才能取得最后的胜利。

第三节　中医特色护理技术

中医护理淋巴结结核患者，主要有中药贴敷技术、中药熏蒸技术、超声药物导入技术，它们是淋巴结结核综合治疗的重要组成部分，通过这些技术达到通经活络，活血化瘀，调和气血，消肿止痛的作用。耳穴贴压、穴位贴敷、穴位按摩、艾灸法可减轻抗结核药物的不良反应，缓解患者不适感，有利于机体的康复。

一、中药贴敷技术

中药贴敷技术是将药物制成一定剂型，贴敷到人体特定部位或穴位上，利用药物对机体的刺激和药理作用，达到疏通经络，清热解毒，消肿止痛的目的。

（一）适应证、禁忌证

1. 适应证

淋巴结结核早期、中期未溃者，适用于瘰疬气滞痰凝证、热郁肉腐证。

2. 禁忌证

皮肤破损、药物过敏、孕妇脐腹部和腰骶部、某些敏感穴位（如合谷、三阴交等）禁用。

（二）操作前评估

1. 全身情况

临床症状、既往史、药物及敷料过敏史、女性患者是否妊娠或处于月经期。

2. 局部病变

病变部位、病变范围、肿块大小、肿块性质、肿胀程度、有无疼痛、有无粘连、局部皮肤情况、患者感觉。

3. 证型

（1）气滞痰凝证　初期，单个或多个淋巴结肿大，肿块坚实，无明显全身症状。舌苔白腻，脉弦滑。

（2）热郁肉腐证　结节渐大，融合成团，与皮肤粘连，皮色暗红，触之有波动感。发热，口渴，烦躁不宁，失眠多梦。舌红，苔黄腻，脉滑数。

4. 认知及心理

评估患者对疾病的认知程度，心理状况。

5. 环境

治疗环境及温湿度。

（三）护理要点

1. 观察

观察淋巴结结核患者的病变部位、肿块大小、肿块性质、肿胀程度、有无疼痛或压痛、与周围组织有无粘连等。

2. 病变区域皮肤

中药贴敷前，生理盐水或酒精棉球清洁患处皮肤。注意皮肤有无变化，局部出现红疹，瘙痒，或破溃应报告医生，及时停药、处理，避免搔抓。患处皮肤破损溃烂，不宜贴敷中药，防止感染。充分暴露治疗部位，注意保暖，保护患者隐私。

3. 过敏反应

局部皮肤出现瘙痒、潮红、皮疹、水疱等，通知医生并配合处理。

4. 记录

中药贴敷后及时记录治疗时间、所用药物、贴敷部位皮肤情况及患者反应。

5. 饮食

饮食宜清淡、易消化，高热量、高蛋白、维生素及含钙丰富食物，忌食辛辣刺激、油腻及海鲜发物。

6. 效果评价

中药贴敷治疗期间，及时观察并记录用药效果，如病变区域皮肤情况、肿块大小、软硬度、疼痛缓解程度、用药后有无不良反应等，进行效果评价。

（四）注意事项

1. 孕妇的脐腹部、腰骶部及某些敏感部位，如合谷、三阴交等穴位不宜敷贴，以免局部刺激引起流产。
2. 药物应均匀地涂抹于棉纸中央，厚度以 0.2 ~0.5cm 为宜，贴敷患处或穴位。
3. 如患处皮肤出现破损、溃烂，不宜贴敷药物，避免感染。
4. 残留皮肤的药物，不宜用肥皂或刺激性清洗剂擦洗。
5. 中药贴敷后，如出现红疹、瘙痒、水疱等，应暂停使用，报告医师并配合处理。
6. 用物按《医疗机构消毒技术规范》处置。

（五）意外情况预防及处理

1. 预防

医生需严格掌握患者的适应证，治疗前询问患者有无药物过敏史，注意药物的配伍禁忌；仔细查对，确保药物正确。治疗后密切观察贴敷部位的皮肤情况，患者着棉质柔软衣服，禁忌辛辣刺激食物。

2. 处理

立即停药并观察患者的情况，护士遵医嘱处理、记录。

（六）健康教育

1. 告知

护士告知患者治疗目的、方法及局部感觉，如患者局部皮肤微红，且出现热或凉、麻或轻微疼痛属于正常现象；如患者皮肤出现瘙痒、丘疹、水疱等，应立即告知护士。

2. 敷贴时间

中药贴敷时间一般为 4 ~6 小时，护士根据患者的病情、年龄，以及药物、季节进行适当地调整，儿童应酌减。

3. 其他

患者发现敷料松动或脱落时，应立即告知护士。

二、中药熏蒸技术

中药熏蒸技术能扩张局部血管，促进血液循环，改善组织营养，疏通经络，调和气血，从而达到使体内内毒外出、扶正祛邪的目的。

（一）适应证

中药熏蒸技术适用于淋巴结结核早期、中期未溃者，亦适用于瘰疬气滞痰凝证、热郁肉腐证。

（二）禁忌证

（1）患者皮肤破损、有开放性伤口。

（2）伴有急性传染病、高血压、急性心脑血管疾病、急慢性心功能不全者。

（3）进餐前后 30 分钟、饥饿、过度疲劳。

（4）女性患者是否处于经期或妊娠期。

（5）中药过敏患者。

（6）高龄患者、体质虚弱者。

（三）评估

1. 全身情况

临床症状、既往史、药物过敏史、女性患者是否处于经期或妊娠期。

2. 局部病变

肿胀范围、肿块大小、肿块性质、肿胀程度、有无疼痛、有无粘连、局部皮肤有无破溃及炎性渗出。

3. 证型

（1）*气滞痰凝证*　患病初期，呈单个或多个淋巴结肿大，肿块坚实，无明显全身症状。舌苔白腻，脉弦滑。

（2）*热郁肉腐证*　结节渐大，融合成团，与皮肤粘连，皮色暗红，触之波动感。发热，口渴，烦躁不宁，失眠多梦。舌红，苔黄腻，脉滑数。

4. 认知及心理

评估患者对疾病的认知程度、心理状况。

5. 环境

治疗室的环境及温湿度。

6. 设备

护士检查中药熏蒸治疗仪的性能是否完。

（四）操作流程

1. 治疗前准备

中药熏蒸前，嘱咐患者饮淡盐水或温开水 200mL，协助患者取合理舒适体位，充分暴露其治疗部位，保护患者隐私，保暖。护士核对治疗部位，定位准确，根据需要垫好治疗巾，操作前用生理盐水或酒精棉球清洁患处皮肤。

2. 治疗前观察与处理

治疗前如护士观察患处皮肤出现红疹、瘙痒等，应立即报告医生。

3. 中药准备

将药液倒入储药罐，药液∶水 =1∶1。药液不宜太过浓稠，加入量不得超过水位探头，加盖、预热，药液呈气雾喷出，对准熏蒸部位。中药熏蒸治疗仪的喷头应距离熏蒸部位 25～30cm，避免烫伤患者。

4. 治疗时观察与处理

中药熏蒸过程中，护士应观察患者的反应，如患者感觉不适，应及时停止治疗；如局部皮肤出现瘙痒、潮红、水疱等，应停止治疗并报告医生，协助做相应的处理。

5. 安置患者与处理用物

治疗结束后，护士清洁患处皮肤，嘱咐患者饮温开水。关闭仪器、切断电源。安置患者，处理用物，整理床单位。

6. 记录

记录中药熏蒸的药物、治疗部位、治疗时间、患者反应及皮肤情况等。

7. 效果评价

治疗结束后，护士根据患者的反应，对治疗效果进行评价。

（五）注意事项

1. 每次治疗结束后，应彻底清洁熏蒸仪。

2. 中药熏蒸过程中避免烫伤患者，治疗前后需饮用温开水，补充液体。冬季熏蒸治疗后 30 分钟内，应避免外出。

3. 用物按《医疗机构消毒技术规范》处置。

（六）意外情况预防及处理

1. 烫伤

（1）预防　治疗前，护士应仔细检查仪器的性能，治疗仪喷头与皮肤距离为 25～30cm。

（2）处理　治疗过程中，如患者出现不适感，护士应立即停止治疗并报告医生。护士需去除热源，评估烫伤部位、烫伤面积、烫伤程度等，用流动水冲洗烫伤部位 30 分钟或冷敷。局部小水疱，无需处理，可自行吸收；水疱较大，消毒局部皮肤，用无菌注射器吸出液体，覆盖无菌敷料，保持局部干燥，防止感染。执行医嘱，安抚患者，健康指导。密切观察与记录，交接班。

2. 过敏反应

（1）预防　询问患者有无药物过敏史，有过敏史者应禁用中药熏蒸技术。

（2）处理　停止治疗，遵医嘱进行抗过敏处理。

3. 低血糖

（1）预防　进餐前 30 分钟、饥饿、过度疲劳等，应禁用中药熏蒸技术。

（2）处理　立即停止中药熏蒸治疗，平卧，服用糖水，保暖。护士调节室温并进一步观察患者的反应。

（七）健康教育

1. 冬季中药熏蒸治疗结束后，应休息 30 分钟才能外出，注意保暖，避免冷风直吹患处。

2. 告知患者进餐前后 30 分钟均不宜进行中药熏蒸治疗。

三、超声药物导入治疗技术

超声药物导入治疗技术利用超声波从体外促进药物经皮肤或黏膜吸收，在病变组织呈高浓度药物聚集，从而达到疏经通络、行气活血、消肿止痛的目的。

（一）适应证

淋巴结结核早期、中期未溃者，亦适用于瘰疬气滞痰凝证、热郁肉腐证。

（二）禁忌证

（1）患者皮肤破损、有开放性伤口。

（2）装有心脏起搏器、人工支架、人工瓣膜者。

（3）严重心衰、呼吸衰竭者。

（4）女性患者是否处于经期或妊娠期；孕妇脐腹部、腰骶部及某些敏感穴位，如合谷、三阴交等。

（三）评估

同中药贴敷护理技术。

（四）操作流程

1. 治疗前准备

护士备齐用物，核对医嘱。接通电源开关，调节治疗参数，检查超声药物导入治疗仪性能。协助患者取舒适体位，充分暴露治疗部位，注意保护患者隐私，保暖。

2. 治疗前观察与处理

治疗前护士观察患处皮肤出现红疹、瘙痒等，应立即报告医生。

3. 治疗操作

护士安装贴片和凝胶片，将 2 ~ 2.5mL 药液注入凝胶片内。用生理盐水或酒精棉球清洁患处皮肤，将贴片和治疗探头粘贴于治疗部位。弹力带或胶布固定治疗探头。按工作键，开始治疗。

4. 治疗时观察与处理

中药熏蒸过程中护士应观察患者的反应，如患者感觉不适，应及时停止治疗；如局部皮肤出现瘙痒、潮红、水疱等，应停止治疗并报告医生，协助做相应的处理。

5. 安置患者与处理用物

治疗结束后，护士取下治疗探头，去除患者皮肤上的贴片并清洁患处皮肤，嘱咐患者饮温开水。关闭仪器、切断电源。安置患者，处理用物，整理床单位。

6. 记录

中药熏蒸的药物、治疗部位、治疗时间、患者反应及皮肤情况等。

7. 效果评价

治疗结束后，护士根据患者的反应，对治疗效果进行评价。

（五）注意事项

1. 治疗部位定位准确，治疗探头与患者皮肤密切接触，以达最佳效果。
2. 操作过程中，注意观察患者反应，询问患者感觉，注意超声电导仪强度、治疗时间，根据具体情况调节参数，及时排除仪器故障。
3. 如皮肤出现瘙痒、潮红、丘疹、水疱等，应立即报告医生并协助处理。
4. 治疗结束后，保持仪器清洁，妥善放置。
5. 用物按《医疗机构消毒技术规范》处置。

（六）意外情况预防及处理

当出现过敏反应时，可按以下方法预防及处理。

1. 询问患者有无药物过敏史，有过敏史者应禁用超声药物导入治疗。
2. 停止治疗，遵医嘱进行抗过敏处理。

（七）健康教育

1. 告知患者操作目的、方法及局部感觉。治疗时皮肤有温热和轻微震动属于正常反应，个别患者在治疗时偶有烧灼感或刺痛感，停止治疗即可恢复正常。
2. 治疗时间一般为 20 分钟。超声药物导入治疗技术能加速机体新陈代谢、排出毒素及废物，嘱咐患者多饮水。
3. 治疗过程中如出现不适感，应及时告知护士。

四、中医护理技术缓解抗结核药物的副作用

（一）耳穴贴压

耳穴贴压是以中医经络学为理论依据，采用王不留行籽贴敷与耳郭上的穴位或反应点，用手指按压，通过经络传导，达到治疗的目的。每日按压 2 ~ 3 次，每处持续按压 20 ~ 30 秒，以产生胀痛感为度，2 ~ 3 天后撤籽，双侧耳穴轮流使用，注意观察耳部的皮肤情况。

1. 减轻恶心、呕吐症状

取穴：神门、胃、交感、肝、脾。神门穴具有调畅气机，改善食欲不振的作用；胃穴具有调中焦、和胃降逆止呕的作用；交感穴具有调节植物神经功能，缓解因迷走神经兴奋而产生的恶心呕吐；肝穴具有平肝利胆、健脾和胃、理气止痛的作用；脾穴具有健脾益气、和中止呕的作用。

2. 改善失眠

取穴：神门、心、皮质下。神门穴具有镇静安神的作用；心主血脉、主神明，藏神为火脏；皮质下穴可调节大脑皮层的兴奋性。

（二）穴位贴敷

在穴位贴敷药物，通过药物和腧穴的共同作用达到治疗的作用。

如患者出现腹泻症状，穴位贴敷方法如下。

取穴：神阙、气海、关元。

方法：吴茱萸药膏加热，每日 1 次，每次 4 ~6 小时。注意有无过敏反应并及时处理。

（三）穴位按摩

穴位按摩是以中医基本理论为指导，运用手法作用于人体腧穴，通过穴位的刺激，可疏通经络，提高机体免疫力，预防与治疗疾病。

如患者出现恶心、呕吐症状，穴位按摩方法如下。

取穴：内关、合谷、足三里。

方法：每日 2 次，每穴位施术 3 ~5 分钟，以局部透热为度。

（四）艾灸法

将艾绒为主要成分制成的艾条或艾炷点燃后，借灸火的热力和药物作用，对腧穴或病变部位进行治疗，达到温经散寒，消瘀散结，扶阳固脱，防病保健等作用。

若提高患者雪中白细胞、血小板的数量，增强抵抗力，艾灸法如下。

取穴：神阙、气海、关元、足三里。神阙穴为任脉要穴，具有固本培元功效；气海穴为人体先天元气聚会之地，具有补元气之效；关元穴为先天之气海、小肠之募穴，具保健强身之效；足三里穴为足阳明胃经合穴，也是胃的下合穴，可健脾益气，增强机体抵抗力。

方法：每日 1 次，每处灸 10 ~15 分钟，以皮肤出现红晕为度。操作中主要指导患者口干时多喝白开水；注意有无过敏及烫伤等不良反应的发生并及时处理。

第四节　围手术期护理

围手术期是围绕手术的一个全过程，是指从确定手术治疗起，到与这次手术有关的治疗基本结束为止的一段时间，包含手术前、手术中、手术后三个阶段。护士应注重淋巴结结核患者围手术期护理，术前做好充分准备，术中积极配合，术后减轻患者不适、防止并发症的发生，加强围手术期安全管理，促进患者早日康复。

一、手术前患者的护理

护理重点：全面评估患者，及时发现并纠正可能增加手术危险的潜在因素，协助患者做好充分术前准备，为患者和家属提供手术相关的健康指导。

（一）评估

1. 健康史

护士了解患者年龄、性别、职业、文化程度、生活习惯、有无结核病接触史、家庭成员有无结核病；亦了解患者本次的发病情况、病程、是否规范治疗及用药、治疗效果、有无药物过敏史等。

2. 身体状况

（1）*全身及局部* 意识、生命体征、主要脏器功能、营养、活动、睡眠情况。有无低热、盗汗、食欲不振、消瘦、乏力等全身中毒症状。观察病变区域皮肤是否完整、皮肤有无破损、皮肤色泽。观察淋巴结肿胀部位、大小、数量、形态、质地、活动度，以及有无疼痛、压痛、粘连、破溃等。

（2）*辅助检查* 血常规、血沉、结核病感染淋巴 T 细胞检测、生化检查、X 线检查、B 超检查、心电图、CT 检查、PPD 试验、淋巴结细针穿刺细胞学检查。

（3）*手术耐受力* 耐受良好、耐受不良。

3. 认知及心理

患者及家属对淋巴结结核的认知、心理状况。

4. 中医辨证

（1）*气滞痰凝证* 瘰疬初期，起病缓慢呈单个或多个淋巴结肿大，按之坚实，推之可移，皮肤颜色不变。无发热，无明显疼痛。舌苔白腻，脉弦滑。

（2）*热郁肉腐证* 结节渐大，融合成团，与皮肤粘连，按之疼痛，触之热、有波动感，皮色暗红。发热，口渴，烦躁，失眠多梦。舌红，苔黄腻，脉滑数。

（3）*阴虚火旺证* 肿块或脓肿破溃，流出稀薄脓液，日久不愈，周围皮肤暗红，或此愈彼溃，形成窦道或溃疡。午后潮热，盗汗，心烦失眠，大便干结。舌质红，少苔，脉细数。

（4）*气血两虚证* 疾病后期，脓肿破溃，日久不愈，局部形成窦道，脓水淋沥不断。体质羸弱，神疲乏力，面色苍白，常自汗，头晕目眩，心悸。舌质淡红，苔薄白，脉细弱。

（二）常见护理诊断

1. 焦虑或恐惧

患者出现焦虑或恐惧与结核病长久不愈，病情迁延，担心麻醉效果、手术效果、术后并发症、疾病预后。

2. 知识缺乏

患者缺乏淋巴结结核的相关知识。

3. 营养失调：低于机体需要量

患者营养失调一般与结核病慢性消耗、营养摄入不足、机体分解代谢增加有关。

4. 活动无耐力

患者活动无耐力一般与结核病导致营养不良、全身疲乏有关。

5. 体温过高

患者体温升高一般与感染淋巴结结核有关。

6. 皮肤完整性受损

患者皮肤完整性受损一般与淋巴结结核晚期脓肿破溃，瘘管或溃疡形成有关。

7. 自我形象紊乱

患者淋巴结结核晚期脓肿破溃，瘘管或溃疡形成，伤口经久不愈。

（三）护理目标

1. 情绪稳定，焦虑或恐惧得以缓解。
2. 基本掌握淋巴结结核的相关知识。
3. 营养状况得到改善。
4. 活动能力增加。
5. 体温维持正常范围。
6. 损伤皮肤逐步修复，预防措施落实。
7. 能面对自我形象改变。

（四）护理措施

1. 心理护理

情志在疾病的发生、发展、转归中起重要的作用，因此需重视患者的心理调适。中医认为六淫风、寒、暑、热、燥、火为瘰疬致病外因，情志所伤则为内因。淋巴结结核为慢性消耗性疾病，一般病程长，病情易反复，用药种类多，不良反应大，严重影响患者的生活和工作，患者精神压力大，表现为情绪低落、精神不振、对前途悲观失望。中医七情归属，了解患者情志状态，采用移情易性的方法，分散患者注意力，改变其不良生活习惯。护士应经常与患者交流，建立良好护患关系，耐心做好解释安慰工作，消除患者紧张焦虑情绪，以最佳的身体状况迎接手术。护士需针对患者心理问题因势利导、循循善诱，解除患者的心理障碍，协助患者缓慢释放压力，辅助必要的良性暗示，避免不良刺激。组织形式多样的病友活动，介绍成功病例，请恢复期病友讲解康复体会，帮助患者树立战胜疾病的信心，争取早日康复。此外护士还应鼓励患者多参加社会活动，充分发挥患者家庭及社会的支持作用。

2. 一般护理

（1）基础护理　病室空气清新、环境整洁、温湿度适宜，使用多功能动静态杀菌机定期消毒。患者午后常出现潮热、盗汗，护士观察其体温变，及时擦干汗液，做好皮肤护理，更换衣被，保持皮肤清洁干燥，床单位整洁，避免患者受凉。患者需穿棉质衣服，勤修指甲，避免搔抓患处，防止感染。护士指导患者多饮水，慎起居，避风寒，注意休息、劳逸结合。

（2）病情观察　护士全面系统掌握患者的病情、生命体征、主要脏器功能、营养状况、活动及睡眠等，观察病变部位，肿块大小、数量、形态、质地、活动度、色泽，以及有无疼痛、粘连、破溃。

（3）休息及睡眠　护士需营造安静舒适的环境，告知患者放松的技巧，保证足够睡眠。患者需生活规律，适当地参加户外活动。护士帮助患者，使其处于接受手术的最佳状态，必要时遵医嘱使用镇静安眠药物。手术前耳穴贴压，取穴：心、交感、神门、脑、肾以镇静安神。护士教会患者按压的方法，每日自行按压耳穴2~3次，每处持续按压20~30秒，耳郭有热、麻、胀、痛感，2~3天撤籽，留籽期间注意观察耳部皮肤情况。

（4）疾病知识的宣教　护士评估患者健康知识需求，根据患者的具体情况，针对性地讲解淋巴结结核的相关知识、治疗方法、饮食营养，强调早期、联合、适量、规律、全程的抗结核药物治疗原则、抗结核药物的作用、用法、不良反应。护士指导患者遵医嘱服药，不得自行停药，观察药物疗效及不良反应。护士告知患者，规范治疗能使大多数淋巴结结核患者得到治愈，不合理用药可致治疗失败率增加、复发率增高，易使结核分枝杆菌产生耐药性，再度治疗效果差，可能导致久治不愈。护士介绍手术室环境、手术必要性、手术麻醉方式、术后康复过程、预后情况、注意事项。

（5）饮食营养　护士全面评估淋巴结结核患者的营养状况，制定个性化饮食方案，每周监测体重1次。注重食养疗法，加强营养。食养疗法是指选用具有提高机体免疫力食物，从而达到防治疾病目的一种方法。淋巴结结核是一种慢性消耗性疾病，向患者说明饮食营养在治疗康复中的重要性，养成良好习惯，饮食清淡、易消化、营养丰富，制定计划，辨证施膳。护士鼓励患者食用高热量、高蛋白、富含维生素、含钙丰富的食物，增强免疫力，促进机体修复。护士可制定《淋巴结结核食疗手册》，严格掌握饮食宜忌，少食多餐，多饮水，戒除烟酒，忌食咖啡、浓茶；宜食滋阴润肺、健脾化痰、营养丰富的食物，如瘦肉、鸭子、鸽子、乌鱼、黄鳝、蛋类、奶类、百合、莲子、芋艿、山药、紫菜、蜂蜜等；多食新鲜果蔬，忌食辛辣刺激、助火生痰、海鲜发物，如公鸡、老鹅、猪头肉、鲤鱼、虾、蟹、牛羊肉、辣椒等。

（6）完善术前准备　护士协助患者完成术前检查，如心、肺、肝、肾等重要脏器功能的检查，向患者讲解各项检查的目的。对于需留取的血，尿、便样本，应向患者交待各种标本的采集要求。根据手术部位，选择备皮范围，手术野皮肤准备尽量接近手术时间。术前1日清洁皮肤、修剪指甲，更换病员服。病情允许，患者可沐浴。

1）呼吸道准备：改善通气功能，预防术后并发症。护士指导患者深呼吸，以及有效咳嗽、咳痰，保持口腔清洁。如患者患有呼吸道感染，术前应积极治疗，控制感染。痰液黏稠需雾化吸入治疗，稀释痰液，促进排出。对于吸烟者，术前2周需戒烟。

2）胃肠道准备：减少麻醉引起的呕吐及误吸，术前禁食8～12小时、禁饮4小时。

（7）术前适应性训练　术前患者应掌握的术后基本活动方法有：深呼吸、有效咳嗽、体位改变、床上大小便、肢体功能锻炼。对于颈淋巴结结核手术患者，术前3天，护士应指导患者练习头低肩高颈过伸位，使之适应手术体位，利于术中充分暴露手术野，便于术者操作。首先，指导患者头颈部放松，自然呼吸。缓慢转动头部，逐渐低头至最大限度，然后逐步恢复到原位，再后仰至最大限度，慢慢复位。头部向左、右旋转至最大限度，缓慢恢复至原位。患者去枕平卧病床，双肩下垫一肩枕，抬高肩部20°，头后仰偏向健侧，保持头低颈过伸位，颈下垫一圆枕以防颈部悬空。每次30分钟，每日2次。

（8）术晨护理　护士确定术前准备落实情况，监测生命体征，注意患者有无异常。护士再次检查患者皮肤及胃肠道的准备情况，嘱咐患者排尿，询问女性患者是否处于经期，遵医嘱准确及时地给予麻醉前用药。护士备齐手术所需物品，与手术室人员核对、交接班，根据麻醉方式、手术类型准备麻醉床、床旁用物、急救药品、物品，确保仪器处于备用状态。

3. 特殊患者的护理

（1）淋巴结结核伴营养不良　淋巴结结核为慢性消耗性疾病，对能量和蛋白质需求量大，患者营养状况差。营养不良常伴低蛋白血症，引起组织水肿，影响创面愈合。护士正确评估患者的基本情况，术前给予营养支持，利于术后组织修复和伤口愈合。

（2）淋巴结结核合并高血压　医护人员采取措施，患者积极配合治疗，使得患者血压控制在160/100mmHg以下，方可实施手术。

（3）淋巴结结核合并心脏疾病　医护人员需要对心脏危险因素进行评估及处理。纠正水、电解质紊乱；有心律失常者，术前将心率控制在正常范围；急性心肌梗死患者，发病后6个月内不宜行淋巴结结核手术；心力衰竭者，心衰控制3～4周后再实施手术。

（4）淋巴结结核合并糖尿病　糖尿病患者术后易发生感染，伴有高血糖的外科患者血糖管理至关重要，合理的血糖监测和调控是围手术期管理的重要组成部分。在医生指导下采取正确的血糖控制措施，严密监测血糖，空腹血糖控制在8.3mmol/L以下，餐后血糖控制在11.1mmol/L以下较为理想。尽量缩短术前禁食时间，禁食期间定期监测血糖。

（5）淋巴结结核合并肝脏疾病　手术和麻醉均加重淋巴结结核患者肝脏负担，完善术前检查，了解患者肝功能情况，全面评估患者。肝功能轻度损害不影响手术，肝功能严重损害或濒临失代偿者，如有营养不良、腹水、黄疸等，手术耐受力明显减弱，不易实施淋巴结结核手术。

（五）护理评价

1. 焦虑或恐惧得以缓解。

2. 基本掌握淋巴结结核相关知识。
3. 营养状况得到改善。
4. 活动能力增加。
5. 体温维持正常范围。
6. 损伤皮肤逐步修复，预防措施落实。
7. 能面对自我形象改变。

二、手术中护理配合要点

护士密切观察患者病情变化，做好麻醉及术中患者护理；关注手术进展，及时发现意外情况并处理，确保患者安全。

（一）手术体位

根据手术部位，安置合理舒适体位，充分暴露手术野，有利术中监测，防止并发症的发生。

1. 颈淋巴结结核手术

仰卧位，患者肩下及颈下垫不同高度的体位垫，按需抬高肩部。头后仰偏向手术对侧，防止耳郭受压；充分暴露手术野，固定头部、防止悬空。安置患者上肢，根据上臂位置调节臂托。一侧上肢，多为输液侧，用治疗巾包裹置于臂托上并固定，肘部用棉垫保护。另一侧上肢伸直，手心向内，自然放置于同侧躯干旁，用棉布单包裹。手臂外展小于90°，远端高于近端，防治臂丛神经损伤。保护肘部避免尺骨鹰嘴处受压，防止尺神经损伤。患者膝关节下方放置圆柱形海绵垫，防止膝关节过伸。

2. 腋窝淋巴结结核手术

上肢外展仰卧位，患侧上肢外展角度不超过90°。根据手术需要，可在患侧肩背部放置体位垫。

3. 腹股沟淋巴结结核手术、腹腔淋巴结结核手术

水平仰卧位，手臂外展小于90°，远端高于近端，防治臂丛神经损伤。保护肘部避免尺神经损伤。膝关节下方置海绵垫，防止膝关节过伸。腹股沟淋巴结结核手术，可用体位垫将手术部位抬高，充分显露手术野。

4. 胸内淋巴结结核手术

患者健侧卧90^0，双上肢向前伸展于臂托上并固定。头、侧胸部垫软垫，胸背部选用侧卧位挡板固定。上腿屈曲90^0，下腿伸直，两腿间垫软枕，双足分开不相互接触，约束带固定髋部及大腿下1/3靠近膝关节处。

（二）注意事项

全麻后，护士应注意对患者眼睛实施保护，避免术中角膜干燥及损伤。根据具体情况采取不同的保护措施，防止压疮。

术中护士随时观察患者的情况，防止颈部过伸；避免外展手臂角度超出安全范围，防止臂丛神经损伤；避免上臂外侧压迫，防止桡神经损伤；避免肘关节及前臂尺侧的压迫，防止尺神经损伤。患者膝关节下方放置海绵垫，防止膝关节过伸。

防止术中使用电刀产生异位电流灼伤患者，安全正确使用电外科设备。严格执行医疗机构消毒技术规范，做好各类物品的消毒灭菌工作。无菌操作原则贯穿手术全过程，以防伤口感染，确保患者安全。

三、手术后患者的护理

护理重点：尽快恢复正常生理功能，减少患者生理和心理痛苦与不适，预防并发症发生。

（一）护理评估

1. 术中情况

麻醉、手术方式及效果、用药及补液、术中出血、有无输血、术后诊断。

2. 术后情况

意识、生命体征、血氧饱和度、末梢循环、伤口、引流，以及有无切口疼痛、恶心呕吐、腹胀、尿潴留、出血、感染、切口裂开等。

3. 认知及心理

患者对淋巴结结核和术后康复知识的掌握程度，心理状况。

（二）护理诊断

1. 疼痛

患者的疼痛一般与手术创伤有关。

2. 舒适的改变

患者舒适的改变一般与手术创伤、手术后卧床、留置各类导管有关。

3. 清理呼吸道无效

清理呼吸道无效一般与咽喉部及气管受刺激、分泌物增多及切口疼痛有关。

4. 焦虑或恐惧

患者的焦虑或恐惧一般与术后不适、担心术后并发症、术后康复有关。

5. 体温过高

患者体温过高一般与手术、疾病有关。

6. 营养失调：低于机体需要量

患者营养失调一般与术后禁食、手术创伤、机体分解代谢增加有关。

7. 潜在并发症

潜在的并发症有术后出血、伤口延期愈合、颈部活动障碍。

（三）护理目标

1. 伤口疼痛减轻或缓解。

2. 术后不适程度减轻。
3. 能有效清除呼吸道分泌物，保持呼吸道通畅。
4. 术后情绪稳定，能配合治疗与护理。
5. 术后体温维持在正常范围。
6. 术后营养状况得到维持或改善。
7. 术后未发生并发症，或并发症及时发现并纠正。

（四）护理措施

1. 一般护理

（1）体位 护士根据患者的麻醉类型、手术方式安置其体位。全麻未清醒者，平卧位头偏向一侧，有利于口鼻分泌物或呕吐物流出。麻醉清醒、血压平稳后半卧位，利于呼吸和引流。注意防止患者坠床、碰撞等意外损伤。根据患者的病情执行分级护理制度，加强基础护理。

（2）病情观察 护士严密观察病情，监测生命体征，注意意识、瞳孔的变化，直至病情平稳；尤其是关注老年人，以及心脏病、高血压、糖尿病患者的病情变化。根据手术大小、麻醉方式、患者病情，遵医嘱静脉补液，必要时遵医嘱输入血液制品，维持有效循环血量。所有抢救器材、物品、药品均处于应急状态，护士及时发现患者的病情变化，采取正确有效的急救措施。

（3）保持呼吸道通畅 患者头偏向一侧，及时清理口鼻分泌物，保持呼吸道通畅，防止误吸。给氧，出现呼吸困难应及时处理。麻醉清醒、血压平稳后，协助患者取半卧位。鼓励患者深呼吸、有效咳嗽，协助患者 2 小时翻身、拍背 1 次。护士指导患者正确排痰，常规氧气雾化或超声雾化吸入，每日 2 次，利于痰液排出，防止呼吸道感染。

（4）伤口护理 观察伤口渗血、渗液情况，切口皮肤有无发红、愈合，及时更换污染潮湿的敷料，保持敷料清洁、干燥、固定。加压包扎，应松紧适宜，定期观察患者局部和全身情况，维持良好的血液循环。对于手术后伤口未能一期愈合的患者，可进行换药处理。

（5）引流管护理 根据创面大小放置引流片或引流管，术野常规引流 24～48 小时。术后全面评估导管，明确标识，妥善固定。保持管道通畅，密切观察引流情况，注意引流液的量、性状、颜色变化并记录，发现异常通知医师及时处理。护士检查引流装置是否完好，引流接头处有无松动、漏气，维持管道密闭状态，保持有效引流。注意观察引流管阻塞导致颈部出血，形成血肿压迫气管导致呼吸困难。定时更换引流袋，伤口敷料污染或潮湿立即更换，严格无菌技术操作，防止感染。所用敷料、用物按《医疗机构消毒技术规范》处置，避免交叉感染。

护士指导患者在翻身及下床活动时，注意引流管的固定，观察有无扭曲、脱落、移位、堵塞、漏液等现象，避免移位脱出，保证管道正常状态。悬挂安全警示标识，正确交接班，落实预防导管滑脱措施。根据术后引流液的多少和颜色变化情况，确定拔除引流管时间。

（6）饮食护理　术后尽早恢复正常饮食。护士根据患者的麻醉方式、手术类型、患者全身反应，指导患者正确进食，制订全面的营养饮食计划。全麻术后清的醒患者，可给于少量温水或凉水，若无呛咳、误咽等不适，可逐步给予便于吞咽的温流质饮食，以后过渡到半流质和软食。注意过热饮食可使手术部位血管扩张，加重创口渗血。术后循序渐进，逐步补充高热量、高蛋白、维生素丰富的食物，鼓励患者少食多餐，增加饮食品种，改善烹调方法，加强营养，增强免疫力，促进机体康复。

（7）早期活动　淋巴结结核患者术后病情稳定，应早期活动。增加肺活量，减少肺部并发症，改善血液循环，有利于伤口愈合；同时亦促进肠蠕动，减少尿潴留，预防深静脉血栓形成。早期床上活动，争取短期下床活动。术后 24 小时内床上活动，如进行肢体的主动和被动运动、可使用空气波压力治疗仪，促进血液循环。术后 24～48 小时下床活动，活动时由护士协助，妥善固定导管，防止活动过量、跌倒。

（8）颈淋巴结结核术后功能锻炼　颈淋巴结结核术后患者颈部酸痛、肌肉强直，患侧肩关节僵硬，上肢乏力、手臂上举困难等，指导术后患者早期颈、肩部功能锻炼，恢复正常活动。

颈淋巴结结核术后组织瘢痕挛缩，对颈部外观和颈部肌肉群功能的恢复存在不利影响。肩臂综合征是颈淋巴结结核手术后常见并发症，术后早期功能锻炼，有利于缓解颈部肌肉僵硬，减少瘢痕挛缩的发生。大部分患者由于害怕疼痛或者缺乏相关知识，早期颈部功能锻炼依从性差，长时间低头姿势加重颈部僵硬不适，护士应循序渐进指导患者术后功能锻炼。

1）功能锻炼：术后 2～5 天，进行左右侧颈部运动，幅度 $<60°$；上下活动颈部，幅度 $<30°$，交替进行，一次 5～10 分钟，一天 3 次。进行上肢屈伸锻炼及上肢肌肉等长收缩锻炼，以促进血液及淋巴回流，一次 5～10 分钟，一天 3 次。术后 5～10 天，进行肩部及颈部的功能锻炼，包括前举、耸肩、后伸、内收、侧举、内旋及外转，上臂爬墙等肩部锻炼动作。拆线后颈部做前屈、后仰、左右旋转及左右侧弯等动作，即“米”字型的颈部锻炼。

2）注意事项：功能锻炼初期，动作应缓慢、轻柔，幅度不宜过大，身心放松。逐渐增加锻炼次数，循序渐进加大运动量及幅度，以身体耐受为宜。

特殊情况外活动颈部，如出血患者、植皮患者、其他特殊情况医生交待需要颈部制动患者。

出院后，继续进行颈、肩部功能锻炼，以减轻颈部水肿，使肩关节以及颈部功能恢复正常，特别是行双侧颈淋巴结结核广泛切除的患者。

2. 术后不适

（1）疼痛护理　正确评估患者，对症处理。观察疼痛的部位、时间、性质和规律，动作轻柔、准确，避免加重患者痛苦。指导患者深呼吸、咳嗽时用手按住伤口，以减轻振动和疼痛。耳穴贴压心、交感、神门、脑、肾，以镇静安神。疼痛严重可行内关、合谷等穴位按摩。对于疼痛敏感的患者，可遵医嘱使用镇痛泵，止痛药物缓慢均匀持续进入体内，以达到止痛效果。

（2）恶心、呕吐　常见麻醉反应，麻醉作用消失后症状消失。全麻患者胃肠黏膜受到刺激或手术过度牵拉，术后常出现呕心呕吐。患者头偏向一侧，及时清除呕吐物。遵医嘱耳穴贴压止吐，使用止吐药物，镇静、解痉药物。

（3）发热　淋巴结结核术后，患者体温可升高0.1～1.0℃，术后1～2日逐渐恢复正常。如患者术后3～6日发热或体温降至正常后再度发热，应警惕继发感染可能，如手术切口、肺部、尿路感染等。

观察病情、监测体温，注意切口部位有无红、肿、热、痛或波动感。遵医嘱物理降温、应用退热药物，协助医生进行检查。对患者进行心理疏导，做好皮肤护理、口腔护理，补充水、电解质，寻找病因并针对性治疗。

（4）尿潴留　排尿困难者，心理护理、稳定患者情绪。改变体位，或中药热熨下腹部，配合按摩。可艾灸关元、气海、中极等穴位以促进排尿，遵医嘱用药。上述措施无效，严格无菌技术下导尿。

3. 并发症观察护理

术后出血、伤口延期愈合、颈部活动障碍。

（1）术后出血　密切观察患者生命体征，伤口渗血、渗液情况，注意引流液的量、性状、颜色变化并记录，注意患者有无不适主诉，发现异常及时通知医生并处理。

（2）伤口延期愈合　淋巴结结核为慢性消耗性疾病，患者营养状况差，影响术后伤口愈合。观察患者切口有无红、肿、热、痛，有无波动感、分泌物，注意切口愈合情况。有无体温升高、白细胞计数升高。及时更换污染潮湿敷料，保持伤口敷料清洁干燥固定。积极处理伤口，配合理疗，遵医嘱使用抗生素。营养支持，提高患者免疫力。

（3）颈部活动障碍　颈淋巴结结核术后，注意患者颈部活动情况，指导患者早期功能锻炼。患者头颈部制动一段时间，可逐步活动，促进颈部功能恢复。行颈淋巴结清扫术患者，斜方肌不同程度受损，切口愈合后应开始肩关节和颈部功能锻炼，保持患侧高于健侧，以防肩下垂。功能锻炼至少持续至出院3个月。

（五）护理评价

1. 伤口疼痛减轻或缓解。
2. 术后不适程度减轻。
3. 能有效清除呼吸道分泌物，保持呼吸道通畅。
4. 术后情绪稳定，能配合治疗与护理。
5. 术后体温维持在正常范围。
6. 术后营养状况得到维持或改善。
7. 术后未发生并发症，或并发症及时发现并纠正。

四、健康教育

淋巴结结核是由结核分枝杆菌感染引起的一种慢性特异性感染性疾病，中医认为该病多由情志不畅或肺肾阴亏、痰热内生而成。护理人员应掌握疾病的病因病机，注意患者局部和全身情况，辨证施护，做好情志护理，注重饮食营养指导，加强围手术期护理，正确实施健康教育。淋巴结结核患者依从性低，老年患者记忆力下降，听力、视力减退，接受新知识能力弱，易丧失信心；加之多年养成的生活习惯，不能很好的遵从医嘱，依从性低，易致耐药、复发。中青年患者工作繁忙，家庭、事业压力较大，应酬多，各方面因素使他们无法进入患者角色。护士应充分了解淋巴结结核患者的健康需求，全面系统实施健康教育。

（一）特异性强

针对患者特点、生活方式、文化程度等给予个性化指导，注重实效，强调患者自我管理的重要性。

（二）形式多样

淋巴结结核健康教育宣传手册，要求图文并茂、通俗易懂。老年患者以少文字、多图片、近距离、反复强化等健康教育方式，通过淋巴结结核相关知识讲解、健康教育展板、电视视频等，注重个体化和反复性，提高患者依从性。中青年患者可利用平面宣传材料，微信平台、QQ 平台等网络媒体，了解淋巴结结核相关知识，养成健康生活方式。

（三）规范使用抗结核药物

抗结核药物治疗时间长，向患者及家属强调早期、联合、适量、规律、全程的治疗原则。遵医嘱按时按量服药，向患者说明擅自停药的危害，勿自行停止，避免诱发因素，以取得患者合作。出院后遵医嘱坚持服用抗结核药物，定期复查肝、肾功能。

（四）生活起居

医护人员指导患者保持情志舒畅，生活规律；注意休息，避免过度劳累；增强体质，预防上呼吸道感染。

（五）饮食营养

医护人员指导患者饮食合理，营养均衡，避免辛辣刺激的食物。

（六）复查、随访

医护人员告知患者定期门诊复查。建立资料库，对患者进行随访、健康指导。

（孙翠萍　王雪梅　王裕玲）

第六章 病案分析

病案一

一、病例简介

赵某，男，27岁，个体经营者，2016年1月13日初诊。

主诉：颈右侧肿块一年，进行性增大一个月。

病史：患者一年前无明显诱因发现颈右侧肿块，初始约杏仁大小，无疼痛，当地医院考虑淋巴结炎，予以口服消炎药治疗一个月，肿块略缩小，停药后肿块再次增大，未再诊治。一个月前肿块增大增多，经当地医院介绍至我院瘰疬科就诊，为系统治疗，由门诊拟“颈两侧淋巴结肿大”收住入院。患者平素性格内向，易生气，善太息，稍食过多即感腹胀明显。入院时，患者颈部有崩紧感，无全身乏力、头晕、口干口渴，无畏寒、发热；无咽痛、流涕、咳嗽咯痰、呼吸困难；无心悸、胸闷；无声音嘶哑、吞咽受阻、饮水呛咳；近一年无体重锐减；纳差，睡眠正常，大便溏，小便正常。既往体健，无药物过敏史。

查体：颈两侧胸锁乳突肌深层及前后缘可及多枚肿大淋巴结，呈串珠状排列，皮色、皮温正常，大小为1.0～3.5cm，2枚最大者位于两侧颈根部。淋巴结按之中等偏硬，界限清楚，表面光滑，推之移动度可，与周围组织无粘连，无压痛（见彩插图6－1）。舌质淡红，苔薄白稍腻，脉象弦滑。

辅助检查：入院时查血常规、肝肾功能、血凝、血沉、乙肝、梅毒、艾滋等实验室检查均正常；PPD试验（2＋）；TB－Ab（±）；T－SPOT：200 pg/mL。彩超：双侧颈部Ⅰ区、Ⅱ区、Ⅲ区、Ⅳ区、Ⅴ区淋巴结肿大（淋巴结核不除外）；甲状腺未见占位。胸部CT：两肺未见明显实质性病变，两腋下及纵隔内小淋巴结（见彩插图6－2）。颈右侧肿块穿刺，结合液基细胞学检查：淋巴结核可能。

中医诊断：瘰疬病。

西医诊断：颈两侧淋巴结结核。

辨证：肝郁气滞证。

二、治疗方案

（一）西医治疗

1. 抗结核治疗

0.9%葡萄糖注射液500mL+利福平0.45g，静滴1次/日；异烟肼0.3g，口服1次/日；乙胺丁醇0.75g，口服1次/日；吡嗪酰胺0.5g，口服3次/日。

2. 保肝治疗

双环醇25mg，口服3次/日。

（二）中医治疗

中医治法多以疏肝理气、健脾化痰、消肿散结为主。

1. 中医内治

（1）中药汤剂内服

柴胡20g	当归20g	白芍20g	白术20g
茯苓20g	生姜20g	薄荷8g	半夏20g
陈皮20g	茯苓20g	炙甘草6g	

用法：1剂/日，水煎，分两次服用。

（2）中成药内服　内消瘰疬片2.4g，口服2次/日。

2. 中医外治

（1）中药贴敷疗法　化痰解凝糊20g，外敷患处，6～8/日。

（2）超声药物透入疗法　化痰解凝方调为糊状，浸泡电极片，在患处用中药超声药物导入，1次/日。

（3）药熏蒸疗法　化痰解凝方，在患处用中药熏蒸，1次/日。

注：化痰解凝方为江苏省名老中医经验方，具体处方如下：

玄参30g	丹参20g	白蔹30g	生大黄30g
赤芍20g	白芷10g	木香20g	僵蚕10g

经上述中医外治法治疗7天后，颈部右侧牵拉绷紧感得到缓解，但仍见腹胀、多梦易醒，局部肿大淋巴结未见明显缩小。继续原方案治疗，调内服中药处方如下：

柴胡20g	当归20g	白芍20g	白术20g
茯苓20g	生姜20g	薄荷8g	半夏20g
陈皮20g	茯苓20g	炙甘草6g	生山楂20g
枳实12g	砂仁6g	远志12g	合欢花9g

用法：1剂/日，水煎，分两次服用。

治疗14天后，颈部右侧牵拉紧绷感消失，情志舒畅，腹胀明显缓解，大便正常，仍见多梦易醒。查体：颈部两侧胸锁乳突肌深层及前后缘可见多枚肿大淋巴结，呈串珠状排列，大小为1.0～2.5cm，结节最大者可位于右侧颈根部，大小为1.5×2.5cm，颈部左侧最大者为1.0×1.5cm，皮色、皮温正常，质地中等，中间无波动感，边界清楚，表面光滑，推之移动，与周围组织无粘连，无压痛。舌质暗红，苔薄白稍腻，脉象弦滑。继续原方案治疗，调内服中药处方如下：

柴胡 20g	当归 20g	白芍 20g	白术 20g
茯苓 20g	生姜 20g	薄荷 8g	半夏 20g
陈皮 20g	茯苓 20g	炙甘草 6g	生山楂 20g
枳实 12g	远志 12g	合欢花 9g	酸枣仁 15g
莲子心 6g			

用法：1剂/日，水煎，分两次服用。

治疗21天，情志舒畅，无明显腹胀，纳食可，睡眠好转，偶有梦魇。查体：颈部左侧淋巴结大小正常，颈部右侧肿大淋巴结数量较前减少，结节最大者位于右侧颈根部，大小为1.5cm×2.5cm，皮色、皮温正常，边界清楚，活动度好，无波动感，无压痛。舌质暗红，苔薄白稍腻，脉象弦滑。复查血常规、肝功能、肾功能均未见明显异常。评估病情，颈部右侧肿大淋巴结未见进一步缩小，经保守治疗难以完全消散。行颈右侧淋巴结结核病灶清扫术，术后病理示，颈右侧淋巴结结核（干酪型）。术后时有便溏反复，口服消疬膏，健脾和胃。1周后患者伤口愈合，未触及体表明显肿大淋巴结，予以出院。出院后继续口服中药并外敷，西药抗结核保肝治疗。

医生嘱咐患者出院后：①每月需复查血常规、肝功能、肾功能。②保证休息和充足的睡眠（避免熬夜）；建议摄入高热量、高蛋白质、高维生素的膳食；如肝功能异常，需避免食用菠菜、煎炸物、巧克力食品，同时忌食发物。③禁酒和禁烟，且注意观察有无恶心、呕吐、肌肉关节酸痛、视力减退等抗结核药物不良反应，如有不适感应随时就诊。

患者总疗程抗结核保肝及中药治疗12个月，1年后随访，未见复发。

三、分析讨论

患者性格内向，易生气，善太息，均为肝气郁结之象。肝郁日久，横逆伤脾，脾失健运。纳差，进食稍多即感腹胀，便溏均为脾虚之象。脾虚日久，浊痰内生；痰气互结，气血凝滞，相互博结，结于颈项，而成瘰疬病。本病位于颈部两侧，病性属实证，证属气滞痰凝证。

辨证为肝郁气滞，伤脾生痰，当以疏肝理气，健脾化痰，消肿散结为治则治法。中药汤剂方选逍遥散合二陈汤加减。方中柴胡疏肝解郁，使肝气得以调达；半夏辛温性燥，善能燥湿化痰，且又和胃降逆，为君药；当归甘辛苦温，养血和血；白芍酸苦微寒，养血敛阴，柔肝缓急；陈皮既可理气行滞，又能燥湿化痰，共为臣药。君臣相配，有治痰先理气，气顺则痰消之意。当归、芍药与柴胡同用，补肝体而助肝用，血和则肝和，血充则肝柔；白术、茯苓健脾除湿，使运化有权，气血有源；炙甘草益气补中，缓肝之急为用；生姜既能制半夏之毒，又能协助半夏化痰降逆，和胃止呕，同为使药。诸药合用，使肝郁得疏，血虚得养，脾弱得复，气血兼顾，痰瘀共消，体用并调，肝脾同治之效。但只用此汤剂，健脾化痰、消肿散结之功又欠佳，合用内消瘰疬片可增加健脾化痰、消肿散结之功。后期患者病灶清除后，时有便溏反复，中药改为消疬膏，可减缓破瘀消坚，增加健脾护胃之效。

中医外治部分使用的化痰解凝糊组成如下：

大黄 30g	白芷 12g	血竭 15g	玄参 30g
赤芍 20g	僵蚕 30g	木香 20g	白蔹 30g
蜈蚣 2g	丹参 20g	五倍子 30g	

大黄清热泻火，凉血解毒，逐瘀通经；白芷消肿排脓为主药；血竭活血化瘀，敛疮生肌；玄参清肺热，解毒消火；赤芍泻火退血中之热；僵蚕化痰散结共为辅药；木香行气；白蔹清热解毒，消痈散结，敛疮生肌；蜈蚣散走窜；丹参活血化瘀，养血安神，凉血消痈；五倍子敛肺降火，收敛止血，收湿敛疮共为佐药。全方共奏理气化痰、消肿散结之功。

超声电导药物靶向透入技术是通过现代物理学的手段，促使一定剂型的药物透入皮肤和组织，在病变组织和器官的一定深度和范围内形成高浓度药物浸润，促使药物向细胞内转运，从而达到靶向治疗的目的。化痰解凝糊通过超声电导经皮靶向给药手段，两者合用可起到协同叠加的治疗效果，缩短病程。

医生在该患者的诊治中，中药内服加外用，较好地体现了辨病与辨证相结合，达到减毒增效的目的。

（靳汝辉）

病案二

一、病例简介

姚某，男，34 岁，2018 年 2 月 14 日初诊。

主诉：颈左侧肿块发现 3 个月。

病史：患者 3 个月前无明显诱因发现颈部左侧肿块，如鸡蛋大小，初起无疼痛。肿块渐增大红软，伴酸胀疼痛，时有低热，至当地医院就诊，B 超：左侧颈部混合性肿块；PPD 试验：强阳性；结核感染 T 细胞斑点试验：有反应性。予“HRZE”抗结核治疗 3 个月，症状无明显改善。经当地医院介绍至南京中西医结合医院瘰疬科就诊，为求系统治疗，由门诊拟“颈部左侧淋巴结结核”收住入院。入院时患者左侧颈部肿块酸胀疼痛、午后低热、盗汗、乏力、无头晕及头疼、无耳鸣鼻衄、无咳嗽咯痰、无心慌胸闷、无声音嘶哑、无吞咽受阻、无饮水呛咳、无腹痛腹泻、胃纳不佳、睡眠差、二便正常。既往体健，否认药物过敏史。

查体：左侧颈部中上部可触及一枚融合状肿块，与腮腺下极相粘连，大小为 6cm × 4.5cm × 4cm，中央皮色暗红，按之有波动感，周边质地中等偏硬，界限欠清，活动性差，压痛明显（见彩插图 6-3）。舌质暗红，少苔，脉象细数。

辅助检查：入院时查血常规、肝肾功能、血凝、乙肝、梅毒、艾滋等实验室检查均正常；血沉：56.00mm/h；心电图：正常；胸部 CT：双肺上叶结核，趋向稳定；痰培养：未找到抗酸杆菌；B 超：左侧颈部淋巴结肿大及脓肿形成（首先考虑结核性病变）；左侧腮腺肿大。颈部 MRI：左侧颈部多发淋巴结肿大，伴坏死、周围炎及窦道形成。综上考虑淋巴结炎性病变，考虑结核感染可能（见图 6－4、图 6－5）。左侧颈部肿块穿刺，结合液基细胞学检查（化脓性炎），考虑结核感染可能。

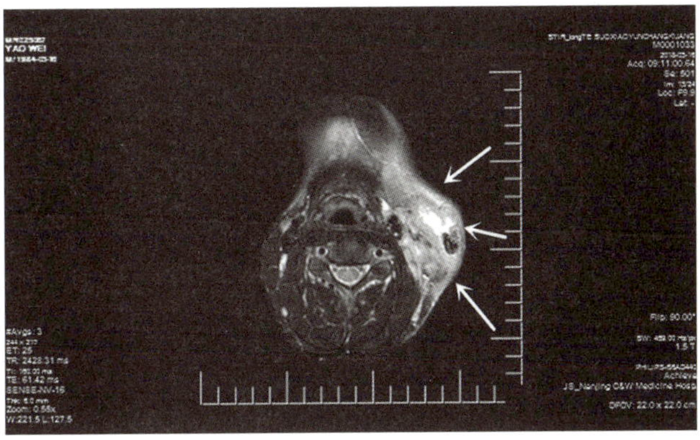

左侧颈部多发性淋巴结肿大，伴坏死、周围炎及窦道形成，
考虑淋巴结炎性病变，结核可能。箭头所指处为病灶。

图 6－4　患者颈部 MRI 图示

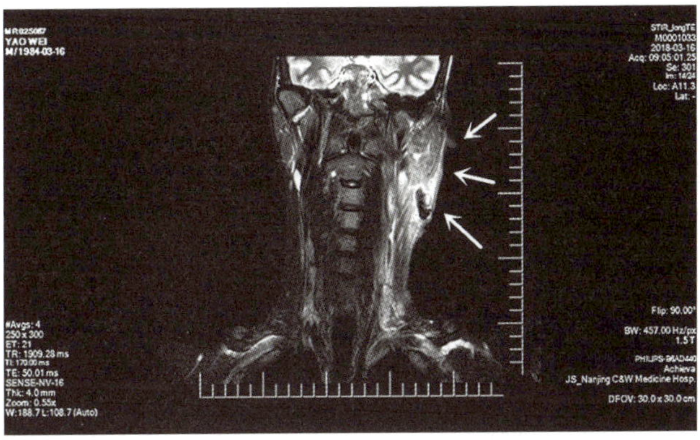

左侧颈部多发性淋巴结肿大，伴坏死、周围炎及窦道形成，
考虑淋巴结炎性病变，结核可能。箭头所指处为病灶。

图 6－5　患者颈部 MRI 图示

西医诊断：左侧颈部、左腮腺区淋巴结结核。

中医诊断：瘰疬病 。

辨证：阴虚火旺证。

二、治疗方案

（一）西医治疗

1. 抗结核治疗

0.9%葡萄糖注射液500mL+利福平0.45g，静滴1次/日；异烟肼0.3g，口服1次/日；乙胺丁醇0.75g，口服1次/日；吡嗪酰胺0.5g，口服3次/日。

2. 保肝治疗

双环醇25mg，口服3次/日。

（二）中医治疗

中医治法多以疏肝理气、健脾化痰、消肿散结为主。

1. 中医内治

（1）中药汤剂内服

玄参20g	夏枯草10g	煅牡蛎30g	猫爪草10g
地榆15g	生地黄20g	白头翁10g	青蒿10g
炙百部10g	生黄芪20g	炙黄精20g	陈皮6g
山药10g	茯苓10g	地龙6g	甘草5g

用法：1剂/日，水煎，分两次服用。

内消瘰疬片2.4g，口服2次/日。

（2）中医外治

在脓肿最低处沿皮纹方向做切口，油纱条填塞引流。渗出液较多时每日换药1次，渗出液减少后可每2~3天换药1次。

治疗7天后，左侧颈部肿块无明显疼痛感，局部疮面渗出液减少，乏力改善，低热减退，盗汗亦敛，饮食尚可，睡眠欠佳。中药汤剂上方去青蒿，加酸枣仁15g、丹参15g，养心安神。服药1周后，患者低热、盗汗的症状均消失，睡眠安，精神佳，舌质淡红，苔薄白，脉弦。原方去酸枣仁、丹参及黄精，继续服用。

治疗28天后，左侧颈部疮面明显缩小，脓性分泌物减少，基底部肿块缩小，与周围组织界限渐清，活动度好转，无乏力，无低热盗汗，饮食尚可，睡眠佳。舌质淡红，苔薄白，脉细。医生评估患者病情，排除手术禁忌证，在全麻下行左侧颈部、左侧腮腺区淋巴结结核病灶切除术。术后病理提示，左侧颈部淋巴结示上皮样肉芽肿伴凝固性坏死，考虑为混合型淋巴结结核。手术1周后，切口愈合良好，无红肿，无渗出液，予出院（见彩插图6-6）。

出院后继续抗结核治疗：利福平0.45g，口服1次/日；异烟肼0.3g，口服1次/日；乙胺丁醇0.75g，口服1次/日；双环醇25mg，口服3次/日；内消瘰疬片2.4g，口服2次/日。总疗程抗结核治疗、保肝治疗、中药治疗12个月。

嘱咐患者出院后：①每个月均复查血常规、肝功能、肾功能。②保证良好的休息和充足的睡眠（避免熬夜）；建议摄入高热量、高蛋白质、高维生素的膳食，忌食发物。

③禁吸烟和饮酒。注意有无恶心、呕吐、肌肉关节酸痛、视力减退等抗结核药物不良反应，如有不适请随时就诊。

三、分析讨论

本病属于中医学“瘰疬”范畴，俗称“老鼠疮”“疬子颈”，患者因肺痨、肺肾阴亏，以致阴虚火旺，津液不能输布，灼津为痰，痰火凝结，聚于颈项。本病表现为核块逐渐增大，皮核粘连，皮色暗红，按之有波动感，渐感疼痛，伴有盗汗、午后潮热、乏力等全身症状，舌红少苔，脉细数。辨证属阴虚火旺证，治以滋阴降火、托毒透脓为主。方选抗痨经验方加减。方中以玄参、夏枯草、锻牡蛎为主药。玄参味甘微苦，壮水制火，乃治瘰疬的要药；夏枯草乃瘰疬圣药；锻牡蛎咸微寒，长于消散瘰疬。方中又辅以白头翁、生地、地榆清热解毒、凉血生津。炙百部养阴润肺；猫爪草味辛，化痰散结、解毒消肿，适用于痰火郁结之瘰疬；若久病正气虚，无力驱邪外出，加用生黄芪、黄精补气养阴托毒；陈皮理气；茯苓、山药健脾益胃；地龙清热通络，率诸药入经通络，直达病灶；甘草解毒泻火，调和诸药。西药药理研究表明，方中夏枯草、白头翁、猫爪草、百部、黄芪、黄精具有抗结核作用。

（许费昀）

病案三

一、病例简介

王某某，女，52岁，2017年11月2日初诊。

主诉：左锁骨上肿块发现八个月，破溃流脓2天。

病史：患者8个月前无意中发现左锁骨上肿块，为白果大小，无明显疼痛，未引起重视，肿块缓慢增大。3个月后至医院就诊，彩超：左侧锁骨上多发淋巴结肿大（12mm×10mm、12mm×9mm、23mm×11mm）；CT：左侧颈部根部、左锁骨上多发淋巴结肿大，伴不均匀强化，考虑转移灶；左上肺结节，左侧梨状窝稍致密，右侧中肺、左肺下段条索影，考虑慢性炎症；肝脏、膈顶钙化小结节；粗针穿刺活检病理：上皮样肉芽肿性炎，伴凝固性坏死、多核巨细胞反应，考虑特异性感染。考虑为淋巴结结核，建议前往专科医院治疗，同月转至其他医院，查痰涂片（-），予以异烟肼、利福平、乙胺丁醇、吡嗪酰胺四联抗结核治疗。患者因服药后胃部不适，食欲减退，不能坚持正规服药，时断时续，两个月前劳累后发现左侧锁骨上肿块增大明显，红肿疼痛，继续予以抗结核治疗，症状缓解不明显，肿块仍继续增大，化脓变软，2天前破溃流脓，由门诊拟颈淋巴结结核收住入院。入院时：全身乏力、精神差、动则气喘出、不思饮食、畏寒、面色苍白。患者有糖尿病病史6年，胰岛素治疗，无药物过敏史。

查体：左锁骨上可触及一枚融合性肿块，大小为7cm×5cm，界限欠清，与周围组织粘连，活动度差，中间大小为5×4cm。皮色暗红，波动感明显，疮面大小为1.5cm×

1.0cm，表面有黄白色坏死组织附着，触痛明显（见彩插图6－7、彩插图6－8、彩插图6－9）。舌质淡红，苔薄，脉细濡。

辅助检查：入院时查尿常规、粪便常规、肝功能、肾功能、血凝、乙肝、梅毒、艾滋等实验室检查均正常；血常规：血红蛋白（HGB）为92g/L，红细胞（RBC）为3.1×10^9/L，其他正常；血沉：38mm/h；PPD试验（3＋）；T－SPOT＞400pg/mL。颈部CT平扫：双侧甲状腺体积不大，密度尚均匀，双侧对称；颈部软组织结构尚对称，双侧胸锁乳突肌内缘及双侧锁骨上方见多发、大小不等软组织结节影，大部分结节尚清；左侧锁骨上软组织中段内密度明显不均，前缘皮肤连续性局部中断；气管居中，未见明显移位（见图6－10、图6－11）。

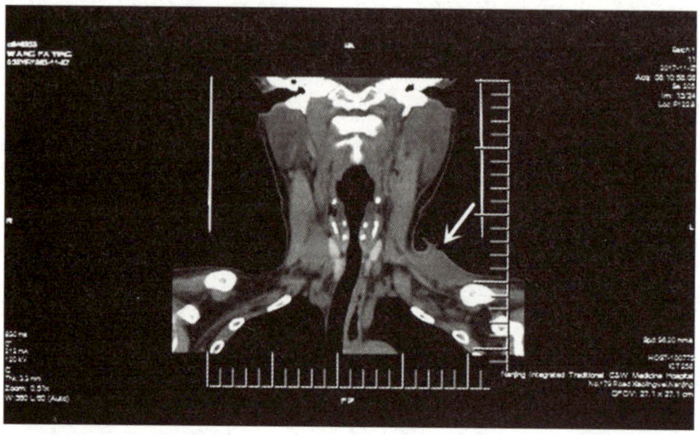

双侧胸锁乳突肌内缘及双侧锁骨上方见多发、大小不等软组织结节影，大部分结节尚清；左侧锁骨上软组织中段内密度明显不均，前缘皮肤连续性局部中断。箭头处为病灶。

图6－10　患者颈部CT图示

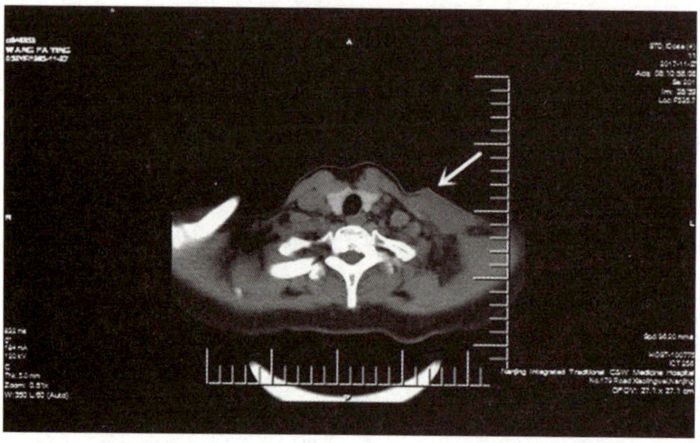

双侧胸锁乳突肌内缘及双侧锁骨上方见多发、大小不等软组织结节影，大部分结节尚清；左侧锁骨上软组织中段内密度明显不均，前缘皮肤连续性局部中断。箭头处为病灶。

图6－11　患者颈部CT图示

中医诊断：瘰疬病。

西医诊断：左侧淋巴结结核。

辨证：脾胃虚弱、气血两虚证。

二、治疗方案

（一）西医治疗

1. 抗结核治疗

0.9%葡萄糖注射液500mL＋利福平0.45g，静滴1次/日；异烟肼0.3g，口服1次/日；乙胺丁醇0.75g，口服1次/日；吡嗪酰胺0.5g，口服3次/日。

2. 保肝治疗

双环醇25mg，口服3次/日。

（二）中医治疗

中医治法多以疏肝理气、健脾化痰、消肿散结为主。

1. 中医内治

（1）中药汤剂内服

党参15g	茯苓12g	陈皮6g	炒白术12g
白芍12g	当归12g	熟地黄12g	川芎9g
浙贝母12g	黄精20g	枳壳10g	甘草3g

用法：每日1剂，水煎，分两次服用。

服药1周后，患者盗汗症状消失、精神好转，但仍不思饮食、稍微活动即感乏力，故原方去川芎，加生黄芪20g、生姜3g、大枣30g。继续服药1周后，患者乏力症状明显减轻，精神恢复，食欲明显增强，面色如常。舌质淡红，苔薄白，脉细弦。上方去熟地黄，继续服药1周后停用，改为口服中药消疬膏，2次/日，25g/次。

（2）中医外治

入院后第4天行脓肿扩大切开引流术，术中见脓腔主要位于胸锁乳突肌深层至斜方肌之间，内为黄白色脓液及结核性肉芽组织，侵及胸锁乳突肌及斜角肌，清除脓液及大部分坏死组织，部分病灶与肌肉及血管、神经粘连紧密，界限不清，无法清除，术腔范围约为8cm×6cm×4cm，予以油纱条填塞止血。第2天开始局部换药，见疮面无明显渗血，肉芽苍白，表面附着灰白色坏死组织，予以局部灌注复方五凤草液，化脓祛腐，表面予以无菌棉垫覆盖，疮面渗出多，需每日换药更换敷料。1周后发现渗出液逐渐减少，灰白色坏死组织明显减少，逐渐露出新鲜肉芽。复方五凤草液继续灌注，隔日换药。

术后病理：左锁骨上皮下炎性肉芽组织增生伴脓肿形成。结核分枝杆菌基因检测（＋），利福平耐药（－）。若换药过程中见到坏死组织脱落松动或肉芽松浮，则用刮匙予以刮除。继续换药1周后，坏死组织基本完全脱落，肉芽新鲜、色红，空腔明显缩小，渗出液少。继续用复方五凤草液局部换药，促进肉芽生长，半个月后疮面缩小至4cm×3cm×2cm，肉芽新鲜，无坏死组织附着，疮面干燥，皮缘有白线生成；继续换药，半个月后疮面缩小至2cm×1cm，肉芽基本长平，予以生肌玉红膏覆盖，10天后疮面愈合结痂（见彩插图6－12）。

出院后继续抗结核治疗，异烟肼 0.3g，1 次/日；利福平 0.45g，1 次/日；乙胺丁醇 0.75g 1 次/日；双环醇 25mg，3 次/日；消疬膏 20g，2 次/日。

嘱咐患者出院后：①每个月均复查血常规、肝功能、肾功能。②保证良好的休息和充足的睡眠（避免熬夜）；建议摄入高热量、高蛋白质、高维生素的膳食，忌食发物。③禁吸烟和饮酒。注意有无恶心、呕吐、肌肉关节酸痛、视力减退等抗结核药物不良反应，如有不适请随时就诊。

门诊随访至今，患者精神良好、体温正常、食欲正常，定期复查肝功能、肾功能及血常规均正常，手术疤痕愈合好，复查 B 超：颈部未见明显肿大淋巴结。

三、分析讨论

本病属于中医“瘰疬”范畴，因患者平素饮食不节，损伤脾胃功能，以致脾失健运，痰湿内生，阻滞局部气血经络，痰气搏结于颈项而成，日久痰湿化热，下烁肾阴，热胜肉腐成脓，脓水淋漓，耗伤气血，渐成虚损。气血亏虚，不能上荣于面，则见面色苍白，头晕；脾失健运，则胃纳不香，精神疲乏；舌质淡，苔薄，脉细濡为气血两虚之象。辨证当属脾胃虚弱，气血亏虚证，治以健脾养胃，益气养血为主。方选香贝养荣汤加减。香贝养荣汤，出自《医宗金鉴》卷六十四。具有补气养血，理气化痰之功效。方中人参、白术、茯苓、甘草为四君子汤，以之补气；熟地、当归、白芍、川芎为四物汤，以之养血，气血两补，匡扶正气；辅以浙贝母、枳壳则行气化痰，消肿散结；1 周后患者仍感乏力，食欲不佳，故加用黄芪增加补气之功效，生姜、大枣则调和脾胃，以助生化气血之用，脾运既健，痰湿化生无源。消疬膏方中大量运用健脾之药物，具有益气养血，消肿散结之功效，并能增强食欲，提高机体免疫力。复方五凤草液由五凤草、白及、猫爪草等组成。五凤草行水消肿、杀虫解毒；白及生肌、敛疮、止血，治痈疽肿毒，溃疡疼痛；猫爪草性温，味辛，主治瘰疬。诸药合用，共奏化脓祛腐，活血生肌之效。临床上常见的结核性窦道多为迂曲细长，甚有多个岔道分支，将外用药物制成溶液，可直达病所之利。

（薛倩一）

病案四

一、病例简介

患者男性，25 岁，于 2016 年 06 月 06 日入院。

主诉：间断胸闷、咳嗽半年余。

现病史：患者无明显诱因出现胸闷，位于胸前区，伴咳嗽，以干咳为主，伴低热、乏力、盗汗，无消瘦、胸痛、咯血、恶心、呕吐、反酸、嗳气、吞咽困难、声音嘶哑，就诊于当地医院查胸部 CT：纵隔多发淋巴结肿大（见图 6-13）；血结核感染淋巴 T 细胞试验有反应；血抗结核抗体 LAM 抗体、抗结核 38KD 抗体阳性；诊断为纵隔淋巴结结核，予以 4HREZ 治疗后因纵隔淋巴结肿大吸收缓慢入院。

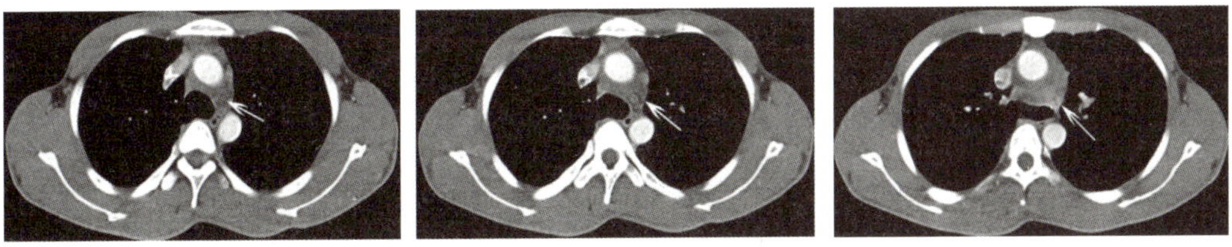

图 6-13 患者 2016 年 2 月胸部增强 CT 扫描

既往史：患者曾在当地医院临床诊断为右侧结核性胸膜炎，予以 3HREZ/6HRE 治疗后停药，有丙肝病史。

查体：体温 37.2°C，脉搏 70 次/分，R20 次/分，血压 123/84mmHg，神志清，精神可，体型消瘦，左侧腹股沟处可触及数枚肿大淋巴结，最大如花生大小，活动尚可。

辅助检查：胸部 CT：右上肺奇叶，右上肺胸膜下见少许不规则斑条影，纵隔大血管与气管隆突间见不规则密度阴影（左主支气管淋巴结肿大）（见图 6-14）。

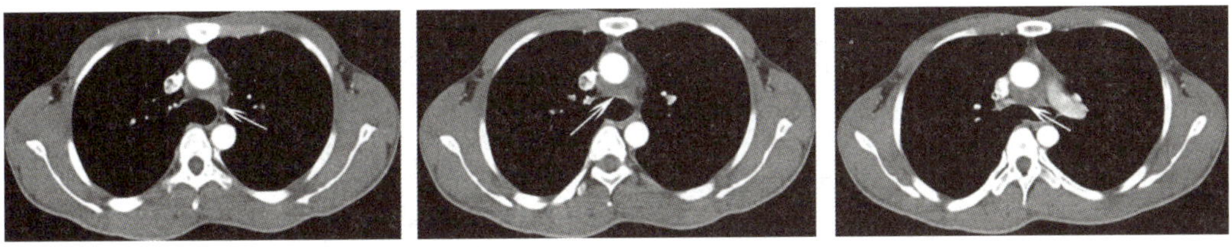

图 6-14 患者 2016 年 6 月胸部增强 CT 扫描

二、治疗方案

在 H（300mg/日）R（450mg/日）E（750mg/日）Z（1000mg/日）抗结核治疗的基础上，加用甲泼尼龙 40mg 静滴 1 周后，调整为泼尼松 10mg，口服 3 次/日，每 7 天减 5mg，使用激素 2 个月后病灶明显吸收（见图 6-15）。

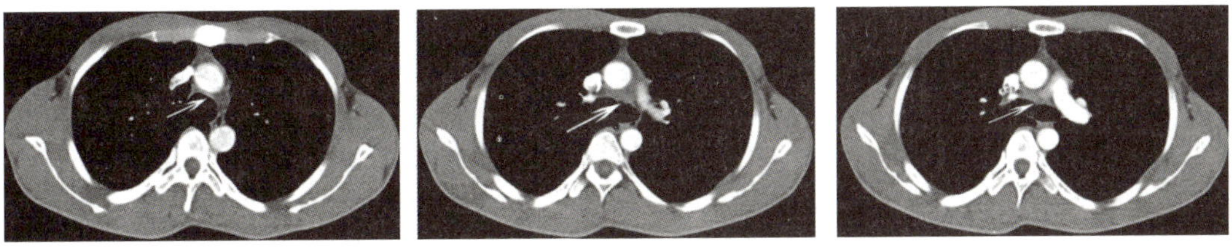

图 6-15 患者 2016-10-10 胸部增强 CT

三、分析讨论

该患者既往有结核性胸膜炎病史，有胸闷、咳嗽、发热、乏力、盗汗症状，在外院诊断“纵隔淋巴结结核”，予 4HREZ 方案抗结核后纵隔肿大淋巴结进一步增大，遂转入我院进一步诊治。入院后查体：左侧腹股沟淋巴结肿大；血结核感染 T 细胞试验有反应；血抗结核抗体阳性；胸部 CT 见纵隔淋巴结肿大；淋巴细胞亚群：CD_3^+ 总 T 细胞

68%，CD_4^+ 辅助性 T 细胞 29.23%，CD_8^+ 抑制性 T 细胞 31.2%，CD_4^+/CD_8^+ 0.94，淋巴 B 细胞占 18.23%，自然杀伤细胞（natural killer cell，NK）占 8.67%；腹股沟淋巴结活检病理提示慢性淋巴结炎，临床诊断：淋巴结结核（纵隔、腹股沟）。治疗上在 HREZ 治疗的基础上，加用泼尼松后病灶明显吸收。

该患者淋巴结肿大以纵隔、腹股沟为主，因行纵隔镜淋巴结活检风险高、包膜完整性易破坏、有结核性纵隔炎风险，故选择表浅腹股沟淋巴结活检，术后病理示慢性淋巴结炎，对诊断有帮助。在临床中首选低风险操作，如表浅淋巴结活检。

淋巴结结核的组织病理以干酪性、增殖性、混合性为主。这三种病变随着机体的免疫力、对结核分枝杆菌的变态反应强度、结核分枝杆菌的菌量及毒力强度而相互转化。影像常见第 4、5、7、10 区淋巴结肿大，易发生融合，形成较大的软组织肿块，部分可发生钙化；增强 CT 扫描可表现均匀强化、不均匀强化、不强化。该患者纵隔淋巴结肿大以围绕升主动脉为主的大片软组织影，其中第 5 组见多发小淋巴结肿大（见图 6－16），增强后见不均匀强化，提示该患者病灶以增殖性病变为主。

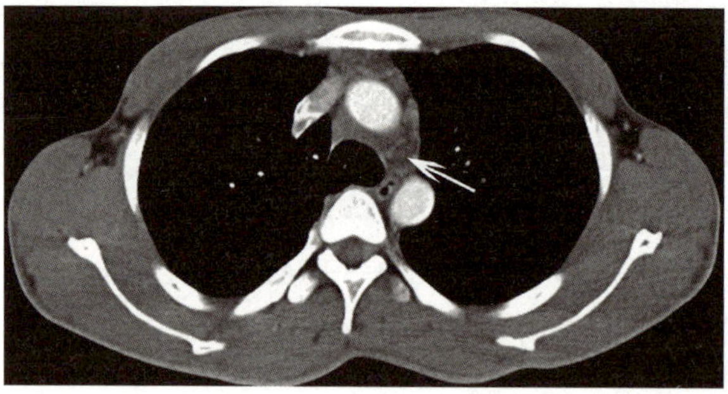

白色箭头指示肿大旁淋巴结

图 6－16　患者 2016－02－23 胸部增强 CT

淋巴细胞亚群检测提示该患者无细胞免疫功能低下，在抗结核基础上加用激素可抑制成纤维细胞增生和肉芽组织形成，减少纤维病变形成，有利于抗结核药物的渗透，促进病灶吸收。激素能减轻或抑制过敏反应，从而减轻病灶反应和改善全身症状。淋巴结结核病灶中以代谢抑制菌群为主，应用激素治疗后细胞的新陈代谢降低、吞噬机能也受到抑制，使结核菌易于活动繁殖，而抗结核药物对正在繁殖的结核菌最能发挥其抑制效能，提高治疗效果。

在纵隔淋巴结结核诊疗过程中需注意选择淋巴结活检的方式，依据活检病理、淋巴细胞亚群检测、影像学表现，合理选择适宜的免疫调节剂，辅助抗结核药物加强治疗，提高治疗效果。

（郭晶　张侠）

病案五

一、病例简介

患者男性，26 岁。

主诉：左腋下肿块术后两月，右侧小腹肿块一周，伴发热

病史：患者两月余前发现左腋下白果大小肿块，不疼痛，在当地医院彩超检查提示淋巴结肿大，予以手术切除，术后病理提示淋巴结肉芽肿性病变，考虑为结核。予以口服 H（300mg/日）R（450mg/日）E（750mg/日）Z（1000mg/日）抗结核治疗。治疗期间，反复低热，伴乏力。1 周前患者无意中发现右侧小腹部出现肿块，约为核桃大小，有疼痛感。患者来院就诊，由门诊医师拟“右侧腹壁肿块待查、左腋下淋巴结结核术后”之诊断收住入院。入院时：精神一般，胃纳欠佳，睡眠尚可、大小便如常，无胸闷气短、腹痛腹胀。病程中，伴午后低热，夜寐盗汗，体重下降。

查体：腹部未见膨隆，肌平软，右侧小腹处可触及肿物，约为 4cm × 3cm × 3cm，有压痛，无明显波动感，质地中等，活动度欠佳，皮温、皮色如常；左腋下手术切口长约 7cm，愈合良好，无明显红肿渗出；颈部、腋窝、腹股沟、腘窝浅表处未触及明显肿大淋巴结。

辅助检查：右侧小腹处肿块彩超引导下细针穿刺，结合液基细胞学检查：考虑为化脓性炎、结核感染可能。医院病理科会诊左腋下肿块，病理切片提示淋巴结结核。

MRI：肝门区见结节状长 T1 长 T2 信号，边界较清，大小约为 3.5cm × 2.7cm，包绕血管并累及肝左叶，增强呈环状强化，内见分隔强化，脾脏见多枚环状长 T1 长 T2 信号，较大者约为 1.4cm × 1.6cm，增强呈环形强化。DWI 序列：病灶呈高信号改变。肝门区病灶、脾脏多发结节，呈环状强化及分隔强化，提示结核感染伴脓肿可能性大。（见图 6－17、图 6－18）

诊断：腹腔淋巴结结核。

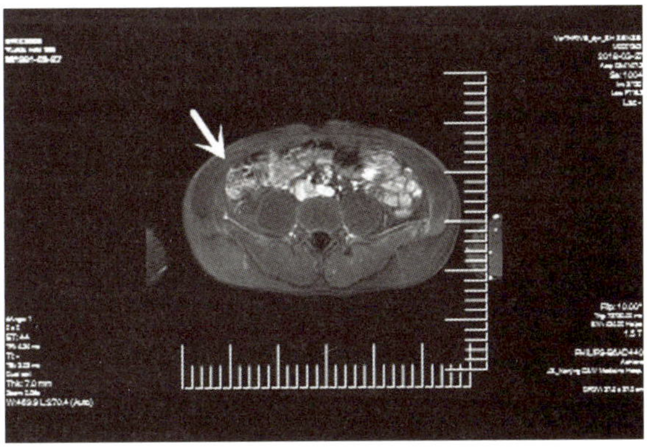

图 6－17　腹腔淋巴结结核病灶 MRI 示意图

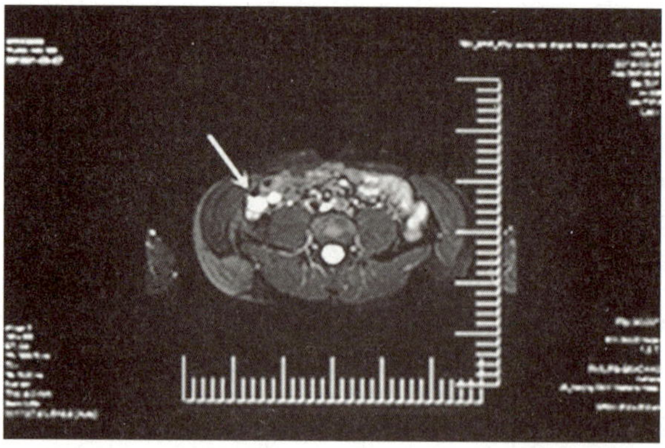

图 6－18　腹腔淋巴结结核病灶 MRI 示意图

二、治疗方案

予以抗结核并保肝治疗：生理盐水 500mL＋利福平 0.6g，静滴 1 次/日；帕司烟肼片 0.4g 口服 3 次/日；乙胺丁醇片 0.75g，口服 1 次/日；吡嗪酰胺片 0.5g，口服 3/次日。患者因午后反复高热，最高体温达 39.5℃，在上述方案治疗 1 周后，加，生理盐水 100mL＋亚胺培南 1g，静滴 2 次/日。治疗两天后，患者午后发热时间缩短，但仍有高热，最高体温达 39.2℃，予以生理盐水 100mL＋氢化可的松琥珀酸钠 100mg，静滴 2 次/日。体温波动于 38～39℃。

彩超：肝门区及右侧盆腔内髂血管旁混合回声团块。右侧盆腔内髂血管旁探及多个大小不等的不均质回声，融合成团，形态不规则，边缘毛糙，范围约为 77mm×65mm×50mm（压迫髂血管），内部光点粗，可见小斑片状无回声区，CDFI 周边及内部略丰富的分支状血流信号。肝门部至肝左叶下方、胰腺头颈部之间探及数个混合回声，似融合成团，范围约为 52mm×51mm×22mm。（见彩插图 6－19、彩插图 6－20）

考虑患者发热与其腹部病灶脓肿形成相关，目前保守治疗疗效欠佳，需手术治疗。排除绝对手术禁忌证后，全身麻醉下取右下腹斜形切口，切开右下腹壁肌肉后进入盆腔，推开盆腔内容物，可见髂血管处脓腔。保护好右侧髂外动脉、静脉，将直径约为 8cm 坏死脓疡予以刮除，生理盐水反复冲洗，留置负压引流管一根，关闭切口。术后抗感染、抗结核对症治疗。术后切口一期愈合（见彩插图 6－21），体温正常。出院后继续口服药物抗结核治疗。

三、分析讨论

该患者入院时有骨蒸潮热、全身乏力等结核毒性反应。查体：右侧下腹肿块，无明显波动感，质地中等，活动度欠佳，皮温、皮色如常。彩超：右侧腹腔内髂血管周边淋巴结肿大。右腹股沟肿块彩超引导下穿刺，结合液基细胞学检查：考虑为化脓性炎，结核感染可能。结合左腋下淋巴结结核病史，考虑诊断为腹腔淋巴结结核。

治疗两周后复查彩超：肝门区及右侧盆腔内髂血管旁混合回声团块。右侧盆腔内髂血管旁探及多个大小不等的不均质回声，融合成团，形态不规则，边缘毛糙，范围约为77mm×65mm×50mm（压迫髂血管），内部光点粗，可见小斑片状无回声区，CDFI周边及内部略丰富的分支状血流信号。肝门部至肝左叶下方、胰腺头颈部之间探及数个混合回声，似融合成团，范围约为52mm×51mm×22mm。患者入院检查完备，结核诊断明确。病灶位置深，单纯药物保守治疗未见明显消散，且患者有午后高热，考虑结核毒素吸收所致。彩超见右侧腹腔内髂血管周边融合性淋巴结肿大，脓肿形成。患者临床症状较重，肿块较大，全身中毒症状明显，治疗存在难点，具备手术指征，需行手术治疗。入院检查排除绝对手术禁忌，需安排手术切除，清除结核脓肿病灶，控制结核发展，减轻病灶负荷，减少毒素吸收，以利于后续的全身治疗。手术治疗过程中需注意保护髂血管、髂腹股沟神经、股神经。

（吴澎）

参考文献

1. Daniel TM. The history of tuberculosis [J]. Respiratory Medicine. 2006.
2. Nerlich AG, Haas CJ, Zink A, et, al. Molecular evidence for tuberculosis in an ancient Egyptian mummy [J]. The Lancet. 1997, 350: 1404.
3. 洛伊斯 N. 玛各纳. 医学史（刘学礼译）[M]. 上海：人民出版社，2009.
4. Barberis I, Bragazzi NL, Galluzzo L, et al. The history of tuberculosis: from the first historical records to the isolation of Koch's bacillus. Journal of Preventive Medicine and Hygiene. 2017, 58 (1): E9 – E12.
5. 徐光，璐子. 结核之殇 [M]. 北京：中国医药科技出版社，2016.
6. Riva MA. From milk to rifampicin and back again: history of failures and successes in the treatment for tuberculosis. The Journal of Antibiotics. 2014, 67 (9): 661 – 665.
7. World Health Organisation. Global tuberculosis report 2017 [R]. Geneva, Switzerland: World Health Organisation, 2017: 12 – 14. http://www.who.int/tb/publications/global_ report/en/.
8. Adam S. Komorowski. The King's – Evil and sensory experience in Richard Wiseman's Severall Chirurgicall Treatises [J]. Hektoen International Journal, 2017. https://www.researchgate.net/publication/317232818.
9. Murray JF, Rieder HL, Finley – Croswhite A. The King's Evil and the Royal Touch: the medical history of scrofula [J]. The International Journal of Tuberculosis and Lung Disease. 2016, 20 (6): 713 – 716.
10. Duarte I. From scrofula to mycobacterial lymphadenitis [J]. Revista Chilena Infectologic. 2017, 34 (6): 589 – 595.
11. Duarte GI, Chuaqui F C. History of scrofula: from humoral dyscrasia to consumption [J]. Revista Medical Chile. 2016, 144 (4): 503 – 507.
12. Fontanilla JM, Barnes A, von Reyn CF. Current diagnosis and management of peripheral tuberculous lymphadenitis [J]. Clinical Infection Diseases. 2011, 53 (6): 555 – 562. 13. WS 288—2017，中华人民共和国卫生行业标准肺结核诊断 [S].
13. Rusch VW, Crowley J, Giroux DJ, et al.. The IASLC Lung Cancer Staging Project: proposals for the revision of the N descriptors in the forthcoming seventh Edition of the TNM classification for lung cancer [J]. Journal of Thoracic Oncology, 2007; 2 (7): 603 – 612.
14. 张海燕，刘安丽. 腋窝淋巴结结核临床病理分析与探讨 [J]. 中国实用医药. 2010, 5 (5): 59 – 60.
15. 马屿，朱莉贞，潘毓萱. 结核病 [M]. 北京：人民卫生出版社，2006.
16. 唐神结，高文. 临床结核病学 [M]. 北京：人民卫生出版社，2015.
17. 石东明，高研. "石氏瘰疬截根术"的治疗经验总结（附 658 例疗效观察）[J]. 上海中医药杂志，1957,（11）: 23 – 26.
18. 朱良春. 谈谈瘰疬及其卓效秘方 [J]. 中医杂志，1959,（03）: 61 – 62.
19. 徐学春. 瘰疬证治 [M]. 南京：江苏科学技术出版社，1987.
20. 赵雁林，逄宇，等. 结核病实验室检验规程 [M]. 北京：人民卫生出版社，2015.
21. 赵雁林，刘志敏，等. 结核病实验室标准化操作与网络建设 [M]. 北京：人民卫生出版社，2013.
22. 吴雪琼，徐苗．现阶段结核抗体检测在我国临床应用的专家共识［J］．中国防痨杂志，2018，40（1）：9－13.
23. 成诗明，王国治，王黎霞等．结核菌素皮肤试验使用指导手册［M］北京：人民卫生出版社，2014.
24. 郭万学．超声医学版［M］．北京：人民军医出版社，2016.
25. Ying M，Ahuja A. Sonography of neck lymph nodes. Part Ⅰ：normal lymph nodes［J］．Clin Radiol，2003，58（5）：351－358.
26. Ahuja A. Ying M. Sonography of neck lymph nodes. Part Ⅱ：abnormal lymph nodes［J］．Clin Radiol，2003，58（5）：359－366.
27. Vassall P，Wemecke K，Roos N，et al. Differentiation of benign from malignant superficial lymphadenopathy：therole of high resolution［J］．US Radiology，1992，183：215－220.
28. 李泉水．浅表器官超声医学［M］．北京：人民军医出版社，2015.
29. 燕山，詹维伟．浅表器官超声诊断学［M］．南京：东南大学出版社，2005.
30. 杨高怡．临床结核病超声诊断［M］．北京：人民卫生出版社，2016.
31. 轩维锋．浅表组织超声与病理诊断［M］．北京：人民军医出版社，2017.
32. 杨斌，詹维伟，陈亚青．浅表器官超声诊断学图解［M］．北京：人民军医出版社，2010.
33. 李玉林．病理学．7 版［M］．北京：人民卫生出版社，2010.
34. 周建桥，詹维伟．彩色多普勒超声评估颈部淋巴结病血管模式的探讨［J］．中国医学影像技术．2006.22（7）：1031－1034.
35. 张俊华，汪源源，董怡，等．颈部淋巴结超声图像特征提取的评价研究［J］．生物医学工程学杂志，2008，25（1）：172－176.
36. 仉晓虹．陈同兰．田家凯，等．超声诊断颈部淋巴结结核的显像与分析［J］．中国超声诊断杂志，2003，4（5）：327－329.
37. 赵奕文，金正吉，郑颖，等．颈部淋巴结超声表现与分型［J］．上海医学影像，2008，17（3）：218－219.
38. 孟军，杨高怡，张文智，等．超声造影引导颈部淋巴结结核穿刺活检与组织病理学的对比分析［J］．中国超声医学杂志，2015，31（2）：107－109.
39. 杨高怡，张文智，李军，等．超声造影在肠系膜淋巴结结核诊断中的应用价值［J］．中华医学超声杂志：电子版，2015，12（7）：531－535.
40. 杨海英，冯斌，樊安华，等．彩色多普勒超声在诊断颈部淋巴结结核及手术定位中的应用［J］．中国介入影像与治疗学，2009，6（4）：349－351.
41. 俞群，胡建群．彩色多普勒超声在浅表淋巴结结核诊断中的应用价值［J］．现代中西医结合杂志．2010，19（16）：2048－2049.
42. Asai S，Miyachi H，Suzuki K，et al. Ultrasonographic differentiation between tuberculous lymphadenitis and malignant lymph nodes［J］．J Ultrasound Med，2001，20（5）：533－538.
43. Ahuja A，Ying M. An overview of neck node sonography［J］．Invest Raddiol，2002，37（6）：333－342.
44. Hoang JK，Vanka J，Ludwig BJ，et al. Evaluation of cervical lymph nodes in head and neck cancer with CT and MRI：tips，traps，and a systematic approach［J］．AJR Am J Roentgenol，2013，200（1）：W17－W25
45. Vaid S，Lee YY，Rawat S，et al. Tuberculosis in the head and neck—A forgotten differential diagnosis. A

reply [J]. Clin Radiol, 2010, 65 (1): 73－81
46. Moon WK, Han MK, Im JG, et al. CT and MR imaging of head and neck tuberculosis [J]. Radiographics, 1997, 17 (2): 391－402
47. Wang WC, Chen JY, Chen YK, et al. Tuberculosis of the head and neck: a review of 20 cases. Oral Surg Oral Med Oral Pathol Oral Radiol Endod [J]. 2009, 107 (3): 381－386
48. 樊艳青，谭正，黄枫，等. 颈部淋巴结结核的MRI和CT影像特征与病理学对照分析 [J]. 放射学实践，2013，28 (6) 628－631
49. 贺伟，谢汝明，周新华. 颈部淋巴结结核的CT表现 [J]. 中国防痨杂志，2004，26 (4) 212－214
50. 万财凤，李风华. 浅表淋巴结疾病的影像学检查进展 [J]. 中国医学影像技术，2011，27 (2): 417－420
51. 刘甫庚，潘纪成，吴国庚. 成人纵隔淋巴结结核的CT诊断 [J]. 中华放射学杂志，2001，35 (9): 655－658
52. 李雯，李辉，白洪忠，等. 高分辨率CT在纵隔淋巴结结核影像诊断中的应用价值 [J]. 河北医药，2010，32 (12) 1608－1609
53. 张廷梅. 以纵隔淋巴结肿大为主要表现的结核病误诊原因分析 [J]. 贵阳医学院学报，2016，41 (6): 732－734
54. 吕平欣，周新华，谢汝明，等. 成人原发型肺结核的CT表现 [J]. 中华放射学杂志，2004，38 (1): 15－19
55. 李媛，杨志刚，郭应坤. 腹腔及腹膜后间隙淋巴结结核的多层螺旋CT强化特征 [J]. 实用放射学杂志，2005，21 (8): 826－829
56. 李媛，杨志刚，闵鹏秋. 腹腔、腹膜后淋巴结结核与淋巴瘤的多层螺旋CT鉴别诊断 [J]. 中国医学影像技术，2005，21 (8): 1252－1255
57. 柳澄，候代伦. 结核病影像学诊断基础 [M]. 山东：山东科学技术出版社，2012.
58. 綦迎成，刘文亚，郭佑民. 结核病影像学诊断 [M]. 北京：人民军医出版社，2010.
59. 张坤毅. 核磁共振 (MRI) 的成像原理与临床应用 [J]. 中国医疗设备，2008，(5): 101.
60. 徐俊玲，李永丽，张继良，等. 成人纵隔淋巴结结核表现及病理对照分析 [J]. 河南外科学杂志，2006，(5): 77－78.
61. SURI S, GUPTA R. Computed tomography in abdominal tuberculosis [J]. Br J Radiol, 1999, (72): 92－98.
62. 周智红，王敏杰，王纪龙，等. 腹部淋巴结结核CT和MRI诊断 [J]. 2012，(21): 57.
63. VANHOENACKER F M, DE BACKER A I, Op de BB, et al. Imaging of gastro－intestinal and abdominal tuberculosis [J]. Eur Radiol, 2004, (14): 103－115.
64. Zhao T, Li Y, Tang L, et al. Two case of primary intraocularlymphoma: Fine needle aspiration diagnosis and intravitreal methotrexate treatment [J]. J Huazhong Univ Sci Technolog Med Sci, 2011, 31 (1): 142－144.
65. 张敦熔. 现代结核病学 [M]. 北京：人民卫生出版社，2000.
66. Chand P, Dogra R, Chauhan N, et al. Cytopahtological Pattern of Tubercular Lymphadenopathy on FNAC: Analysis of 550 Consecutive Cases [J]. J Clin Diagn Res, 2014, 8 (9): FC16－19.
67. 王永才. 中国针吸脱落细胞病理诊断学多媒体图谱 [M]. 北京：人民军医出版社，2010.
68. Kim YS, Choi YS, Park JS, et al. Case of small bowel perforation due to enteropathy－type T cell－cell lymphoma [J]. Yousei Med J, 2009, 50 (6): 859－861.

69. 邓仲端．外科病理学第二版［M］．湖北：科学技术出版社，1999.
70. 刘彤华．诊断病理学第二版［M］．北京：人民卫生出版社，2006.
71. Tadele A, Beyene D, Hussein J, et al. Immunocytochemical detection of Mycobacterium Tuberculosis complex specific antigen, MPT64, improves diagnosis of tuberculous lymphadenitis and tuberculous pleuritis［J］. BMC Infect Dis, 2014, 14 (1): 585.
72. Feng GD, Shi M, Ma L, et al. Diagnostic accuracy of intracellular mycobacterium tuberculosis detection for tuberculous meningitis［J］. Am J Respir Crit Care Med, 2014, 189 (4): 475 – 481.
73. 车南颖，曲杨，张晨，等．结核分枝杆菌 Ag85B 蛋白表达特点及其病理学诊断价值［J］，中华病理学杂志，2014，43（9）：600 – 603.
74. Mustafa T, Leversen NA, Sviland L, et al. Differential in vivo exression of myeobacterial antigens in Mycobacterium tuberculosis infected lungs and lymph node tissues［J］. BMC Infect Dis, 2014, 14 : 535.
75. Terada T. Inflammatory pseudotumor containing necrotizing granulomatous lesions of kidney: a hitherto undescribed entity［J］. Case Rep Urol, 2014, 2014: 263859
76. Kang YJ, Jo Jo, Ock MS, et al. Over – expression of thymosin B4 in granulomatous lung tisses with active pulmonary tuberculosis［J］. Tuberculosis (Edinb). 2014, 94 (3): 323 – 331.
77. Phillips BL, MehraS, AhsanMH, etal. LAG3 Expression in Active Mycobacterium tubereulosis Infections［J］. Am J Pathol, 2014, 185 (3): 820 – 833.
78. McKewGL, Dubedat SM, Chan RC. Do the eyes have it? Performance of molecular detection of tuberculosis on fresh and paraffin embedded issues, including those with no visible isse［J］. JClin Pathol, 2014, 67 (12): 1104 – 1105.
79. HouG, ZhangT, KangDH. Efficacy of real – time polymerase chain reactionforrapid diagnosis of endobronchial tuberculosis［J］. Int JInfect Dis, 2014, 27: 13 – 17.
80. Bhanothu V, Theophilus JP, Rozati R. Use of endo – ovarian tissue biopsy and pelvic aspirated fluid for the diagnosis of female genital tuberculosis byconventional versus molecular methods［J］. PLoS One, 2014, 9 (5): e98005.
81. Nieuwoudt M, Lameris R, Corcoran C, et al. Polymerase chain reaction amplifying mycobacterial DNA from aspirates obtained by endoscopic ultrasound allows accurate diagnosis of mycobacterial disease in HIV – positive patients with abdominal lymphadenopathy［J］. Ultrasound Med Biol, 2014, 40 (9): 2031 – 2038.
82. Surat G, Wallace WA, Laurenson IF, et al. Rapid real – time PCR for detection of Mycobacterium tuberculosis complex DNA in formalin – fixed parafin embedded tisses: 16% of histological ‘sarcoid’ may contain such DNA［J］. J Clin Pathol, 2014, 67 (12): 1084 – 1087.
83. Hudock TA, Kaushal D. A novel micrdisetion approach to recovering mycobacterium tuberculosis specific transcripts from formalin fixed paraffin embedded lung granulomas［J］. J Vis Exp, 2014, 88 : e51693.
84. Wang SH, Pancholi P. Mycobacterial skin and soft tissue infection［J］. CurrInfect Dis Rep, 2014, 16 (11): 1 – 14.
85. Jang HY, Burbelo PD, Chae YS, et al. Nontuberculous mycobacterial infection in a clinical presentation of Fitz – Hugh – Curtis syndrome: acase report with multigene diagnostic approach［J］. BMC Womens Health, 2014, 14: 95.
86. 唐神结，结核病临床诊治进展年度报告（2014）［M］．北京：人民卫生出版社，2014.
87. Denkinger CM, Schumacher SG, Boehme CC, et al. Xpert MTB/RIF assay for the diagnosis of extrapulmonary tuberculosis : a systematic review and meta – analysis［J］. Eur RespirJ, 2014, 44 (2): 435 –

446.
88. Lin SY, Rodwell TC, Victor TC, et al. Pyrosequencing for rapid detection of extensively drug - resistant Mycobacterium tuberculosis in clinical isolates and clinical specimens [J]. J Clin Microbiol, 2014, 52 (2): 475 - 482.
89. 李园园，程松，陆俊梅，等. RNA 恒温扩增联合熔解曲线分析鉴定胞内分枝杆菌的应用研究 [J]. 中国人兽共患病学报，2014，30 (1). 58 - 62.
90. 倪丽丽，景玲杰，杨景卉，等. 结核分枝杆菌对氟喹诺酮类药物敏感性的实验研究 [J]. 现代检验医学杂志，2014，29 (2): 84 - 86.
91. Zhang R, Long Y, He w, et al. Application status of MALDI - TOF mass spectrometry in the identification and drug resistance of Mycobacterium tuberculosis [J]. J Thorac Dis, 2014, 6 (5): 512 - 516.
92. 李永刚. 中医辨治颈淋巴结核 [J]. 湖北中医杂志，2004，26 (2): 43.
93. 徐羽，车文生，洪素兰. 中医药辨证治疗瘰疬临床经验 [J]. 中医学报，2010，25 (151): 1092 - 1094.
94. 陈红风. 中医外科学 [M]. 北京：人民卫生出版社，2002.
95. 陈实功. 外科正宗 [M]. 北京：中医古籍出版社，1999.
96. 汪卫东. 正常颈淋巴结 CT 影像 [J]. 中国医科大学学报，1997，26 (1): 75 - 78.
97. 庄高明，林波森. 颈部淋巴结肿大的 MRI、CT 诊断与鉴别分析 [J]. 中外妇儿健康，2010，18 (12): 73 - 74.
98. 郭新珍，徐潜. 组织细胞坏死性淋巴结炎的临床特征及诊断和治疗 [J]. 新乡医学院学报，2013，30 (5): 404 - 407.
99. 李思阳，李湘平. 组织细胞坏死性淋巴结炎的临床研究进展 [J]. 中华临床医师杂志，2013，7 (8): 3516 - 3518.
100. 严友德，刑益平. 组织细胞坏死性淋巴结炎临床分析 [J]. 南京医科大学学报，2014，34 (11): 1592 - 1594.
101. 张会超，陈砚凝. 传染性单核细胞增多症的临床病理学特征及免疫表型分析 [J]. 临床与实验病理学杂志，2017，33 (7): 763 - 767.
102. 洪基. 猫抓病研究进展 [J]. 中华病理学杂志，2004，33 (5): 475 - 477.
103. 黄娟，李甘地. 猫抓病的临床病理学研究进展 [J]. 临床与实验病理学杂志，2011，27 (3): 293 - 296.
104. 陆方，詹松华，杨烁慧. 猫抓病的影像学进展 [J]. 中国医学计算机成像杂志，2015，21 (5): 497 - 500.
105. 杨根东，陆普选. 肺非结核分支杆菌病的 X 线与 CT 影像分析 [J]. 中国医学影像技术，2008，24 (11): 1789 - 1791.
106. 肖和平. 非结核分支杆菌病诊断与处理指南 [J]. 中华结核和呼吸杂志，2000，23 (11): 650 - 653.
107. 王仁忠，张宗德，张本. 非结核分枝杆菌病的流行趋势 [J]. 中华结核和呼吸杂志，2000，23 (5): 263 - 265.
108. 郑昌成，吴竞生. Castleman 病的病因研究与治疗现状 [J]. 国际病理科学与临床杂志，2007，27 (4): 319 - 322.
109. 邓永明，赵晓智. Castleman 病的诊断与治疗 [J]. 医学研究生学报，2014，27 (11): 1180 - 1183.
110. 那加，柳萍. Castleman 病的临床病理观察 [J]. 中华病理学杂志，2003，32 (6): 521 - 524.
111. 张也乐，徐青. Castleman 病的 CT 表现 [J]. 南京医科大学学报，2013，33 (2): 239 - 242.

112. 杨珂，谷京城．木村病的临床研究进展［J］．辽宁医学院学报，2012，33（2）：179－181.
113. 何晓，徐艳萍，王言言．木村病诊疗体会及临床分析［J］．中国耳鼻咽喉头颈外科杂志，2016，23（7）：413－414.
114. 张文学，曹永珍．嗜酸性淋巴肉芽肿的诊断和治疗的研究进展［J］．吉林大学学报（医学版），2015，41（4）：881－884.
115. 林晓，应莉．木村病的超声诊断价值［J］．中国超声医学杂志，2016，32（6）：569－572.
116. 徐作军．结节病［J］．实用诊断与治疗杂志，2006，20（3）：161－164.
117. 韩志海．结节病的诊疗概述［J］．中国临床医生杂志，2017，45（10）：1067－1069.
118. 赵兰，李惠萍．结节病病因及发病机制研究现状［J］．国际呼吸杂志，2006，26（7）：525－528.
119. 任金马，蓝绍颖．恶性淋巴瘤的流行病学研究进展［J］．南通医学院学报，2003，23（4）：523－524.
120. 宋世晶．彩色多普勒超声诊断恶性淋巴瘤32例［J］．实用医技杂志，2012，19（10）：1059－1060.
121. 张明智，李文才，王瑞林．恶性淋巴瘤诊断与治疗学［M］．郑州：郑州大学出版社，2003.
122. 刘艳，沈丽达，等．PET/CT应用于恶性淋巴瘤诊治中的临床价值［J］．现代医药卫生，2016，32（19）：2982－298.
123. 何清湖，秦国政．中医外科学［M］．北京：人民卫生出版社，2016.
124. 李曰庆．中医外科学［M］．北京：中国中医药出版社，2007.
125. 陆德铭．陆金根．实用中医外科学［M］．上海：上海科学技术出版社，2010.
126. 陈红风．中医外科学［M］．第2版．北京：人民卫生出版社，2014.
127. 唐汉钧，萯纲．颈部恶性肿瘤诊治心悟—学习明清医籍石疽、失荣心得［A］．中华中医药学会外科分会．2011年中医外科学术年会论文集［C］．中华中医药学会外科分会，2011：1－10.
128. 陈实功．外科正宗［M］．北京：人民卫生出版社，2007.
129. 吴谦．医宗金鉴［M］．北京：人民卫生出版社，2006.
130. 巢元方．诸病源候论［M］．中国医药科技出版社，2011.
131. 唐神结，高文．临床结核病学［M］．北京：人民卫生出版社，2011.
132. 李亮，李琦，许绍发．结核病治疗学［M］．北京：人民卫生出版社，2013.
133. 高微微，李琦，高孟秋．特殊人群结核病治疗［M］．北京：科学出版社，2011.
134. 中国防痨协会．耐药结核病化学治疗指南（2015）［J］．中国防痨杂志，2015，37（5）：428－447，458.
135. 中华医学会结核病学分会，《中华结核和呼吸杂志》编辑委员会．气管支气管结核诊断和治疗指南（试行）［J］．中华结核和呼吸杂志，2012，35（8）：584.
136. 李静，詹学．儿童淋巴结结核的诊断与治疗［J］．中华临床医师杂志（电子版），2013，7（15）：7155.
137. 肖东楼，马玙，朱莉贞．抗结核药物不良反应诊疗手册［M］．北京：人民卫生出版社，2009.
138. 中华医学会感染病学分会艾滋病学组．艾滋病诊疗指南［J］．中华传染病杂志，2006，24（2）：133－144.
139. Milburn H，Ashman N，Davies P，et al. Guidelines for the prevention and management of Mycobacterium tuberculosis infection and disease in adult patients with chronic kidney disease［J］. Thorax，2010，65（6）：557－570.
140. 中华医学会结核病学分会，《中华结核和呼吸杂志》编辑委员会．抗结核药所致药物性肝损伤诊断与处理专家建议［J］．中华结核和呼吸杂志，2013，36（10）：732－736.
141. 中国医院协会血液净化中心管理分会专家组．中国成人慢性肾脏病合并结核病管理专家共识［J］．中国血液净化，2016，15（11）：581－584.
142. 唐神结，李亮．结核病治疗新进展［M］．北京：北京科学技术出版社，2017.
143. 初乃惠，高微微．结核病合并相关疾病［M］．北京：北京科学技术出版社，2017.
144. VanLoenhout－Rooyackers JH，LaheijRJ，RichterC，et al. Shortening The duration of treatment for cervical tuberculous lymphadenitis［J］. EurRespirJ，2000，15（1）：192 －195.
145. 钮晓红．外科常见病外治疗法［M］．北京：中国中医药出版社，2017.
146. 韩毅，刘志东，许绍发，等．超声药物电导入治疗胸壁结核［J］．中华临床医师杂志，2011，5（8）：5520－5521.
147. 彭卫生．新编结核病学［M］．北京：中国医药科技出版社，1994.
148. 马玙，朱莉贞，潘毓萱．结核病［M］．北京：人民卫生出版社，2006.
149. 张敦容．现代结核病学［M］．北京：人民军医出版社，2000.
150. 鲍玉成，王生华．颈部淋巴结结核的外科治疗探讨（附331例报告）［J］．临床肺科杂志，2006，11（6）：746－798.
151. 何财富，朱育银，等．23例颈淋巴结结核的外科诊治［J］．临床肺科杂志，2007，12（9）：994.
152. 肖淑芬，陶振峰，等．颈部淋巴结结核的手术治疗［J］．临床耳鼻咽喉科杂志，2006，20（3）：140－141.
153. 陈发胜，张自雄．颈部淋巴结结核手术治疗103例临床分析［J］．湖北民族学院学报医学版，2010，27（1）：58－59.
154. 崔渊博，陈其亮，等．外科治疗腹腔结核的研究［J］．吉林医学，2012，33（5）：997－998.
155. 何永欣，郑刚，等．127例腹腔结核的救治体会［J］．中外医学研究，2015，13（2）：37－38.
156. 曹志宇，何建苗，等．腹腔结核合并肠梗阻的外科治疗探讨（附112例报告）［J］．解放军医学杂志，2016，41（12）：1051－1053
157. 何维．医学免疫学（第2版）［M］．北京：人民卫生出版社，2005.
158. 吴雪琼，吴长有．结核病免疫学［M］．北京：人民卫生出版社，2016.
159. 李亮，李琦，许绍发，等．结核病治疗学［M］．北京：人民卫生出版社，2013.
160. 岳丽敏，秦峻岭，王春芳，等．Th1/Th2平衡在结核分枝杆菌免疫中的研究进展［J］．中国免疫学杂志，2015，31（10）：1426－1429.
161. 马南兰．胸腺肽联合标准化疗治疗纵隔淋巴结核临床疗效分析［J］．临床肺科杂志，2013，18（10）：1844－1845.
162. 钮晓红．瘰疬宁与细胞因子IL－2及IL－2R［J］．中国中医药现代远程教育，2007，5（03）：17－19.
163. 周峰，温志华，简丽萍．微卡辅助治疗浅表淋巴结结核的临床观察［J］．临床肺科杂志，2005（04）：539－540.
164. 孔宪华，杨淑芳，于宪权．中医药治疗淋巴结结核的进展［J］．湖北中医杂志，2000（12）：50－51.
165. 中华医学会结核病学分会，结核病病理学诊断专家共识编写组．中国结核病病理学诊断专家共识［J］．中华结核和呼吸杂志，2017，40（06）：419－425.
166. 刘媛媛，宝福凯，柳爱华，等．γ－干扰素与结核病关系研究进展［J］．中国热带医学，2012，

12（10）：1275－1281.
167. 家乐，桑肇瑞. 白细胞介素－2 辅助治疗结核病疗效观察［J］. 浙江预防医学，1996（01）：46－47.
168. 易来龙，彭建梅，胡春梅，等. 猫爪草胶囊联合乌体林斯治疗淋巴结结核的疗效分析［J］. 西北药学杂志，2006（04）：178－179.
169. 雷建平. 重新审视结核病免疫治疗研究的方向和方法［J］. 中华临床医师杂志（电子版），2010，4（07）：908－915.
170. 于汇川，韩福如，高益民. 王乐亭应用六寸金针治疗瘰疬的经验［J］. 北京中医杂志，1982，（2）：13－16.
171. 张莉，姜颖. 背部十一针治疗瘰疬病［J］. 新中医，2014，（4）：33－35.
172. 彭静山. 瘰疬治萃［J］. 辽宁中医杂志，1994，21（1）：18.
173. 宋永贵. 挑治体表淋巴结核［J］. 中国针灸，1995，（2）：117.
174. 马惠清，陈晖，严姝霞，等. 古籍中灸法治疗瘰疬特点分析［J］. 河南中医，2014，34（4）：739－740.
175. 袁志明，徐清波. 艾灸治疗瘰疬 65 例［J］. 中国针灸，2004，9（24）：623－624.
176. 刘立公，顾杰，方东行. 瘤核赘突的古代针灸治疗特点分析［J］. 中西医结合学报，2003，1（4）：319－320.
177. 李芳，林正国. 运用火针治疗瘰疬经验［J］. 湖北中医杂志，2008，30（7）：26－27.
178. 严晖. 浅谈推拿治疗颈淋巴结核［J］. 按摩与导引，2002，18（107）：23－24.
179. 刘强. 民间验方治颈淋巴结结核 12 例［J］. 中医杂志，1981，（5）：58.
180. 王荣香. 瘰疬膏治疗淋巴结核临证体会［J］. 中医药研究，1993，（4）：67.
181. 史习宽. 民间斑蝥疗法治验瘰疬［J］. 中国民族民间医药杂志，1999，（4）：214－216.
182. 吴又忠. 验方壳木鳖治疗瘰疬［J］. 浙江中医杂志，1998，（8）：355.
183. 孙丽广. 治淋巴结核验方［J］. 医疗卫生，1998，（7）：55.
184. 蔡惠民. 祖传验方治瘰疬［J］. 医学文选，1994，（1）：64.
185. 潘永华. 瘰疬验方［J］. 医学文选，1991，（4）：18－19.
186. 宋麒. 破溃瘰疬验方［J］. 中医杂志，1983，（4）：27.
187. 李亮，李琦，许绍发. 结核病治疗学［M］. 北京：人民卫生出版社，2013.
188. 刘志勇，游卫平，简晖. 药膳食疗学［M］. 北京：中国中医药出版社，2017.
189. 王秀华. 现代结核病护理学［M］. 北京：中国医药科技出版社，2017.
190. 王秀华，聂菲菲. 结核病护理新进展［M］. 北京：北京科学技术出版社，2017.
191. 施洪飞，方泓. 中医食疗学［M］. 北京：中国中医药出版社，2017.
192. 陈湘玉，李国宏. 护士安全用药手册［M］. 南京：东南大学出版社，2012.
193. 徐桂华，胡慧. 中医护理学基础［M］. 北京：中国中医药出版社，2017.
194. 王玉，崔文玉. 陈心智. 结核病中西医治疗学［M］. 北京：中国中医药出版社，2017.
195. 王仲元. 结核病临床教程［M］. 北京：化学工业出版社，2016.
196. 徐桂华，刘虹. 中医护理学基础［M］. 北京：中国中医药出版社，2012.
197. 王丽芹，董虹，王仲元. 结核病护理知识问答［M］. 北京：科学出版社，2017.
198. 矫艳京. 手术室护理技术规范［M］. 北京：人民卫生出版社，2017.
199. 秦明，马金华，韩毅. 综合治疗浅表淋巴结结核的疗效分析［J］. 中国医刊，2013.48（10）：

69－70.

200. 李乐之，路潜．外科护理学［M］．北京：人民卫生出版社，2017.

201. 中华护理学会手术室专业委员会．手术室护理实践指南［Z］．北京：人民卫生出版社，2017.

202. 周力，吴欣娟．安全手术体位图谱［M］．北京：人民卫生出版社，2011.

203. 王华，杜元灏．针灸学［M］．北京：中国中医药出版社，2017.

专业名词对照检索

E

F

G

H

J

Y

Z

彩插图

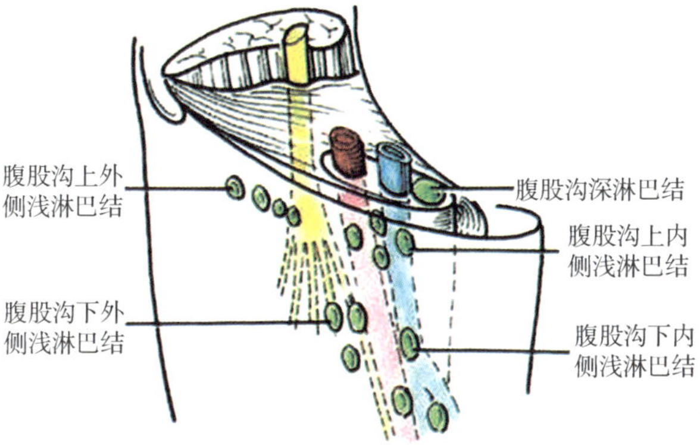

图 1－3　腹股沟淋巴结分区

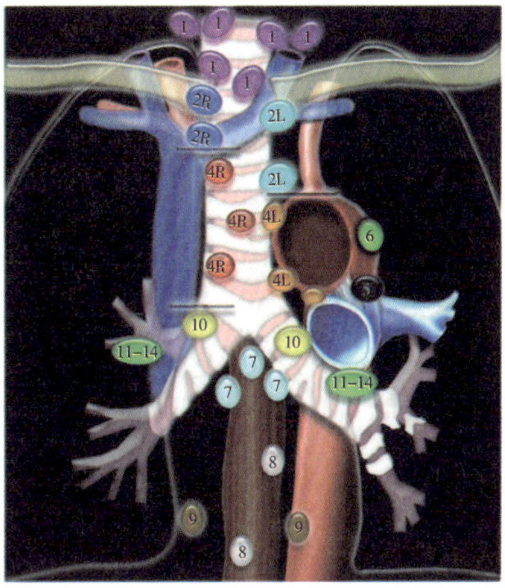

图 1－4　胸内淋巴结分区

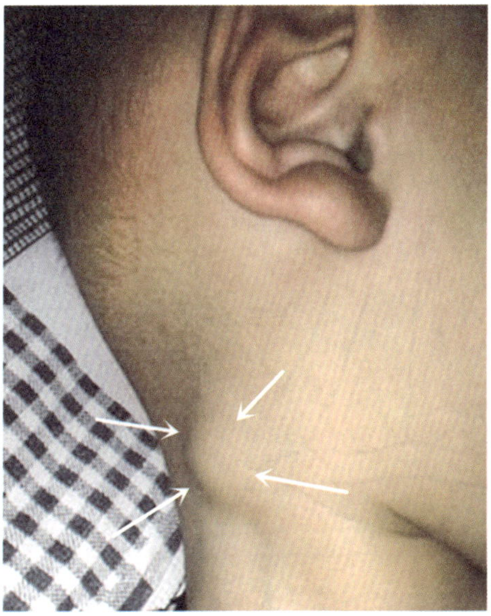

图 2－1　颈淋巴结结核初期示意图

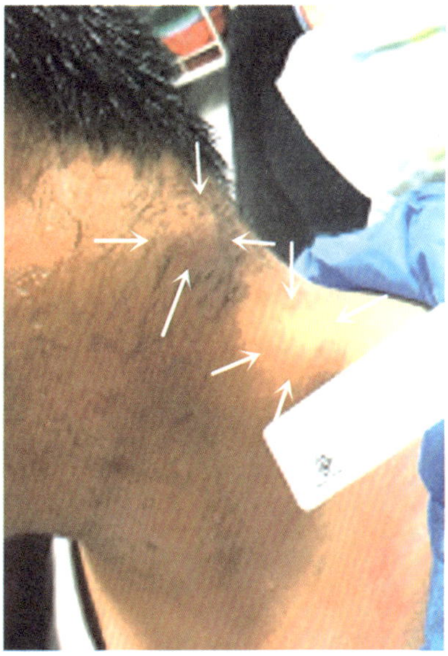

图 2－2　颈淋巴结结核中期示意图

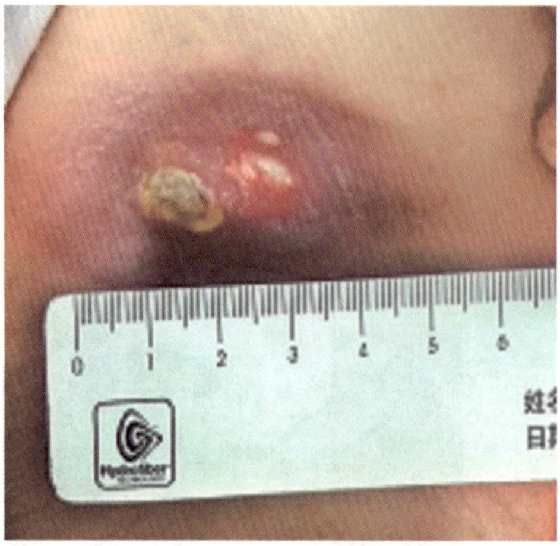

图 2 -3　颈淋巴结结核晚期示意图

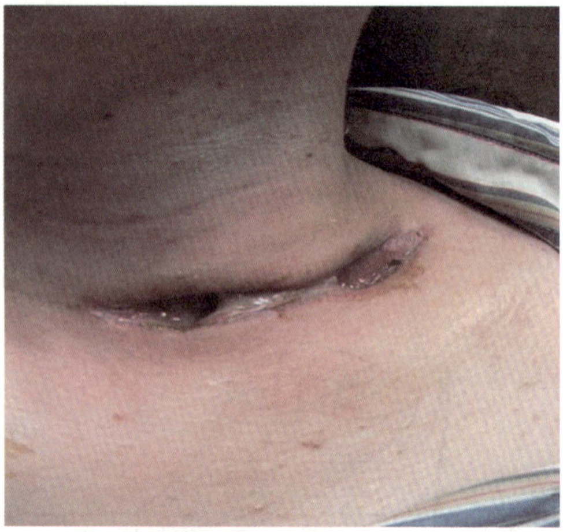

图 2 -4　颈淋巴结结核晚期溃后示意图

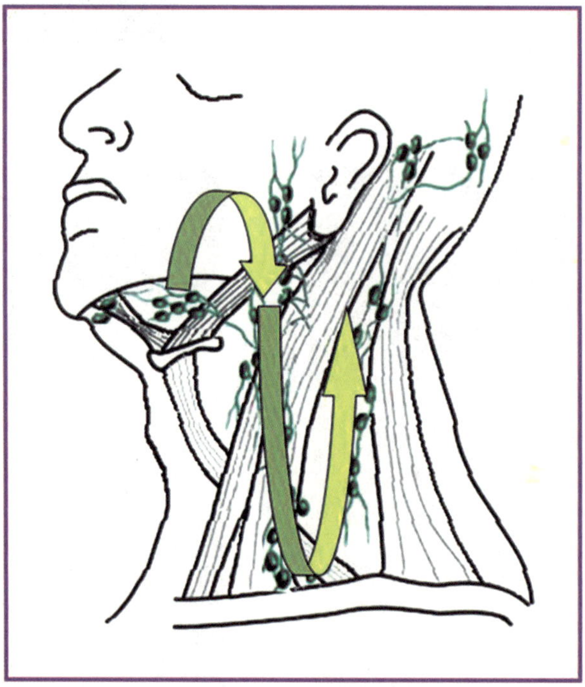

每一侧颈部淋巴结扫查均沿颈部分区依次全面进行，避免遗漏

图 2 -5　颈部淋巴结扫查示意图

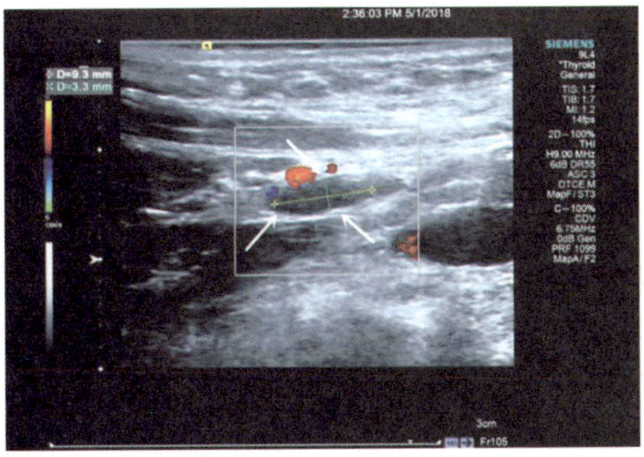

图 2－8　正常腹股沟淋巴结示意图

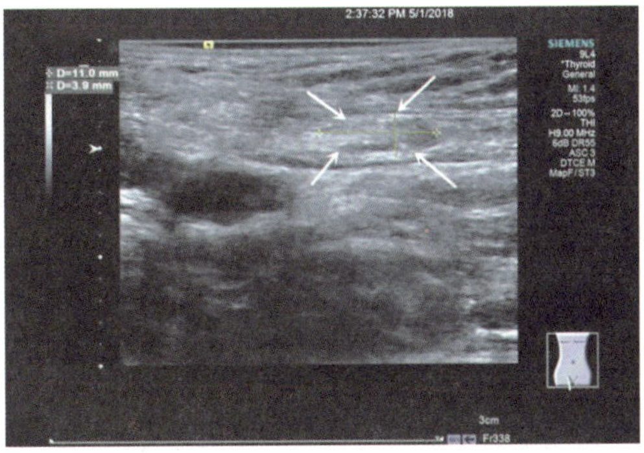

图 2－9　正常肠系膜淋巴结示意图

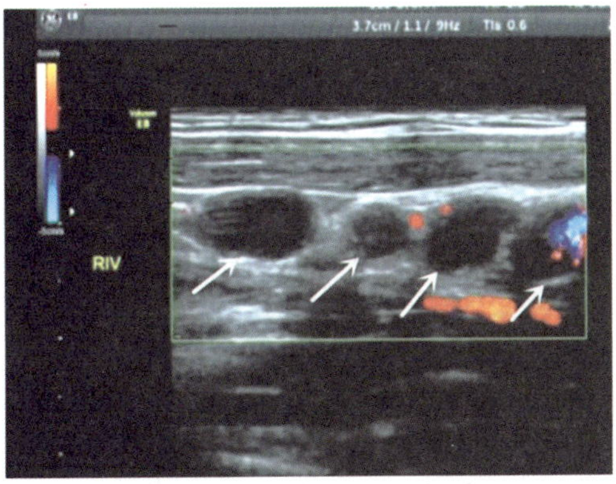

颈部Ⅲ、Ⅳ区，病灶多发，呈“串珠样”排列，纵横比（L/T）＜2，包膜完整，内部低回声，回声均匀，后方回声增强，内部无明显血流信号

图 2－10　颈部淋巴结结核包膜完整示意图

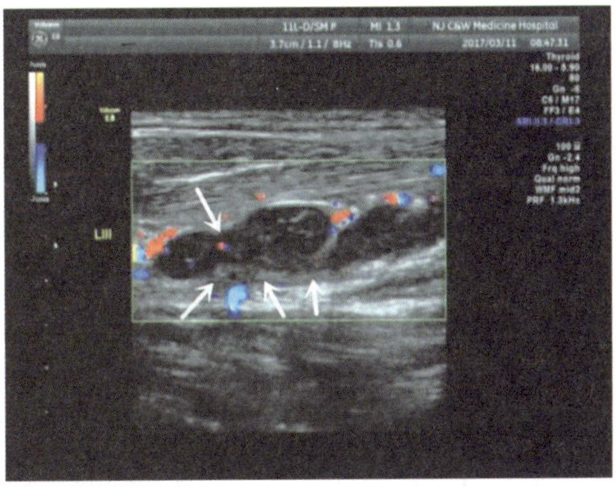

颈部Ⅲ、Ⅳ区，病灶多发，包膜模糊增厚，部分粘连融合，分界不清，内部低回声，回声不均，可见强回声光点、光带，后方回声增强，内部无明显血流信号，周边及包膜可见血流信号

图 2－11　颈部淋巴结结核融合示意图

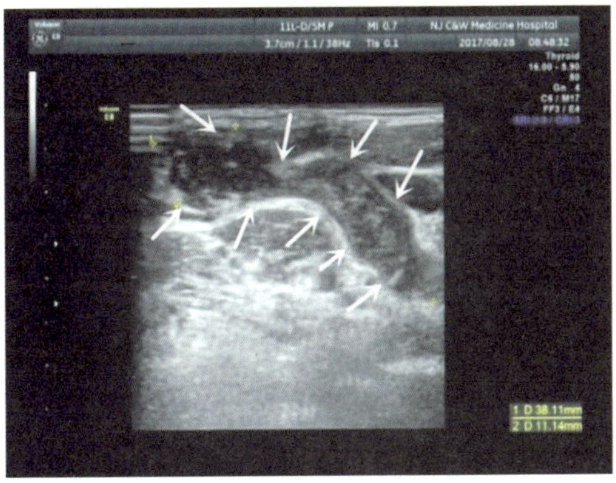

颈部淋巴结肿大，内部呈不均质低回声，可见少许强回声点，淋巴结包膜破坏、连续性中断，可见边界清晰的不均质低回声与破口相连续，坏死物向深部蔓延

图 2－12　颈部淋巴结结核坏死溃破示意图

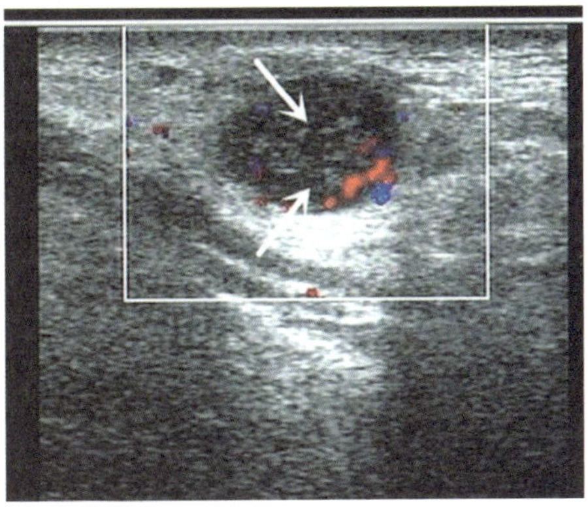

颈部淋巴结肿大，界清，皮质不均匀增厚，髓质受压、偏移改变，淋巴门内部回声不均匀，内部混合型血流信号

图 2－13　颈部淋巴结结核炎症增殖示意图

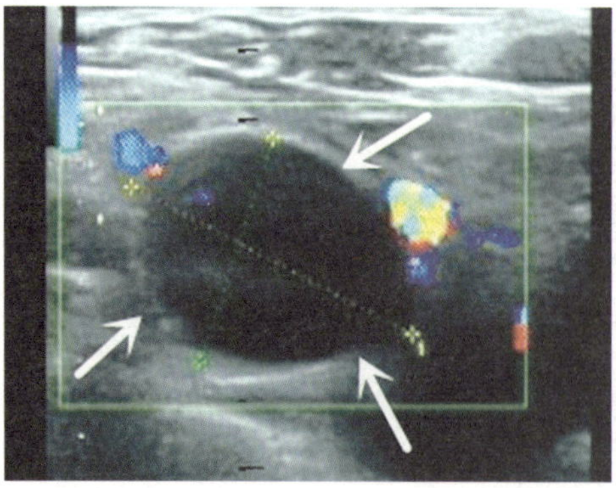

颈部淋巴结肿大，界清，形态饱满，内部无正常结构，呈均匀的类圆形极低回声，后方常常回声显著增强

图 2－14　颈部淋巴结结核干酪坏死示意图

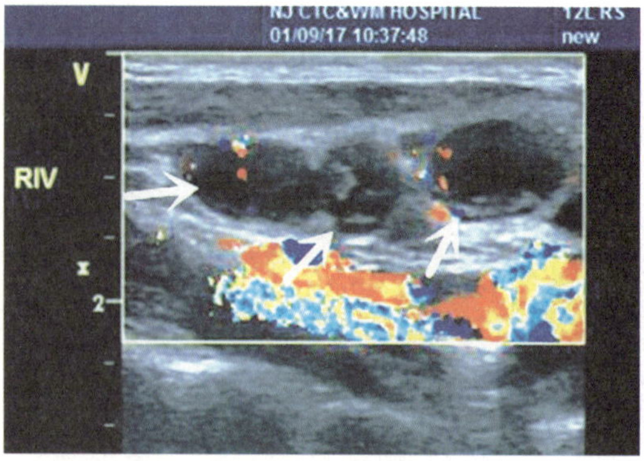

颈部多发淋巴结肿大，包膜部分破坏，内部坏死液化，呈不规则无回声，内壁见不均匀低回声带，整体淋巴结内部似囊样坏死

图 2－15　颈部淋巴结结核囊性坏死示意图

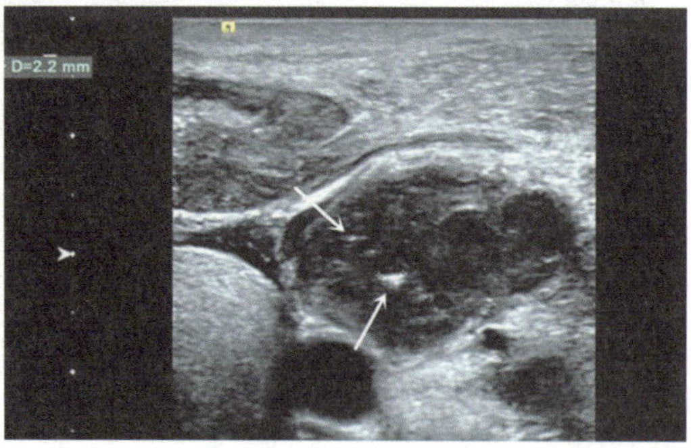

颈部大血管旁淋巴结肿大，内部以不均质低回声为主，可见小点状及小斑片状强回声

图 2－16　颈部淋巴结结核内部钙化示意图

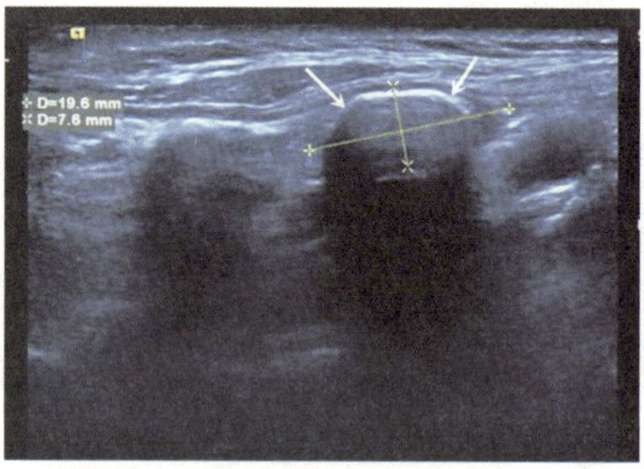

颈部淋巴结肿大，内部见宽大弧形强回声后方宽声影，几乎占据整个淋巴结

图 2－17　颈部淋巴结结核内部钙化示意图

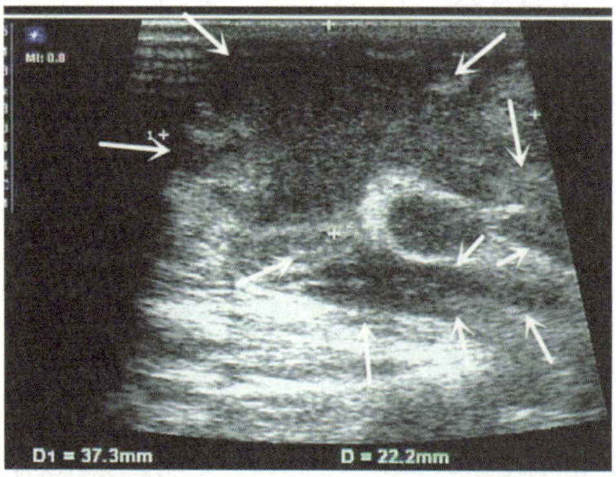

颈部淋巴结肿大、破坏，周围软组织结构杂乱，可见形态不规整极低回声区，边缘模糊，透声极差，深部见带状极低回声窦道向深部延伸

图 2－18　颈部淋巴结结核软组织结构杂乱、窦道形成示意图

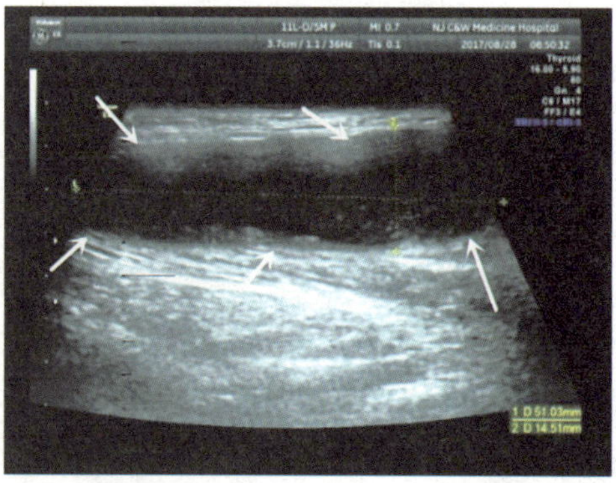

颈部软组织内见大片状无回声，边缘稍模糊，似有内壁低回声，内部透声极差，受压可见内部光点移动

图 2－19　颈部寒性脓肿形成示意图

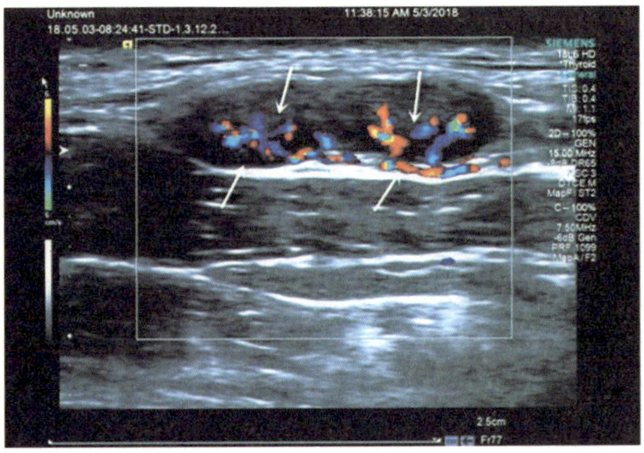

彩色多普勒（CDFI）显示淋巴结内部血流情况：Ⅰ型（淋巴门型）、Ⅳ级丰富血流信号

图 2－20　颈部淋巴结结核彩色多普勒示意图

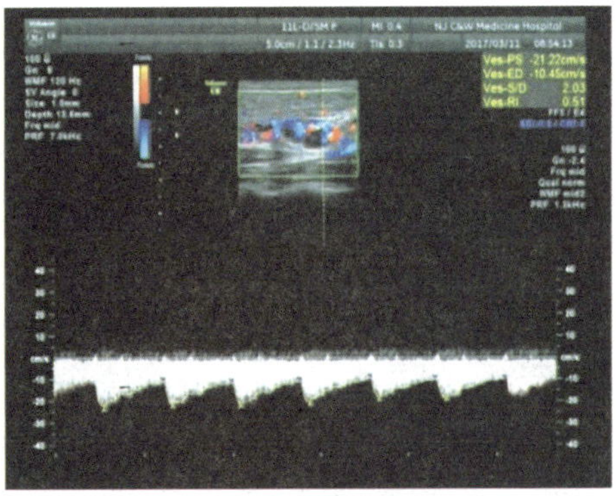

冲多普勒（CW）显示淋巴结内部获取动脉频谱，流频谱阻力指数（RI）＝0.51

图 2－21　颈部淋巴结结核频谱多普勒示意图

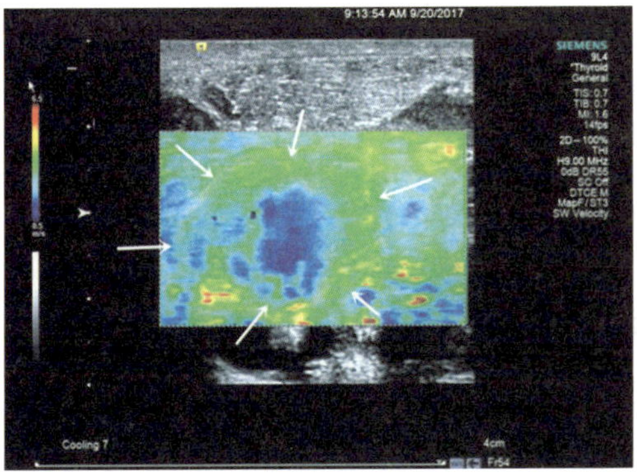

颈部淋巴结结核内部坏死液化，设备 SIEMENS 3000，应力成像弹性评分 2 分

图 2－22　颈部淋巴结结核弹性检查示意图

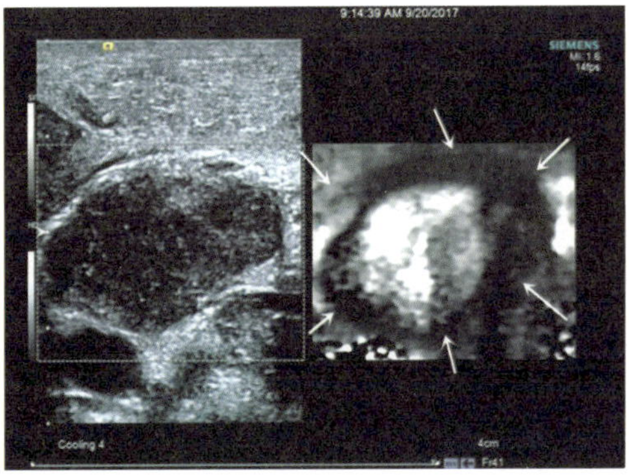

颈部淋巴结结核内部坏死液化，设备 SIEMENS 3000，声触诊组织成像（VTI）弹性评分 2 分

图 2－23　颈部淋巴结结核弹性检查示意图

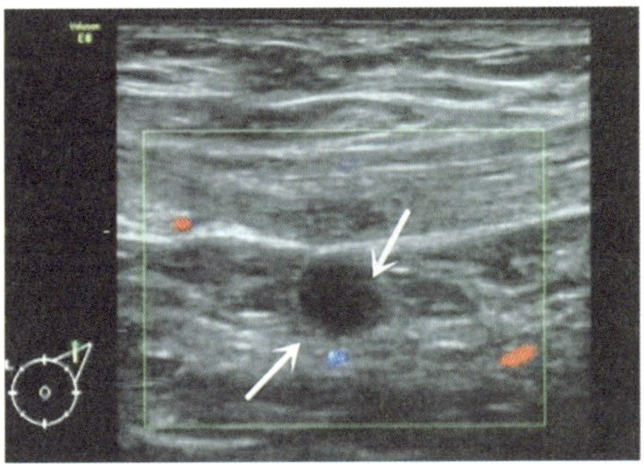

左腋窝淋巴结增大，形态饱满，类圆形，内部低回声，回声欠均

图 2－24　腋窝淋巴结结核示意图

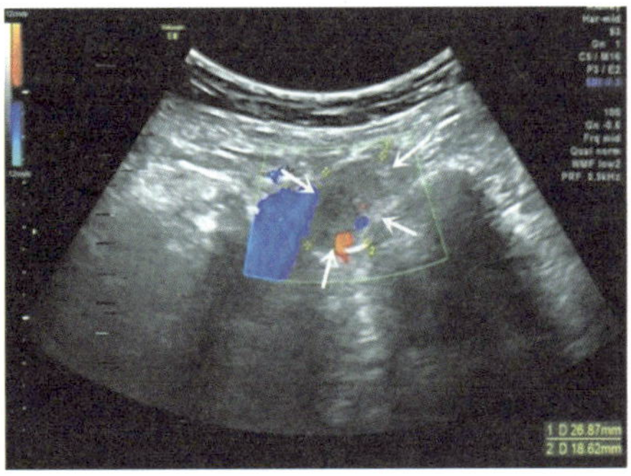

右侧髂窝淋巴结肿大，形态尚规则，内部低回声，淋巴门不清，光点粗、分布不均

图 2－25　髂窝淋巴结结核示意图

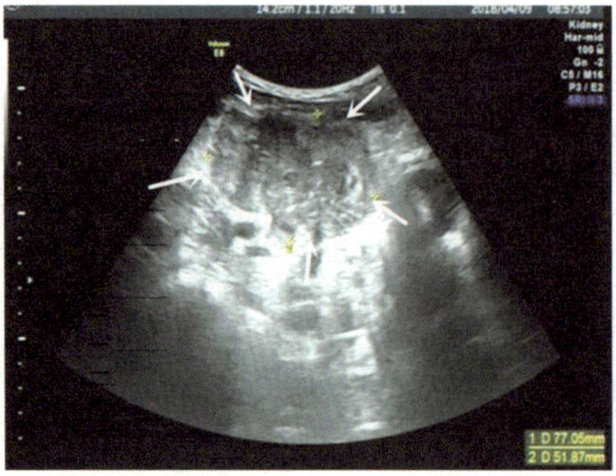

腹腔内肿大淋巴结，边缘模糊，形态饱满，内部低回声为主，杂乱不均，可见小片状坏死无回声及小斑点状强回声钙化

图 2－26　腹腔淋巴结结核示意图

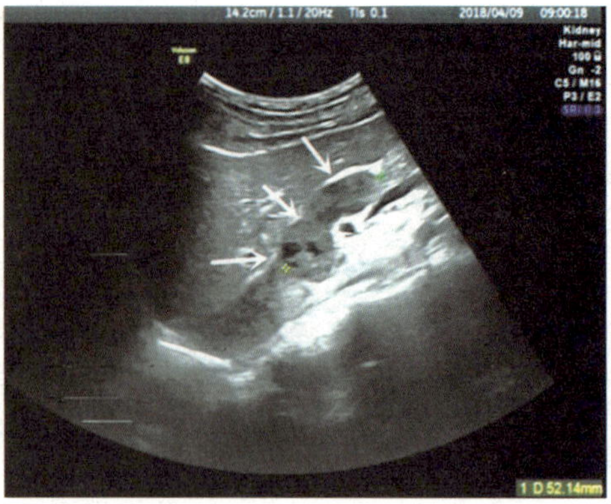

腹腔内多发肿大淋巴结，界尚清，部分有融合，内部低回声为主，回声不均，可见小片状不规则坏死无回声区

图 2－27　腹腔淋巴结结核示意图

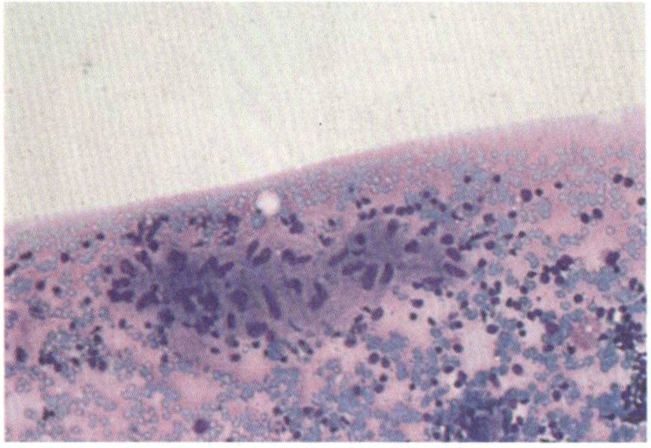

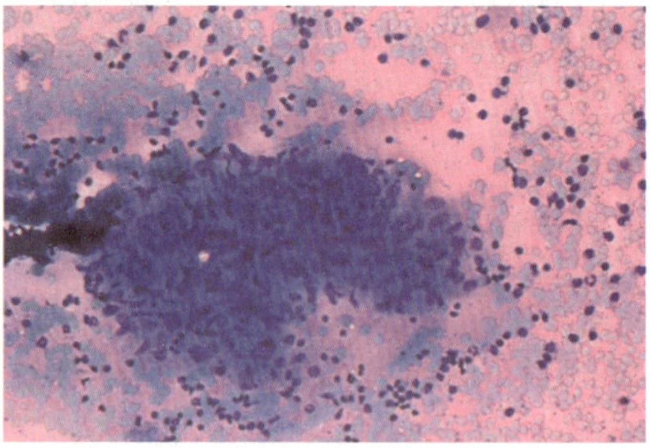

可见增殖型淋巴结结核，刘氏染色（40×10）镜下见类上皮细胞团，散在的淋巴细胞，中性粒细胞少见，无坏死成分

图 2－42　针吸细胞学涂片

图 2－43　针吸细胞学涂片

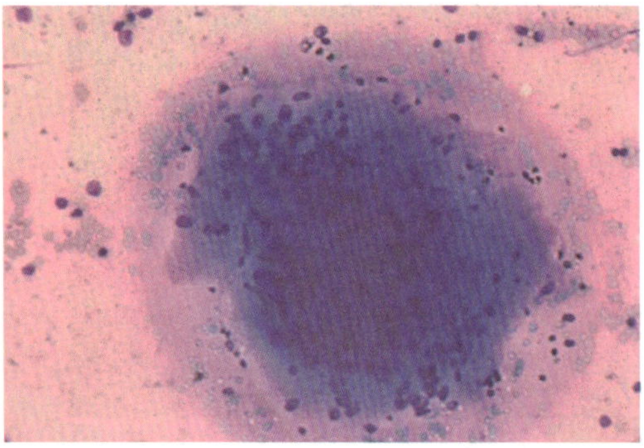

可见淋巴结结核，刘氏染色（40×10）镜下见多核巨细胞，细胞核 50，少许散在的淋巴细胞

图 2－44　针吸细胞学涂片

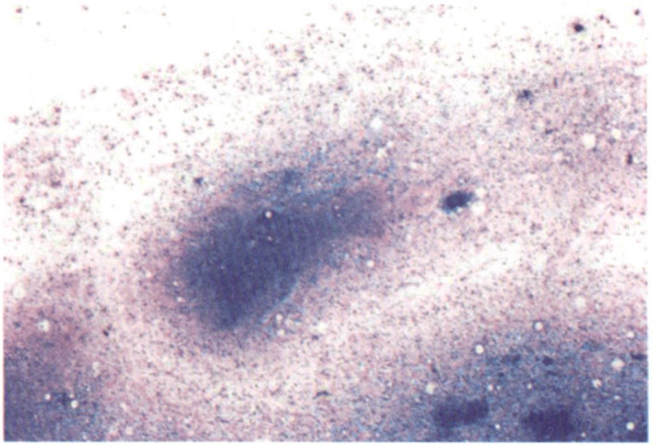

可见混合型淋巴结结核，刘氏染色（10×10）镜下主为淋巴细胞、中性粒细胞和云雾状坏死，少许类上皮细胞

图 2－45　针吸细胞学涂片

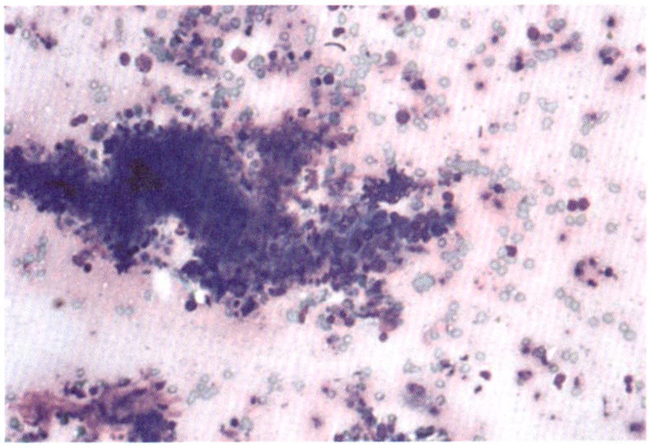

可见淋巴结转移性低分化鳞状细胞癌伴坏死，刘氏染色（40×10），镜下见坏死组织中夹杂少许成团的异型细胞，周围散在淋巴细胞、中性粒细胞等炎性细胞

图 2－46　针吸细胞学涂片

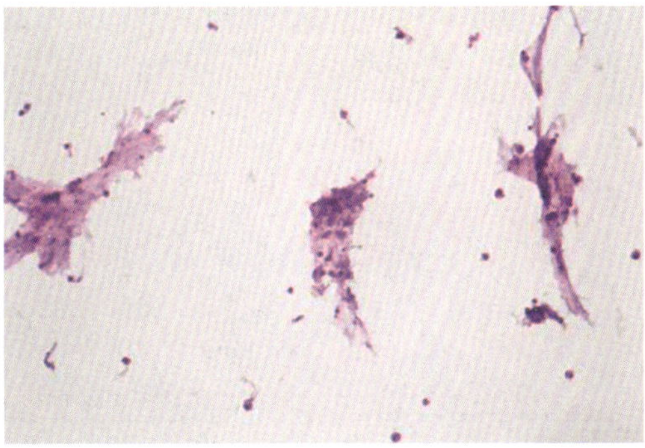

与图 2－46 是同一病例，苏木素－伊红 HE 染色（40×10），视野中央为肿瘤细胞团，两边为坏死无结构组织，以及少许散在的淋巴细胞

图 2－47　针吸液基细胞学制片

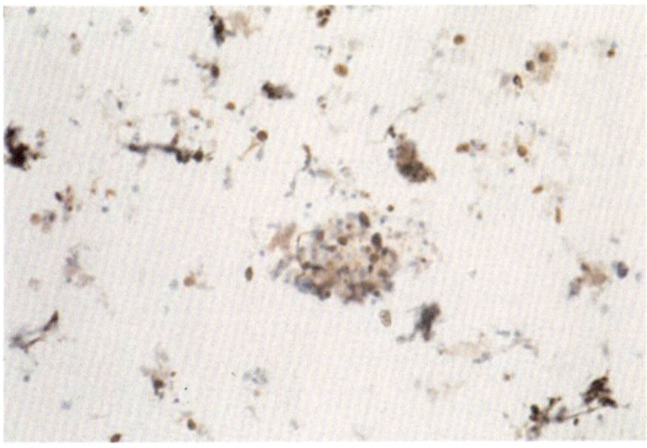

与图 2－47 是同一病例，为薄层液基细胞学制片，免疫组织化学 P63 染色（40×10），肿瘤性细胞核 P63 染色强阳性

图 2－48　细胞学免疫标记

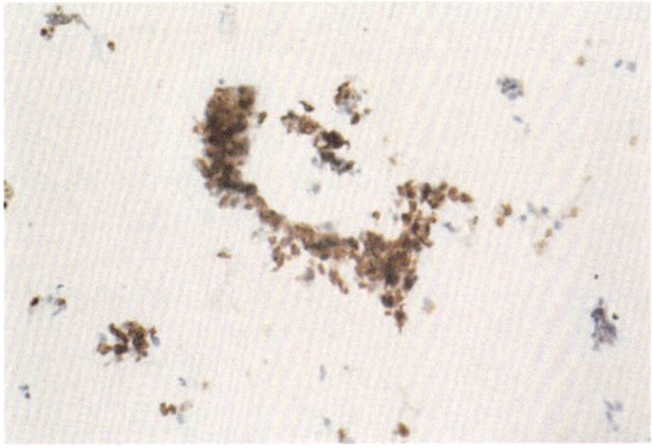

与图 2－47 是同一病例，为薄层液基细胞学制片，免疫组织化学 CKpan 染色（40×10），肿瘤性细胞胞浆 CKpan 染色强阳性

图 2－49　细胞学免疫标记

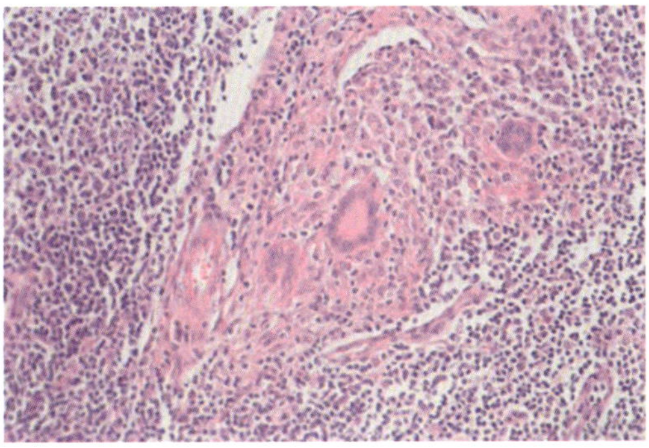

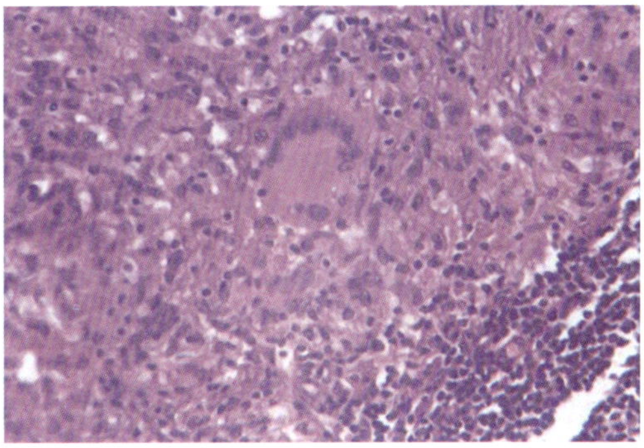

可见淋巴结结核（增殖型），HE 染色（40×10）淋巴结上皮样肉芽肿，郎汉斯巨细胞、成纤维细胞及淋巴细胞等，无凝固性坏死

图 2－50　组织病理切片

图 2－51　组织病理切片

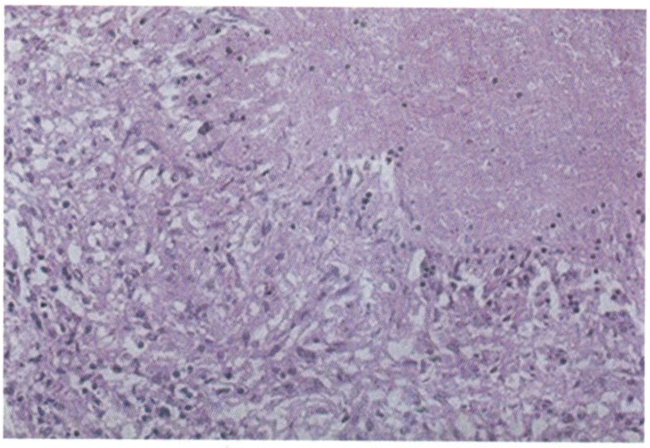

图中可见干酪型淋巴结结核，HE 染色（40×10），结节右上角为干酪样坏死灶，周围绕有上皮样细胞，郎汉斯巨细胞、成纤维细胞及淋巴细胞等，坏死边缘上皮样细胞呈栅栏状排列

图 2－52　组织病理切片

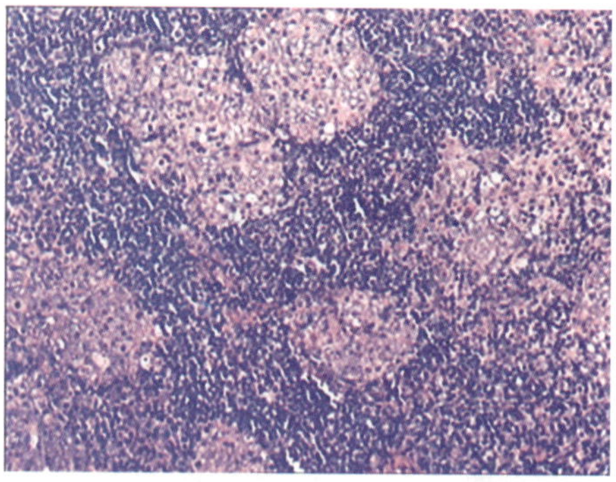

图中可见淋巴结结节病，HE 染色（40×10），淋巴结多灶性上皮样肉芽肿，无凝固性坏死，郎汉斯巨细胞稀少

图 2－53　组织病理切片

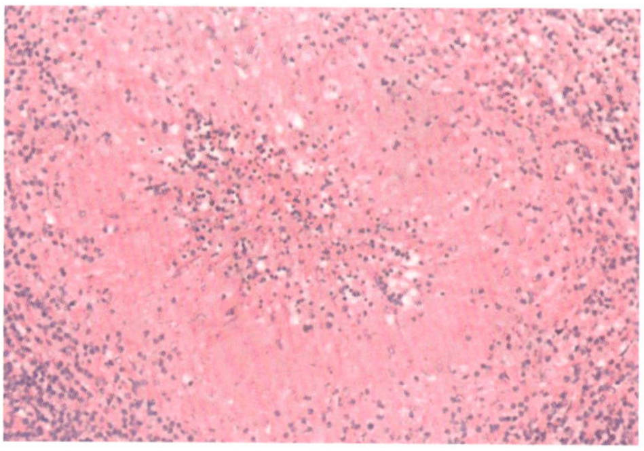

图中可见猫抓病，HE 染色（40×10），淋巴结多灶性小脓肿，病灶中央为小脓肿伴上皮样细胞围绕，外周为多种转化的淋巴细胞

图 2－54　组织病理切片

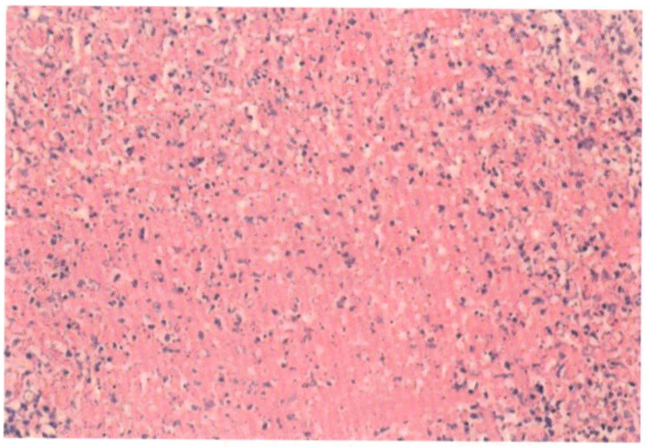

图中可见组织细胞性坏死性淋巴结炎（坏死型），HE 染色非彻底的凝固性坏死，组织细胞增生伴大量核碎片，无中性粒细胞和上皮样细胞

图 2－55　组织病理切片

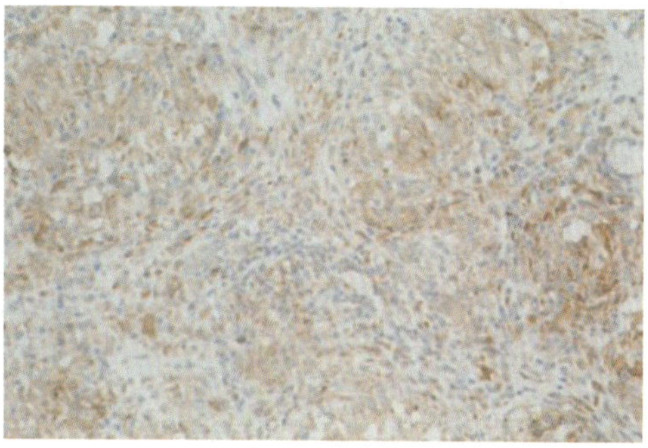

淋巴结结核的免疫组织化学染色（40×10），图 2－56 为结核分枝杆菌分泌蛋白 Ag85B 抗体在上皮样细胞中强阳性表达

图 2－56　组织病理免疫标记

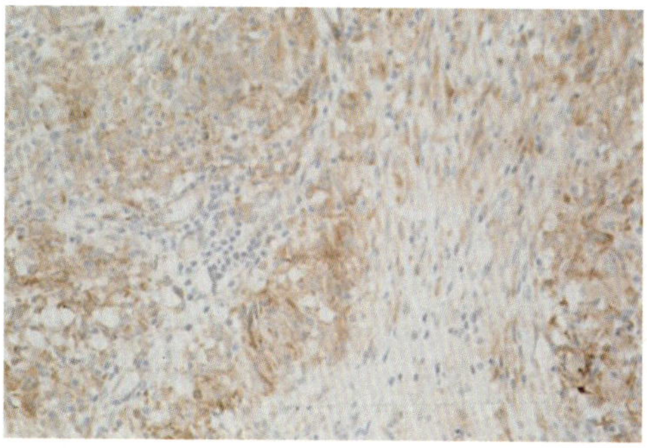

淋巴结结核的免疫组织化学染色（40×10），图 2－57 为淋巴细胞激活基因 3（LAG3）蛋白在上皮样细胞中强阳性表达

图 2－57　组织病理免疫标记

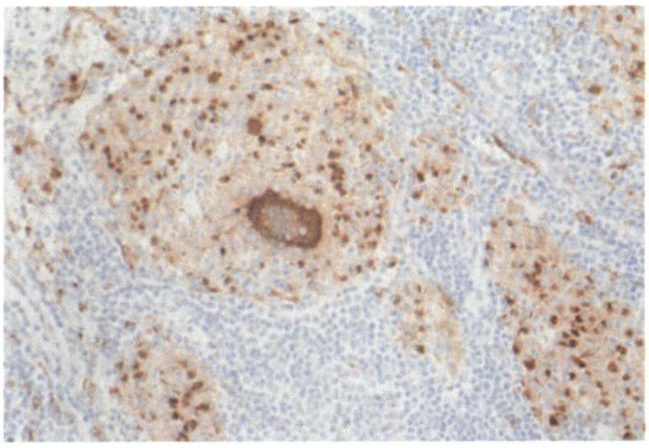

淋巴结结核的免疫组织化学染色（40×10），图2－58为胸腺素β4（Tβ4）在结核肉芽肿中强阳性表达

图2－58　组织病理免疫标记

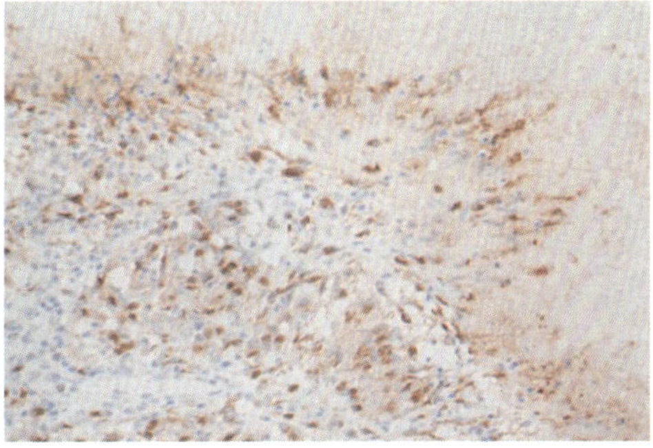

淋巴结结核的免疫组织化学染色（40×10），图2－59为组织细胞特异性抗原（CD68）在组织细胞中强阳性表达

图2－59　组织病理免疫标记

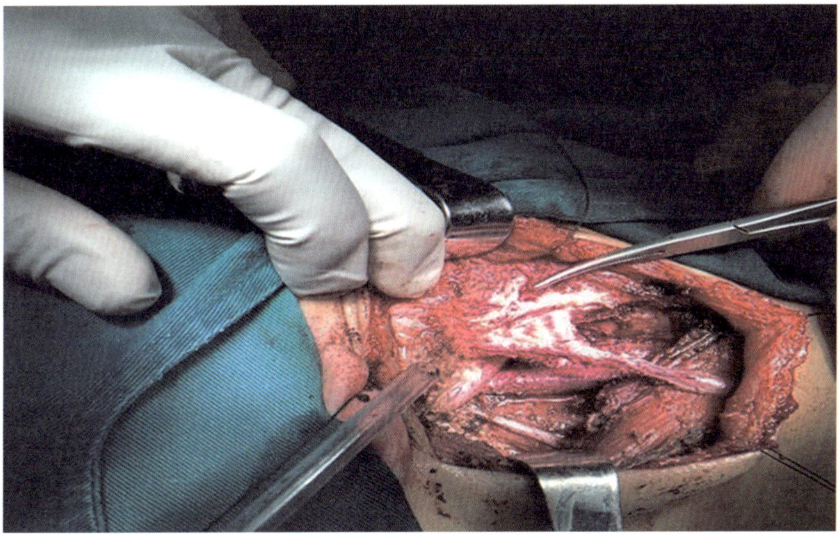

术中解剖胸锁乳突肌、颈内静脉、副神经，予以保护

图4－1　术中显露的颈部解剖结构（胸锁乳突肌、颈内静脉、副神经）

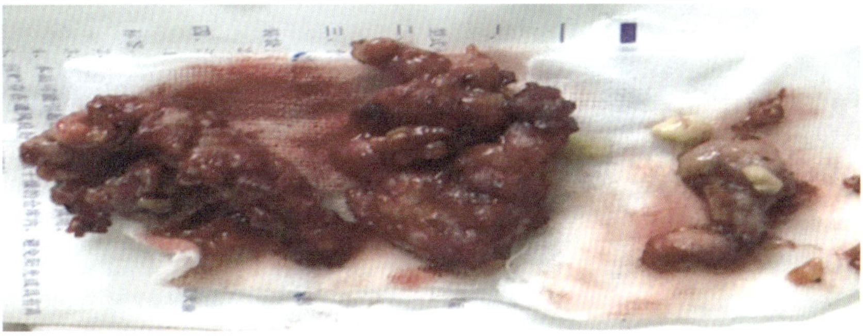

标本示多枚淋巴结，部分融合无外包膜，剖面见干酪样改变

图4－2　手术切除的呈干酪样病变的淋巴结结核标本

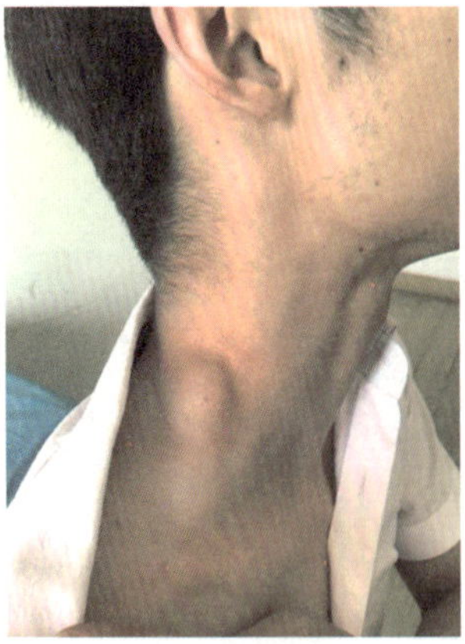

颈两侧可及多枚肿大淋巴结，呈串珠状排列，最大者位于颈两侧中下部，直径约3.5cm，质地中等偏硬，界限清楚

6－1 患者颈部肿大淋巴结图示

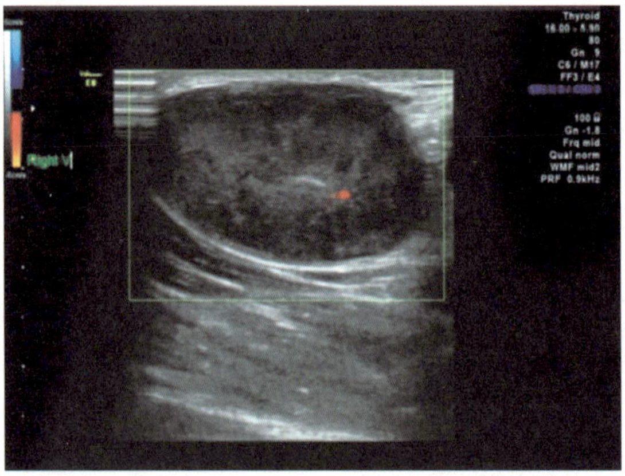

椭圆形、类圆形及不规则形淋巴结图像，界清或尚清，有包膜，部分融合，内部为不均质低回声区，部分可见坏死液化，淋巴门结构不明显

图6－2 患者颈部肿大淋巴结彩超图示

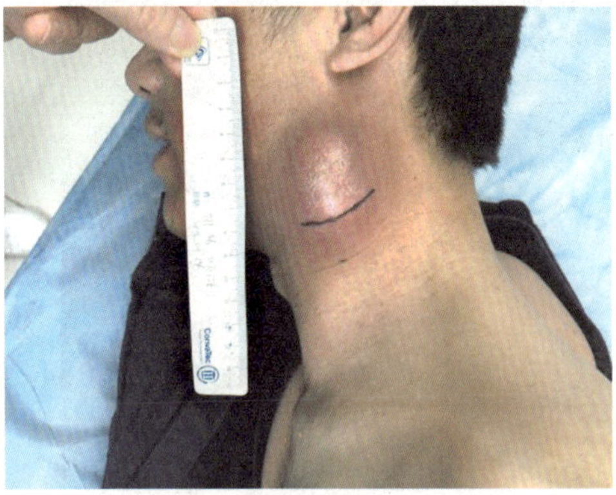

颈左侧中上部融合状肿块，与腮腺下极相粘连，大小约6cm×4.5cm×4cm，中间波动感明显，周边质地偏硬

图6－3 患者颈部肿大淋巴结图示

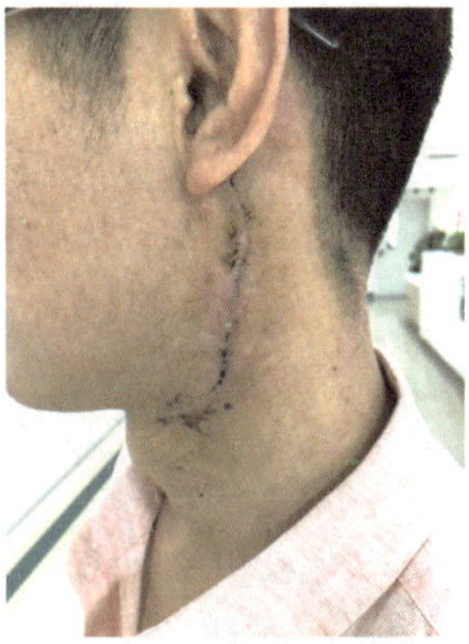

切口一期愈合

图6－6 患者颈部淋巴结结核病灶清除术后图示

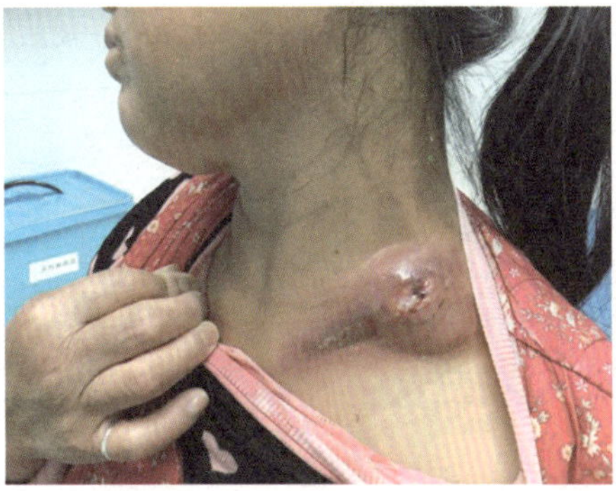

锁骨上融合性肿块，范围约7×5cm，中间部分动感明显，疮面大小约1.5×1.0cm，疮面有黄色坏死组织附着

图6－7 患者颈部病灶图示

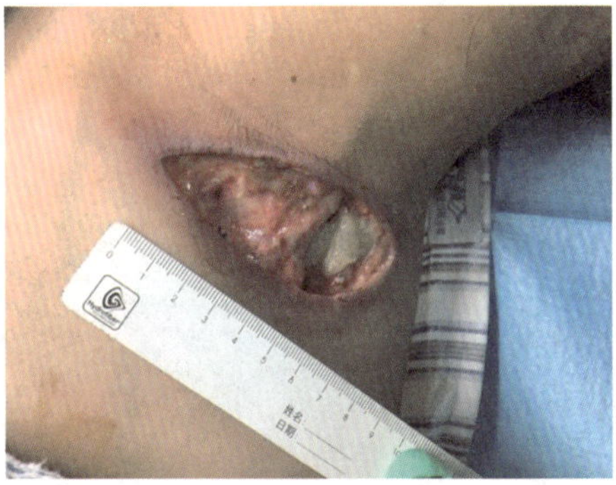

换药1周后疮面范围约8×4×2cm，肉芽表面附着少许灰白色坏死组织

图6－8 患者颈部病灶图示

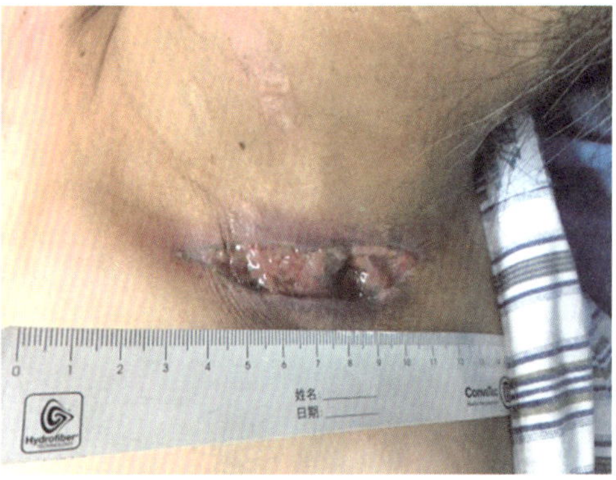

换药4周后疮面缩小至4×1.5cm，肉芽新鲜，
无坏死组织附着，疮面干燥，皮缘有白线生成

图6－9　患者颈部病灶图示

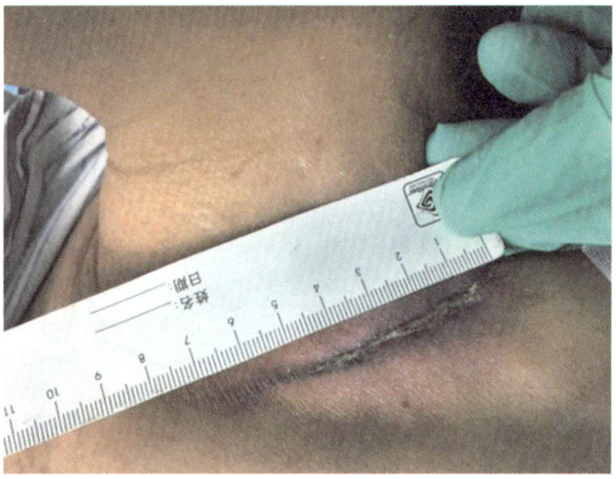

换药50天后疮面愈合

图6－12　患者颈部病灶图示

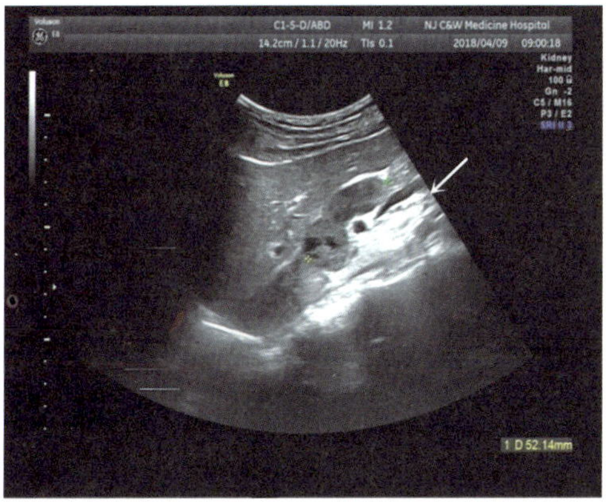

图6－19　腹腔淋巴结结核病灶彩超示意图

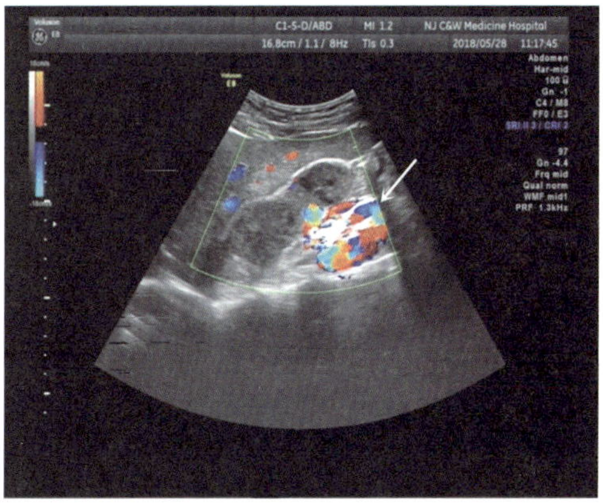

图6－20　腹腔淋巴结结核病灶彩超示意图

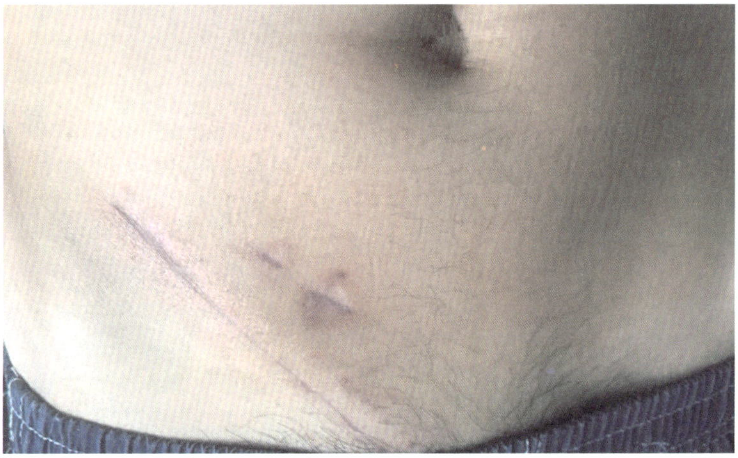

图6－21　腹部切口一期愈合图